UEBER TUBERCULOSE.

DIE VERBREITUNG DER TUBERKELBACILLEN AUSSERHALB DES KÖRPERS.

DIE STERBLICHKEITSVERHÄLTNISSE IN DEN KRANKENPFLEGEORDEN.

Von

Dr. GEORG CORNET,

PRAKT. ARZT IN BERLIN UND REICHENHALL.

MIT EINEM ANHANGE:

DIE VON BEHÖRDEN, KURORTEN u. s. w. IN LETZTER ZEIT ERLASSENEN VERORDNUNGEN IN BEZUG AUF DIE PROPHYLAXIS DER SCHWINDSUCHT.

MIT VIER FIGUREN IM TEXT.

LEIPZIG,

VERLAG VON VEIT & COMP.

1890.

Druck von Metzger & Wittig in Leipzig.

Vorwort.

Die vorliegenden Arbeiten, deren erstere aus dem hygienischen Institut der Universität Berlin hervorgegangen ist, und welche zuerst 1888 und 1889 im fünften und sechsten Bande der Zeitschrift für Hygiene erschienen sind, wurden bald nach ihrer Herausgabe die Veranlassung zu einer Verfügung des Kgl. Polizeipräsidiums zu Berlin, „betr. Vorsichtsmassregeln zur Verhütung einer Uebertragung der Tuberculose in Privatirrenanstalten". Kurze Zeit später, nach eingeholtem Gutachten der wissenschaftlichen Deputation für das Medicinalwesen, erschien ein dem obigen im Wesentlichen gleichlautender Circularerlass des preuss. Herrn Ministers des Innern, „betr. Bekämpfung der Verbreitung der Schwindsucht in Straf-, Gefangenen- und Besserungsanstalten"; ferner eine Rundverfügung der Regierung zu Düsseldorf, eine Bekanntmachung des Grossherz. badischen Ministeriums und ein Erlass des preuss. Kriegsministeriums. Zahlreiche Anfragen veranlassten Verleger und Autor zu einer Neuausgabe dieser Arbeiten. Die inzwischen in der Fachlitteratur erschienenen Besprechungen und Kritiken derselben erklärten sich zum grossen Theile mit dem vom Verfasser eingenommenen Standpunkte einverstanden. Einige Referenten betrachteten allerdings die Erklärung und den Einfluss der Disposition auf Entwicklung der Tuberculose zu eng gefasst, theilten aber gleichwohl unumwunden und rückhaltlos die hier niedergelegten prophylaktischen Vorschläge und traten für deren Durchführung ein.

Nur ganz vereinzelte Stimmen haben, treu geblieben den alten Anschauungen über Vererbung und Disposition, wie sie in der vorbacillären Zeit herrschten, gegen die Ansicht des Verfassers mit einer gewissen Schärfe Front gemacht und den Werth der antibacillären Prophylaxis mehr oder minder in Frage zu stellen gesucht. Soweit es sich nicht um einfache Schlagworte, sondern um thatsächliche Einwände handelt, finden sich diese Stimmen in dem Neudruck berücksichtigt.

Die Untersuchungen, welche sich in zahlreichen Krankenhäusern, öffentlichen Anstalten und Privatwohnungen bewegten, wären nicht möglich gewesen, wenn ich nicht fast überall die grösste Bereitwilligkeit und freundlichstes Entgegenkommen gefunden hätte. Es drängt mich daher, allen denen, die mich unterstützt haben, auch an dieser Stelle öffentlich meinen herzlichsten und ergebensten Dank auszusprechen.

Insbesondere danke ich Hrn. Geheimrath Prof. R. Koch, der meinen Arbeiten stets das wohlwollendste Interesse entgegengebracht und mit Rath und That sie gefördert hat, sodann allen jenen Herren, die, sei es als dirigirende Aerzte von Krankenhäusern, Irren- oder Strafanstalten durch Ueberlassung der betr. Räumlichkeiten zur Untersuchung, oder als praktische Aerzte durch Ueberweisung tuberculöser Privatpatienten, die Erreichung meines Zieles ermöglicht haben, den hochverehrtesten Herren: Dr. Asch, San.-Rath Dr. Baer, Dr. Cohn, Dr. Danziger, Prof. Dr. B. Fränkel, Geheimrath Prof. Dr. Fräntzel, Prof. Dr. Fürbringer, San.-Rath Dr. P. Guttmann, Dr. Jastrowitz, Dr. Kastan, Strafanstalts-Director Dr. Krohne, San.-Rath Dr. Langenbuch, Doc. Dr. Lassar, Dr. Lazarus, Prof. Dr. Litten, Dr. Lublinski, San.-Rath Dr. Moses, Director Dr. Moeli, Dr. Manasse, Stabsarzt Dr. Ott, Dr. Paasch, Dr. Peikert, Dr. Pulvermacher, Geh. Rath Dr. Sander, Director der Berliner Strassenreinigung Schlosky, Geh. Rath Prof. Dr. Senator, San.-Rath Dr. Solger, Stabsarzt Dr. Statz, Dr. Richter, Geh. Rath Prof. Dr. Virchow, Geh. Rath Dr. Volmer, Strafanstalts-Director Geh. Rath Dr. Wirth, ihnen Allen meinen verbindlichsten Dank.

Berlin, im Frühjahr 1890.

Dr. Cornet.

I

DIE

VERBREITUNG DER TUBERKELBACILLEN AUSSERHALB DES KÖRPERS.

Die Ueberzeugung, dass der von R. Koch entdeckte Tuberkelbacillus die einzige Ursache der Tuberculose und der mit ihr identischen Krankheiten, Skrophulose u. s. w. ist, dass somit diese Krankheiten nie und unter keinen Verhältnissen ohne jenen Bacillus entstehen oder vorkommen können, hat sich heutzutage in der gesammten wissenschaftlichen, medicinischen Welt Bahn gebrochen und ist ein Gemeingut aller Aerzte geworden.

Wenn auch die sich vielfach daran knüpfende Hoffnung, es werde nun alsbald ein Mittel gefunden, diese verheerendste Volksseuche nach irgend einer Officinal-Formel auszurotten, sich leider bis jetzt nicht bestätigt hat und vielleicht auch in der nächsten Zeit nicht bestätigen wird, so hat uns doch die Erkenntniss der Ursache dieser Krankheit ihrer erfolgreichen Bekämpfung, wenn auch in anderem Sinne, als dem eben angedeuteten, um ein gutes Stück näher gebracht.

Zahlreiche Forscher einten sich in der Bemühung, die Lebens- und Entwickelungsverhältnisse dieses Bacillus in- und ausserhalb des Thierkörpers zu studiren, ihn auf seinen verschiedenen Wegen zu verfolgen, die Orte zu finden, wo er vorkommt und seine Opfer befällt, nach Mitteln zu suchen, die Gefahren seines Angriffes zu beschränken oder zu vermeiden, Mittel, ihn in seinem Zerstörungswerke zu hemmen und unschädlich zu machen.

Manche wissenswerthe und interessante Thatsache ward als Frucht dieser Arbeiten eruirt, ohne dass es jedoch bis heute gelungen wäre, das Vorkommen des Tuberkelbacillus ausserhalb des thierischen und menschlichen Organismus, frei in der Luft oder in deren Niederschlage, dem Staube, in überzeugender Weise nachzuweisen.

Vier hierauf bezügliche Arbeiten will ich hier kurz besprechen.

C. Th. Williams[1] hat im Brompton-Hospital eine Untersuchung in der Weise angestellt, dass er in dem Ventilationsschacht, in welchen die

[1] *The Lancet.* 1883. Juli 28 p. 135—136.

Röhren der grösstentheils mit Phthisikern belegten Krankenzimmer mündeten, mit Glycerin bestrichene Glasplatten aufhing, so dass die durchziehende Luft darüberstreichen musste.

Nach 5 Tagen nahm er die Platten heraus, wusch sie mit Wasser ab u. s. w., liess dann einen Theil verdunsten und prüfte den Rückstand auf Bacillen, die er nach seiner Angabe in ziemlicher Menge vorfand.

Dann wiederholte er das gleiche Verfahren im Kamine eines Krankenzimmers, das zuerst gereinigt, dessen Wände neu getüncht, und das mit Nichtphthisikern belegt war. Hier waren keine Bacillen vorhanden.

In einem dritten Zimmer, in dem Phthisiker, die schon sehr lange krank waren, lagen, wurde die Luft gleichfalls in ähnlicher Weise untersucht und die Platten nach 14 Tagen entnommen. Dort zeigten sich wieder einige Bacillen.

Dieser Befund fand jedoch bisher von keiner Seite eine Bestätigung. Uebrigens ist auch eine Verwechselung mit den von Celli und Guarnieri[1] beschriebenen, den Tuberkelbacillen ähnlichen Krystallformen von Palmitin- und Stearinsäure, welche im Sputum und in käsigen Herden gefunden werden und sich auch nach der Weigert'schen Methode färben, ebensowenig ausgeschlossen, wie eine vorherige Verunreinigung der in Betracht kommenden Objecte, wie es scheint, irgendwie verhütet wurde. Abgesehen von alledem ist durch diese Arbeit der Hauptfrage, ob lebensfähige Tuberkelbacillen in der Luft vorkommen, in keiner Weise näher getreten.

Es wurden nun zunächst von zwei Italienern diesbezügliche Untersuchungen gemacht. Celli und Guarnieri[2] liessen in einem mit Phthisikern belegten Saale während der Nacht, nachdem man jede Ventilation unterbrochen hatte, mittelst einer Gasflamme Luft durch einen mit keimfreiem Blutserum ausgekleideten Doppeltrichter ansaugen, an dessen Wand sich die in der Luft enthaltenen Keime ablagern sollten. Der Apparat wurde in verschiedener Zimmerhöhe, nahe am Fussboden, in mittlerer Höhe und in der Nähe der Decke aufgestellt. Dieser Versuch wurde 12 mal wiederholt.

Der kleine innere Trichter wurde nach Beendigung des Versuches herausgenommen, mit sterilisirter Watte verschlossen und unter entsprechenden Vorsichtsmassregeln in einen auf 35 bis 40° gehaltenen Brütofen gebracht.

---

[1] A. Celli e Guarnieri, Sopra talune forme cristalline che potrebbero simulare il bacillo del tuberculo. *Atti della R. accad. dei Lincei della classe di scienze fisiche etc.* 17. Juni 1883. Bd. XV.

[2] *Archivio per le Scienze Mediche.* Vol. VII. Nr. 16. — *Dall' Istituto Anatomo-Patologico di Roma.*

Sowohl die unmittelbar hernach angestellte, als die später öfters wiederholte mikroskopische Untersuchung ergab wohl eine Anzahl Mikrokokken und Bacillen, aber keine Tuberkelbacillen. Auch Culturversuche liessen keine Tuberkelbacillen zur Entwickelung kommen. Es wurden ferner noch vier Kaninchen in die vordere Augenkammer mit dem fraglichen Blutserum geimpft, ohne dass bei irgend einem sich später tuberculöse Veränderungen gezeigt hätten.

Auch diese Versuche von Celli und Guarnieri sind für die vorliegende Frage nicht einwandfrei. Vor allem ist es unverständlich, warum diese Forscher gerade die Nacht zu ihren Versuchen gewählt haben, eine Zeit, in der Alles ruht, in der keine Staubentwickelung stattfindet — die Luft daher am denkbar reinsten ist. — Um ja jede Bewegung der Luft möglichst zu eliminiren, unterbrachen sie sogar die Ventilation. Dass sie dabei keine Tuberkelbacillen finden konnten, war eigentlich von vorneherein zu erwarten, wenn man berücksichtigt, dass die Tuberkelbacillen corpusculäre Elemente sind, schwerer als Luft, selbst schwerer als Wasser und Eiter[1], dass sie sonach das Bestreben haben, wenn sie nicht durch andere Kräfte emporgehalten werden, sich als Staub niederzulassen. Die anderen Bacterien, welche sich auf dem Trichter abgelagert hatten, können wohl aus der ruhigen Luft stammen, aber ebensowohl von der anfänglichen Bewegung, als der Apparat aufgestellt wurde, herrühren.

Gehen wir nun zur dritten Arbeit über, die sich das gleiche Ziel gesetzt hatte.

v. Wehde[2] stellte in unreinlichen Zimmern poliklinischer Kranker handgrosse, flache, mit Glycerin gefüllte Schalen zum Fixiren des in der Zimmerluft schwebenden atmosphärischen Staubes auf. Die Schalen blieben 24, 36 und 48 Stunden mit der Luft in Berührung. Das Glycerin war in einer Droguenhandlung neu eingekauft. Eine Schale stand 48 Stunden lang in einem Zuchthaussaale mit 7 tuberculösen Kranken.

Bei einem poliklinisch behandelten Phthisiker ward ein Essteller in der Nähe des Bettes aufgestellt; es lagerte sich dicker Staub auf dem Teller ab, der mit destillirtem Wasser abgespült wurde; auch das Glycerin in den Schalen war getrübt.

---

[1] Deutschmann, Gräfe's *Archiv.* Bd. XXV. 4. — *Centralblatt für medicin. Wissenschaft.* 1881. Bd. XIX. — Sormani, Digestione artificiale, Riscaldamento e coltura del Bacillo Tubercolare. *Estratto dagli Annali universali di Medicina.* 1884. Vol. CCLXIX.

[2] Ludwig v. Wehde, Ueber die Infectiosität der Luft in Räumen, welche von Phthisikern bewohnt werden. *Dissertation.* München 1884. Separatabdruck aus dem ärztlichen Intelligenzblatt.

Dieses Glycerin, resp. destillirte Wasser wurde Kaninchen, Ratten und Meerschweinchen in die Bauchhöhle gespritzt.

Im Ganzen wurden 15 Thiere injicirt, von denen 4 nach der Impfung an anderen Processen zu Grunde gingen.

Die übrigen 11 Thiere wurden nach 27 bis 31 Tagen getödtet und erwiesen sich als nicht tuberculös, nur eine Ratte hatte einige stecknadelkopfgrosse Knötchen, die aber bei mikroskopischer Untersuchung keine Tuberkelbacillen erkennen liessen. Ferner hatte ein Meerschweinchen im subperitonealen Gewebe einen erbsengrossen, derben Knoten mit käsigem Eiterherd im Centrum und einen ähnlichen Herd am Leberrande.

Wären diese Versuche Wehde's wirklich positiv ausgefallen, so hätten sie gleichwohl die Infectiosität der Luft und des Staubes keineswegs beweisen können, denn nirgends ist erwähnt, dass die benützten Schalen, Teller, Gefässe, Spritzen, sowie das verwendete Glycerin zuerst sterilisirt worden sei, ein Postulat, das wir an jeden derartigen Versuch, wenn er irgend berücksichtigt werden soll, stellen müssen. Aber auch der negative Ausfall ist, abgesehen davon, dass die Versuchsreihe eine viel zu kleine ist, um eine solche Frage zu beantworten, nicht frei von Einwänden. Denn zuerst wäre doch nachzuweisen, dass reines Glycerin auf getrocknete Tuberkelbacillen bei 24- bis 48stündiger Einwirkung ohne schädigenden Einfluss ist, genügt doch schon ein 10- bis 15procent. Zusatz von Glycerin zu Blutserum, einem sonst für Tuberkelbacillen sehr günstigen Nährboden, um die Entwickelung derselben zu hemmen.

Ferner ist nicht einzusehen, warum zum Theil Thiere verwendet wurden, die erfahrungsgemäss für Tuberculose weniger empfänglich sind, wie z. B. Ratten.[1]

Ausserdem ist aber auch die Zeit, in der die Thiere getödtet wurden, 27 bis 31 Tage, eine zu kurze, wenn wir bedenken, dass wir es hier möglicherweise nur mit ganz vereinzelten Bacillen oder Bacillenhaufen zu thun haben, nicht mit so reichlichen Massen, wie wir sie gewöhnlich injiciren.

Wehde's, unter Bollinger's Leitung gefertigte Arbeit trug also gleichfalls nicht zur Klärung der Verhältnisse bei.

Auch Baumgarten[2] beschäftigte sich mit dieser Frage. Er brachte auf den Rost eines unbenützten, mit gutem Zuge versehenen Ofens Wattepfröpfe in grösserer Zahl und begoss, resp. belegte die Dielen des Raumes, in welchem der Ofen stand, mit an hochvirulenten Tuberkelbacillen über-

[1] Koch, Die Aetiologie der Tuberculose. *Mittheilungen aus dem Kaiserl. Gesundheitsamte.* Bd. II. S. 66.

[2] *Lehrbuch der pathol. Mykologie.* 1888. Abth. 1. S. 617.

reichen Flüssigkeiten, resp. Gewebsmassen. Die tuberkelbacillenhaltigen Massen mussten nun eintrocknen und beim Begehen des Bodens und beim Ausfegen verstäubt werden. Nach mehrwöchentlicher bis mehrmonatlicher Lagerung wurden die Wattepfröpfe, die mittlerweile durch anhaftenden Russ ganz schwarz geworden waren, Kaninchen in's Unterhautgewebe eingeführt, und die Wunde jedesmal vernäht.

Derartige Versuche wurden über mehrere Jahre hin fortgesetzt. Mit Ausnahme eines einzigen, nicht beweiskräftigen Falles (das Thier war höchst wahrscheinlich einer spontanen Fütterungstuberculose erlegen) hat sich bei keinem der zahlreichen Versuchsthiere auch nur die Spur eines tuberculösen Processes weder an der Impfstelle, noch in entfernteren Organen gezeigt.

Schon durch die ganze Versuchsanordnung Baumgarten's ist den vom Boden sich loslösenden Tuberkelbacillen schwer gemacht, die Wattepfröpfe nur überhaupt zu finden, wenn sie nicht gleich in vielen tausend Exemplaren in der Luft herumschwirrten und auf die Jagd nach den im Ofen versteckten Pfröpfen ausgingen, eine Vorstellung, die vielleicht ein strenger Anhänger der Ubiquität haben könnte, aber sicher nicht Baumgarten, der „dieser quasi als selbstverständlich allgemein acceptirten Vorstellung, dass die Tuberkelbacillen in bewohnten Gegenden weit und breit im Luftkreis im infectionstüchtigen Zustand vertheilt sein müssten", stets in ebenso berechtigter, als energischer Weise entgegengetreten ist.

Zudem waren aber auch hier Thiere (Kaninchen) zur Verimpfung genommen, die, wie jedem Experimentator bekannt ist, nicht absolut regelmässig auf eine Infection reagiren. Auch ist nicht erwähnt, wie oft das Begiessen des Bodens und das Belegen mit tuberculösen Massen während dieser auf mehrere Jahre ausgedehnten Versuche stattgefunden hat, was doch mit Rücksicht auf die beschränkte Lebensdauer der Tuberkelbacillen wissenswerth ist.

Die bisher angestellten Versuche, den Tuberkelbacillus nachzuweisen, vermochten also in keiner Weise das Dunkel, welches über der angeregten Frage herrschte, zu lichten. So natürlich es an sich auch ist, den Tuberkelbacillus da vorauszusetzen, wo Phthisiker sich aufhalten und expectoriren, so hat doch der Mangel eines stricten Beweises für sein Vorkommen daselbst denen, die mit dem Umschwunge der Verhältnisse und der Anschauungen noch nicht ganz sich hatten versöhnen können, welche in überkritischem Zweifel der Infectionsfähigkeit gegenüber noch einen, praktisch wenigstens, indifferenten Standpunkt einnahmen — so hat dieser Mangel ihnen ein scheinbares Recht gegeben, immer und immer wieder in ihren Schriften die Infectionsfähigkeit in Zweifel zu ziehen und auf diese Lücke in unserer Beweisführung hinzudeuten.

Nicht mit Unrecht hat Flügge[1] die negativen Resultate der mangelhaften Leistungsfähigkeit der Methoden zugeschrieben, während Bollinger[2] sogar „besondere und vielleicht unüberwindliche Schwierigkeiten" bei diesem Nachweis fürchtete. Die Wichtigkeit dieser Frage wurde also immerhin von allen Forschern einmüthig anerkannt. —

Ich gehe nun zu meinen eigenen Versuchen über, virulentes tuberculöses Virus ausserhalb des thierischen Körpers, in Wohnungen u. s. w. nachzuweisen.

In erster Linie trat an mich die Frage heran, wo ich die Infectionsstoffe zu suchen habe. Bedenken wir, dass die weitaus verbreitetste Form der Tuberculose die Lungenschwindsucht ist, dass die Lungen jenes Organ sind, welches die vorgeschrittensten Veränderungen zeigt, so müssen wir — abgesehen von vielen anderen Gründen, die ich an geeigneter Stelle auseinandersetzen werde — an eine directe Infection dieses Organes denken. Da nun die Communication desselben mit der Aussenwelt nur durch die eingeathmete Luft vermittelt wird, so ist nothwendig, diese als die Trägerin des Virus zu beschuldigen. Am einfachsten erschiene es somit, die Luft direct durch diese oder jene der dafür angegebenen Methoden zu untersuchen, drängte sich nicht unwillkürlich das Bedenken vor, ob in der relativ geringen Menge Luft (etwa 1000 Liter, während der Mensch bei ruhiger Athmung schon in einem Tage das zwölffache inspirirt) die wir zur Untersuchung bringen können, sich gerade — ich möchte sagen zufälligerweise — Tuberkelbacillen finden, selbst wenn sie in nächster Nähe eines Phthisikers entnommen ist. Muss nicht vielmehr gerade der Umstand, dass manche Menschen trotz steten Verkehrs mit Phthisikern der Infection entgehen können und wirklich entgehen, uns darauf führen, dass die Luft doch wohl kaum in jenem hohen Maasse in allen ihren Theilen von Tuberkelbacillen durchsetzt sein kann, wie man es sich vielfach vorgestellt hat und wie es in der unerwiesenen und unhaltbaren Hypothese von der Ubiquität der Tuberkelbacillen Ausdruck fand.

Wenn also die Luft selbst, so unfehlbar sie auch die Trägerin und die Vermittlerin des infectiösen Materiales ist, als ein für die Untersuchung weniger geeignetes Object in den Hintergrund trat, so erschien es am zweckmässigsten, das für uns Wesentliche in derselben, die corpusculären Elemente, den Staub, aus möglichst grossen Quantitäten der Luft in natürlicher Weise absitzen zu lassen.

Der Beweis dafür, dass die in der Luft befindlichen Tuberkelbacillen, von deren Gewichtsverhältnissen ihrer Kleinheit wegen vielfach ganz

---

[1] *Die Mikroorganismen.* 1886. S. 218.

[2] *Zur Aetiologie der Tuberculose.* 1883.

falsche Vorstellungen verbreitet sind, sich früher oder später, wenn die Luft einigermassen ruhig wird, wie es ja Nachts stets und auch bei Tage öfters der Fall ist, wirklich alle, einem physikalischen Gesetze folgend, nach der Tiefe senken und auf dem Boden, an den Wänden, deren Unebenheiten förmliche Fangnetze für sie bilden, sowie an den sonstigen im Raume befindlichen Gegenständen niedersetzen und, falls nicht erneute, mächtige Luftströmungen oder Erschütterungen ihre Vis inertiae überwinden, sitzen bleiben, geht aus dem schon vorher citirten Beispiele hervor, dass sie sogar in dem viel schwereren Wasser und Eiter sich insgesammt nach einiger Zeit zu Boden setzen und die darüberstehende Flüssigkeit vollkommen frei von Bacillen, denen ja eine Eigenbewegung fehlt, wird.

Der Niederschlag der Luft versprach also für unsere Aufgabe, die ja lediglich eine qualitative, nicht eine quantitative Frage beantworten sollte, günstigere Resultate als die Untersuchung der Luft selbst.

Die über eine längere Zeit ausgedehnte Aufstellung sterilisirter Gefässe von grossem Flächeninhalte in Zimmern von Phthisikern und die nachfolgende Untersuchung des darin aufgefangenen Staubes wäre vielleicht am nächstliegenden gewesen, doch machte sich, so sichere Resultate diese Methode, wie wir an dem weiter unten mitgetheilten Falle[1] ersehen, auch liefert, doch der damit verbundenen Umständlichkeit wegen eine Vereinfachung wünschenswerth, soferne darunter die Exactheit nicht litt. Daher zog ich vor, Flächen des zu untersuchenden Raumes zu benützen, auf denen sich der in der Luft suspendirte Staub in natürlicher Weise frei abgelagert hat, bei denen aber andererseits, wie ich ausdrücklich hervorhebe, eine directe Verunreinigung durch tuberculösen Auswurf, sei es durch Anspucken oder Anhusten oder durch mit Sputum beschmutzte Finger, Tücher, Gefässe oder sonstige Gegenstände fast undenkbar war. Mit Vorliebe wählte ich die hinter dem Kopfe des Patienten befindliche Wand, sowie die mittleren Querleisten am Kopfende des Bettgestelles, besonders da, wo dieses an die Wand anstiess und also Monate, vielleicht Jahre lang nicht berührt worden war, ferner hochhängende Bilder und Uhrgehäuse u. s. w. Die Patienten wussten in keinem Falle zuerst, wo, wann und wie ich eine Untersuchung machen werde, so dass ich überall den natürlichsten Zustand der Dinge antraf. Sollte aber wirklich in dem einen oder anderen Falle eine zufällige Berührung der zu untersuchenden Gegenstände stattgefunden haben, so würde eine solche Fehlerquelle schon bei der grossen Anzahl meiner Beobachtungen keinen merklichen Einfluss ausüben können. Diejenige Partie der Wand beispielsweise, die dem Gesichte des Patienten bei Seitenlage zunächst lag, liess ich stets unberück-

[1] 1. Krankenhaus Nr. 7.

sichtigt, weil hier durch Anhusten eine directe Uebertragung von Sputum leicht möglich gewesen wäre; dasselbe gilt von der dem Mund etwa gegenüberliegenden Wand am Fussende des Bettes; ebensowenig durfte ich natürlich aus dem gleichen Grunde den etwa angespuckten Boden oder die Wand in der Nähe eines Spucknapfes zu meiner Staubentnahme heranziehen, da es ja nicht galt, die Infectiosität des Sputums, sondern der Luft und des frei aus derselben abgelagerten Staubes zu erweisen.

Anfangs entnahm ich den Staub mittelst eines vorher geglühten Platinspatels, brachte denselben in eine sterilisirte Glasdoppelschale, sog. Petri'sche Schale, zerzupfte etwa zwei erbsengrosse Partieen mit geglühten Nadeln und suchte ihn in 15 ^{ccm} keimfreier Bouillon möglichst gleichmässig zu vertheilen, worauf ich die trübe, schwarzgraue Waschflüssigkeit mittelst sterilisirter Koch'scher Spritze (Glasspritze mit Gummiballon) drei Meerschweinchen (jedem 5 ^{grm}) in die Bauchhöhle injicirte.

Da sich der Staub, wie der erste Versuch ergeben hatte, nur schwer in der Bouillon vertheilen lässt, und bei seiner Neigung, zu verfilzen, sich auch die Injectionscanüle leicht verstopfte, so führte ich bei den nächsten neun Thieren unter den entsprechenden antiseptischen Cautelen die Laparotomie aus, brachte den Staub mittelst einer kleinen geglühten Platinschaufel direct in die Bauchhöhle, worauf die Bauchwunde vernäht und ein Collodiumwatteverband angelegt wurde.

Die Umständlichkeit des Verfahrens, der minder zuverlässige Schutz vor Verunreinigung, sowie auch die Rücksicht auf die Thiere liess mich jedoch bald diese Methode verlassen und ich versuchte zunächst bei den folgenden acht Thieren den Staub in sterilisirtem 5 proc. Kleister zu vertheilen und mit Benutzung einer weiteren, sehr dicken Canüle zu injiciren.

Die durch den Kleister erforderliche, weite Canüle hatte aber den Nachtheil, nur zu leicht innere Verletzungen zu verursachen.

Schliesslich gelang es mir, mittelst zweier geglühter Nadeln und eines eigens zu diesem Zwecke construirten rollenförmigen, vorher geglühten Platininstrumentes (siehe nebenstehende Abbildung) den in eine sterilisirte Doppelschale gebrachten Staub in 15 ^{ccm} keimfreier Bouillon hinlänglich gleichmässig zu vertheilen, worauf die Waschflüssigkeit sammt dem darin suspendirten Staub mittelst einer Canüle — etwas weiter als der ursprünglich gewählten — und der Koch'schen Spritze, beide natürlich in Hitze vorher sterilisirt, sich ohne jede Schwierigkeit nach entsprechender Desinfection der Bauchdecke in die Bauchhöhle injiciren liess. Vor der Einfüllung der einzelnen Spritze ward die Flüssigkeit möglichst umgerührt. Mit Rücksicht auf die immerhin dicke Canüle wurde vorher eine Seidenligatur um die Einstichstelle gelegt, die sofort nach der Injection zusammengezogen und geknüpft wurde, worauf noch etwas Watte und Collodium darauf kam. Ich glaube mich damit in der denkbar möglichen Weise vor jeder unbeabsichtigten Infection an der Einstichstelle sicher gestellt zu haben.

Später, als ich auch die Wände in meine Untersuchungen einbezog, traf ich nur noch die eine Modification, dass ich, statt den Staub mit dem Spatel zu entnehmen, die betreffende Wand, meist 1 bis 2 qm, oder die Bettleiste mit einem etwa haselnussgrossen feinporigen, in Wasser vorher ausgekochten und im Dampfapparat sterilisirten feuchten Augenschwamme,[1] in vorher geglühter Pincette eingeklemmt, abrieb, eine Methode, die noch den Vortheil bot, dass sich der Staub sehr leicht und gleichmässig in der Bouillon vertheilen lässt. Der Schwamm wurde in einer kleinen (3 cm Durchmesser), sterilisirten Doppelschale aufbewahrt und diese in Staniol gehüllt.

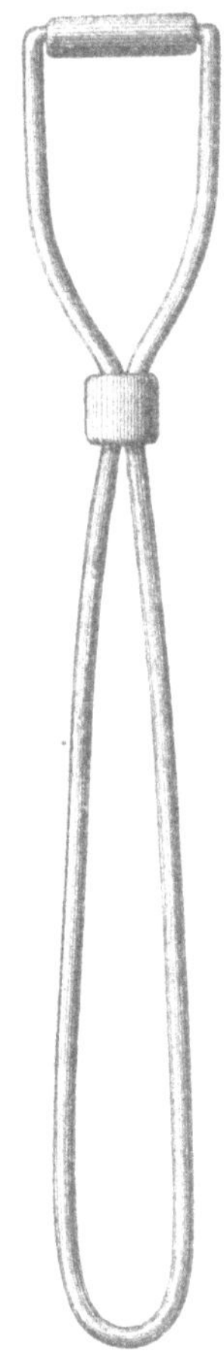

natürl. Grösse

Um einen ungefähren Einblick zu gewinnen, wie viel Keime ich zur Untersuchung gebracht habe, resp. welche Luftquantität beiläufig auf 1 qm Wand, wie ich sie gewöhnlich abrieb, ihre Keime abgelagert hat, verweise ich auf v. Esmarch's[2] Beobachtung, der den Durchschnittswerth sämmtlicher in verschiedenen Zimmern einer Wohnung auf 25 qcm Wandfläche gefundenen Keime auf 51 berechnet.

Darunter waren, wenn wir die Pilzsporen, die für die vorliegende Untersuchung gleichgültig sind, ausscheiden, 36 Bacterienkeime — also auf dem Quadratmeter 14,400.

Erinnern wir uns nun, dass Petri[3] in 107 Liter Luft an einem Arbeitsplatz des hygienischen Institutes 82 Bacterienkeime, beziehungsweise Colonieen, in der Nähe der Saaldecke in 110 Liter nur 4, und in der Nähe des Fussbodens 7 fand, was also durchschnittlich auf 1 cbm Luft in diesem Lokale 281 Bacterienkeime geben würde, so habe ich durch das Abreiben von 1 qm Wand mindestens den Bacterienniederschlag von 51 cbm Luft untersucht. (Sehr oft habe ich übrigens sogar $1^1/_2$, 2 qm und noch grössere Flächen abgerieben.) Diese Zahl ist aber um das Vielfache zu tief gegriffen und höchstens als unterste Grenze anzusehen, wenn

[1] Zu jeder Untersuchung wurde natürlich ein neuer Schwamm verwendet.

[2] E. v. Esmarch, Der Keimgehalt der Wände und ihre Desinfection. *Zeitschrift für Hygiene.* Bd. II. S. 506.

[3] R. J. Petri, Eine neue Methode, Bacterien und Pilzsporen in der Luft nachzuweisen und zu zählen. *Ebenda.* Bd. III.

wir berücksichtigen, dass ja alle jene Bacterienkeime, die sich im Laufe der Wochen und Monate dort abgelagert haben und in Folge ihrer im Vergleiche zum Tuberkelbacillus weit geringeren Lebensdauer, Lebensfähigkeit und verminderten Resistenz gegen die Austrocknung längst zu Grunde gegangen sind, sich der v. Esmarch'schen Berechnung und Beobachtung entzogen. Dagegen kommt nicht in Betracht, dass einzelne Bacterien bei dem Abreiben zurückgeblieben sein können.

Nehmen wir (nach Vierordt) an, dass der Mensch durchschnittlich bei ruhiger Athmung 500 ccm Luft pro Athemzug inspirirt, also bei 16 Athemzügen in der Minute 8 Liter und in der Stunde 480 bis 500 Liter, so braucht er immerhin, um die 51,000 Liter einzuathmen, die ich als unterste Grenze der einzelnen Untersuchung von mir anzunehmen berechtigt bin, 102 Stunden oder 4 Tage.

Dadurch aber gewinnt es an Berechtigung, auf Grund dieser Untersuchungen, bei denen so bedeutende Quantitäten Luft in Berechnung kommen, auch einige allgemeinere Schlüsse zu ziehen, während sich andererseits ergiebt, dass wohl nicht durch irgend eine andere Methode so grosse Luftquantitäten hätten untersucht werden können.

Eine Verimpfung auf Thiere war absolut nothwendig, da die Tuberkelbacillen selbst in inficirten Räumen kaum in so grosser Anzahl zu erwarten waren, dass sie bei der mikroskopischen Untersuchung, der wir ja nur einen fast unberechenbar kleinen Theil des vorhandenen Staubes unterwerfen können, der Beobachtung nicht entgehen würden. Zudem war auch die Möglichkeit vorhanden, dass der Staub zwar keine Tuberkelbacillen enthalte, aber gleichwohl durch darin vorhandene Tuberkelsporen, die wir bis jetzt mikroskopisch noch nicht nachzuweisen und zu diagnosticiren vermögen, infectiös wirke. Ich erinnere nur an die bekannte Beobachtung, dass in dem Eiter eines cariösen, tuberculösen Wirbels keine Tuberkelbacillen sich nachweisen liessen, gleichwohl die eminent infectiöse Eigenschaft des Eiters durch Verimpfung auf Thiere sich offenbarte, die dadurch tuberculös wurden.

Thatsächlich habe ich auch im späteren Verlauf meiner Untersuchungen von drei Staubsorten, die, auf Thiere verimpft, bei diesen Tuberculose hervorgerufen hatten, im Ganzen hundert Deckglaspräparate, theils nach Biedert's [1] Verfahren (geringen Zusatz von Natronlauge) gemacht und nach der Ziehl'schen Methode gefärbt, ohne in einem derselben einen Tuberkelbacillus zu finden. Entweder habe ich also keine Bacillen aus der im Verhältnisse immerhin grossen Menge Staubes heraus-

---

[1] Ein Verfahren, den Nachweis vereinzelter Tuberkelbacillen zu sichern u. s. w. *Berliner klinische Wochenschrift.* 1886. Nr. 42/43.

gefischt, trotzdem sie vorhanden waren, oder es waren nur Tuberkelsporen vorhanden.

Mit dem Staube aber Culturen auf todtem Nährboden, z. B. auf Blutserum zu versuchen, in der Erwartung, dass sich darin vorhandene Tuberkelbacillen entwickeln und vermehren sollten, verbot sich durch den Umstand, dass erfahrungsgemäss die Tuberkelbacillen auch auf dem günstigsten Nährboden, falls gleichzeitig irgend andere Bacterien oder Mikroorganismen vorhanden sind — und wo wären die im Staube und in der Luft nicht vorhanden — ihres enorm langsamen Wachsthumes wegen niemals zur Entwickelung gelangen können, sondern von diesen stets überwuchert und gleichsam erstickt werden.

Uebrigens waren Thierversuche, abgesehen von dem eben erwähnten Grunde, ganz besonders nach meiner früheren Andeutung deshalb unabweisbar nothwendig, weil erst dann, wenn der Staub, auf Thiere verimpft, Tuberculose erzeugte, die Virulenz des betreffenden Staubes und in weiterem Sinne der Luft nachgewiesen war, und das ist doch der Hauptpunkt, um den sich die ganze Frage dreht und der sich unterm Mikroskop nie entscheiden lässt.

Was den Ort der Verimpfung anlangt, so schien mir, im Gegensatz zu der von Celli und Guarnieri benutzten vorderen Augenkammer des Kaninchens, die Bauchhöhle weit geeigneter zu sein, weil sie viel grössere Quantitäten des Impfmateriales aufzunehmen im Stande ist und weil eine Unterleibstuberculose, wie ich weiter unten ausführen werde, ein so charakteristisches Bild versprach, dass jede Fehlerquelle auszuschliessen war.

Die Entscheidung, ob man bei diesem Versuche leicht oder schwer der Tuberculose zugängliche Thiere zu wählen habe, musste mit Rücksicht darauf, dass letztere auf die Verimpfung unsicherer und unzuverlässiger reagiren und auch öfter an anderen intercurrenten Krankheiten z. B. Pneumonie zu Grunde gehen, in ersterem Sinne ausfallen. Das einzige Bedenken, welches sich gegen leicht inficirbare Thiere geltend machen liesse — dass dieselben nämlich an spontaner Tuberculose erkrankt sein konnten und eine etwaige Verwechslung mit dieser die Exaktheit der Resultate gefährde — fällt um so weniger ins Gewicht, als eine Spontantuberculose von vornherein leicht ausgeschaltet werden kann und wir auch mit Sicherheit eine gleichwohl vorkommende spontane Tuberculose, welche erfahrungsgemäss fast stets von den Lungen ausgeht, von einer solchen, die durch Injection tuberculöser Massen in die Bauchhöhle hervorgerufen wurde, unterscheiden können.[1] Die Spontantuberculose ist zu

[1] In dem eben erschienenen *Jahresbericht* 1888 hält Baumgarten in der Besprechung vorliegender Arbeit daran fest, dass sich für solche Versuche Kaninchen besser eigneten als Meerschweinchen, weil bei diesen, trotz der denkbarsten Vor-

vermeiden, indem man nur frisch angekaufte Thiere zum Versuche verwendet. Koch hat seinerzeit[1] unter den vielen Hunderten von Meerschweinchen und Kaninchen, deren er zu seinen Arbeiten über Tuberculose und Milzbrand etc. benöthigte, unter den frisch angekauften Thieren nie eines tuberculös gefunden, während wir neuerdings unter der grossen Anzahl Thiere, die wir in den letzten vier Jahren im hygienischen Institut verbrauchten — darunter ich allein über zweitausend — nur viermal unter frischen Thieren eine auswärts acquirirte spontane Tuberculose, stets von der Lunge ausgehend, constatiren konnten. Da ich also nur frisch angekaufte Thiere verwendete, ist diese Fehlerquelle von vornherein fast vollständig eliminirt.

Eine im Stalle acquirirte Tuberculose, die auch wieder erfahrungsgemäss fast ausnahmslos von der Lunge ausgeht, lässt sich von einer durch intraperitoneale Infection erzeugten Tuberculose nach 40—50 Tagen noch mit absoluter Sicherheit unterscheiden. Bei ersterer sind die Lungen der Hauptsitz der Veränderung, sie zeigen einen oder ein paar grosse, käsige, manchmal in Cavernenbildung begriffene Herde (wohl die primären Ablagerungsstellen des inhalirten Virus), ausserdem kommen ab und zu noch eine Anzahl kleiner secundärer Knötchen vor, die Bronchialdrüsen

sichtsmassregeln, auch nach Einverleibung nicht tuberculöser Substanzen zuweilen eine von der Impfstelle ausgehende Tuberculose eintritt, was bei Kaninchen, soweit die Erfahrung des Referenten reicht, niemals der Fall ist." Eine Erklärung für solche Infectionen erblickt Baumgarten in den in der Luft schwebenden Keimen, oder aber in „latent" (?!) im Körper des Meerschweinchens vorhandenen Bacillen. Nachdem ich oben meine Gründe für die Bevorzugung der Meerschweinchen auseinandergesetzt habe, möchte ich zu diesem Einwande Baumgarten's nur bemerken, dass ich im Interesse des hochgeschätzten Forschers annehme, dieser Zufall einer unbeabsichtigten, tuberculösen Infection von der Impfstelle trotz der denkbarsten Vorsichtsmassregeln sei ihm selbst wohl in den letzten Jahren nie mehr passirt, denn nach meiner und wohl aller Bakteriologen Ansicht würde eine solche Infection eine ganz bedenkliche Unsicherheit in der Handhabung der Methoden verrathen. Mir wenigstens sind bei über 2000 eigenen Thierversuchen solche Fälle unbekannt geblieben und auch Anderen, die darin über eine reiche Erfahrung verfügen und bei denen ich Umfrage hielt, war nicht ein derartiger Fall bekannt. Doch Baumgarten hat diese Möglichkeit wohl auch nur hypothetisch construirt, sonst würde er sicherlich so seltene und interessante Fälle der Oeffentlichkeit nicht vorenthalten haben. — Wenn Baumgarten aber ferner meint, die unbeabsichtigte, von der Impfstelle ausgehende Tuberculose gerade bei Meerschweinchen habe lange Zeit die Annahme der Nichtspecifität gestützt, so befindet er sich insofern in thatsächlichem Irrthume, als damals (wo man eben die denkbarsten Vorsichtsmassregeln noch nicht anwandte) auch die von ihm bevorzugten Kaninchen den Gegenstand unbeabsichtigter Infection bildeten. Vgl. Waldenburg, Die Lungenschwindsucht.

[1] A. a. O. S. 42.

sind bedeutend vergrössert, verkäst und nach dieser Zeit meist schon central erweicht, hingegen sind die Unterleibsorgane noch vollkommen normal, höchstens zeigen sich ein paar kleine Knötchen in der vielleicht etwas vergrösserten Milz, das Netz jedoch und das Peritoneum ist jedenfalls vollkommen frei von Tuberkeln.

Ganz anders ist das Bild bei intraperitonealer Infection. Hier finden wir vor Allem mehrere bis erbsen- und bohnengrosse, verkäste oder erweichte Knötchen im grossen Netz, das bei reichlicher Einführung von Infectionsmaterial sogar eine dicke, wurstförmige Beschaffenheit angenommen hat, jedoch die einzelnen Knoten noch deutlich erkennen lässt. Die Milz ist mehr oder minder — oft bis in's 6- bis 8fache und darüber — vergrössert, mit graugelben Knötchen oder mit weissgrauen nekrotischen Herden durchsetzt. Die Leber, gleichfalls vergrössert, dunkelroth-braun oder graubraungelb, zeigt eine Anzahl kleiner gelber Herdchen. Am Leberhilus findet sich eine vergrösserte, meist verkäste oder erweichte Drüse, am Peritoneum vereinzelte miliare oder erbsengrosse verkäste Knötchen; hingegen sind die Lungen in dieser Zeit (40 bis 50 Tage nach der Infection) noch vollkommen frei oder sie haben nur vereinzelte ganz kleine graue Knötchen. Die Bronchialdrüsen sind normal oder unwesentlich vergrössert und erst in beginnender Verkäsung.

Der Unterschied zwischen beiden Befunden ist so unverkennbar und so zuverlässig, dass sich aus dem pathologisch-anatomischen Zustande der Organe stets die Art der Infection erkennen lässt, eine Thatsache, auf die übrigens schon Koch aufmerksam gemacht hat. Wartet man mit der Tödtung der Thiere jedoch länger, etwa 60 bis 90 Tage, so verwischt sich, wenigstens in manchen Fällen, diese Differenz allmählich, insofern dann alle Organe auf's hochgradigste tuberculös verändert sind. Um daher bei meinen Versuchen möglichst reine und unzweideutige Bilder zu erhalten, wurden die inficirten Thiere sämmtlich, soweit sie nicht an Peritonitis, malignem Oedem oder anderen durch die Injection hervorgerufenen Krankheiten gestorben waren, zwischen dem 38. bis 50. oder 60. Tage getödtet.

Da wir durch das Studium der Wundinfectionskrankheiten wissen, dass die Luft resp. der Staub auch zahlreiche andere, dem thierischen Organismus, insonderheit dem Peritoneum verderbliche Mikroorganismen enthält, so war zu erwarten, dass durch diese manche der geimpften Thiere einem schnellen Tode anheimfielen, ohne für die vorliegende Frage ein Resultat geliefert zu haben. Es stellte sich daher als nothwendig heraus, mit jeder Staubsorte gleich mehrere, etwa 2 bis 4 Thiere, zu impfen, um so wenigstens das Eine oder das Andere verwerthen zu können.

Zeigte das getödtete Thier nun irgend welche der Tuberculose verdächtige oder selbst makroskopisch unzweifelhaft als Tuberculose imponirende Veränderungen, so wurde gleichwohl, um eine etwaige Verwechselung mit pseudotuberculösen Veränderungen, wie sie von einzelnen Autoren [1] beschrieben wurde, zu vermeiden, die Identität mit echter Tuberculose durch den mikroskopischen Nachweis der Tuberkelbacillen, sei es in den Knötchen oder sonst im Gewebe festgestellt, der auch in jedem Falle, einige Male erst nach längerem Suchen gelang. Manchmal wurde auch die Infectiosität der pathologischen Veränderung durch Weiterimpfung auf andere Thiere constatirt.

Fasse ich also die von mir geübte Methode zusammen, so sind wir berechtigt, den auf die Wand, die Bettleisten u. s. w. niedergefallenen Staub als einen Niederschlag der Luft zu bezeichnen, zumal wir nur Objecte auswählten, bei denen eine directe oder indirecte Infection ausser durch den aus der Luft dorthin abgelagerten Staub fast undenkbar war.[2] Eine unbeabsichtigte Infection durch die benutzten Instrumente wurde, abgesehen von den sonstigen antiseptischen Cautelen, durch sorgfältige Sterilisation derselben, durch Glühen u. s. w. mit Sicherheit vermieden; — eine Verwechselung mit spontaner Tuberculose durch Verwendung nur frisch angekaufter Thiere, durch frühzeitige Tödtung derselben, sowie durch Berücksichtigung des anatomischen Befundes — eine Verwechselung endlich mit pseudotuberculöser Knötchenbildung durch den Nachweis der Tuberkelbacillen absolut ausgeschlossen.

[1] Malassez et Vignal, Tuberculose zoogloeique ou espèce de tuberculose sans bacilles. *Archive de physiol. norm. etc.* 1883. Bd. VIII und *Centralblatt für die med. Wissenschaft.* 1884. Nr. 9. S. 134. — C. J. Eberth, Zwei Mykosen des Meerschweinchens. *Fortschritte der Medicin.* 1885. S. 132. — Derselbe, Der Bacillus der Pseudotuberculose des Kaninchens. *Ebenda.* S. 719 u. Virchow's *Archiv.* 1882. Bd. CII. S. 488. — *Deutsche medicinische Zeitschrift.* 1888. Nr. 32. S. 395. — Charrin und Royer, *Pariser Akademie der Wissenschaft.* Sitzung v. 12. März 1888. — Siehe auch M. Sternberg, Inject. of finely powdered inorganic material into the abdominal cavity of rabbits does not induce Tuberculosis etc. *Amer. journ. of the med. sciences.* 1885. Januar. (Baumgarten's *Jahresber.*) — E. Pfeiffer berichtete auf der letzten Naturforscherversammlung in Heidelberg gleichfalls von einem Bacillus der Pseudotuberculose. — Beiträge zur Lehre von der zooparasitären Tuberculose von Wilh. Ebstein u. Arthur Nicolaier in Göttingen. Virchow's *Archiv.* Bd. CXVIII. 1889.

[2] Der Einwand Baumgarten's (a. a. O.), es könnten möglicherweise die Wände mit dem Kothe von Fliegen, welche von dem Inhalte der Spuckgefässe phthisischer Personen genascht hatten, verunreinigt gewesen sein, widerlegt sich im Nachfolgenden am besten dadurch, dass gerade da, wo nur ein Spucknapf benutzt wurde, den Fliegen also die beste Gelegenheit zum „Naschen“ sich geboten hatte, keine Bacillen, da, wo aber ins Taschentuch gespuckt wurde — den Fliegen das „Naschwerk entzogen war, Bacillen gefunden wurden.

Versuche.

13./XII. 1886. Zur erneuten Bekräftigung der jetzt allgemein feststehenden Thatsache, dass der Staub an sich (ohne lebensfähige Tuberkelbacillen) keine tuberculösen Veränderungen hervorrufe, entnahm ich als eine Art Vorversuch eine bohnengrosse Portion Staub in einem Krankensaale, sterilisirte ihn und brachte ihn drei Meerschweinchen durch eine Laparotomiewunde in die Bauchhöhle, die darauf in der früher angegebenen Weise geschlossen wurde. Die Wunde heilte alsbald, und als die Thiere nach 45 Tagen getödtet wurden, waren alle Organe normal; nur das Netz und das Peritoneum zeigten einige, von dem Staube herrührende schwarze Stellen, nirgends jedoch eine Spur von Tuberculose.

Am 13./XII. wurde eine bohnengrosse Partie des gleichen Staubes sterilisirt, dann mit einer kleinen Messerspitze eines auf einer Glasplatte angetrockneten und wieder abgeschabten tuberkelbacillenreichen Sputums versetzt und in gleicher Weise, wie oben, drei Meerschweinchen in die Bauchhöhle gebracht.

Thier A starb am dritten Tage nach der Infection an einer Peritonitis (also hatte wohl das Sputum auch noch andere pathogene Bacterien enthalten).

Thier B ging am 36. Tage nach der Infection zu Grunde. Die Wunde war zum Theil verheilt, zum Theil in ein tuberculöses Geschwür verwandelt. Ausserdem erwies der Obductionsbefund ausgedehnte Knötchenbildung im Netz und am Peritoneum, ferner vorgeschrittene Tuberculose der Milz und Leber. Die Bronchialdrüsen waren normal, die Lunge zeigte fünf kleine Knötchen.

Thier C wurde am 42. Tage getödtet. Auch hier war die Laparotomiewunde nicht vollständig geheilt, der Befund in den Unterleibsorganen wie bei B. Die Lunge zeigte einige wenige, kaum sichtbare graue Knötchen.

1. Krankenhaus.

1. 10./XII. 1886. In einem nur mit Phthisikern belegten Saale wurde von einem seit $^3/_4$ Jahren von dem nämlichen Kranken benutzten Bette und zwar von der hinteren, der Wand zugekehrten und vom Fussboden etwa $1^1/_2$ Fuss entfernten eisernen Querstange des Bettgestelles Staub mit einem sterilisirten Spatel in eine sterilisirte gläserne Doppelschale gebracht und wenige Stunden nachher mit 5 ccm keimfreier Bouillon innig vermischt und mittelst gleichfalls sterilisirter Koch'scher stempelloser Spritze einem Meerschweinchen in die Bauchhöhle injicirt, nachdem

zuerst die Haare abgeschnitten, die betreffende Stelle rasirt und mit Sublimatlösung 1 pro Mille desinficirt war. Von dem gleichen Staube wurde etwa eine erbsengrosse Quantität ceteris paribus am nächsten Tage in die Bauchhöhle zweier weiterer Meerschweinchen eingespritzt.

Die drei Thiere wurden nach 47 Tagen getödtet.

Thier A. Das Netz war wurstförmig zusammengerollt und stellte einen dicken, aus lauter kleinen und erbsengrossen, grösstentheils verkästen und zum Theile auch schon erweichten Knoten bestehenden Strang dar. Die Milz bedeutend vergrössert, dunkelroth-blau gefärbt und mit zahlreichen, weissgelben, nekrotischen Herden durchsetzt. Die Leber vergrössert, grau-braungelb, von höckeriger, körniger Beschaffenheit, mit kleinen und grösseren gelben Herdchen durchsetzt. Die Retroperitonealdrüsen etwas vergrössert.

Das Peritoneum und das Mesenterium frei von Tuberkeln, die Lungen und die Bronchial- sowie die Halsdrüsen normal.

Thier B. Obductionsbefund ebenso wie bei A, nur war die Tuberculose der Milz und Leber noch nicht soweit vorgeschritten. Auch das Netz hatte sich noch nicht strangförmig geballt und zusammengerollt, sondern es waren noch 15 einzelne erbsengrosse verkäste und eine grosse Anzahl kleinerer Knötchen deutlich zu unterscheiden.

Es erscheint wohl gerechtfertigt, sowohl die einzelnen Knoten im grossen Netze, das, wie es scheint, die in der Bauchhöhle befindlichen Fremdkörper mit Vorliebe aufnimmt, als auch die bei späteren Obductionen öfters vorgefundenen Knoten am Peritoneum, den Samenbläschen, am Uterus u. s. w. als direct von einzelnen eingeführten Tuberkelbacillen resp. Bacillenhaufen entstanden zu betrachten, während die anderen Veränderungen an Milz, Leber u. s. w. secundärer Natur sind. Wir haben so gewissermassen einen Maassstab dafür, wie reich der eingeführte Staub an virulenten Tuberkelbacillen oder Sporen war.

Ich habe die obigen Obductionsprotokolle etwas ausführlich gegeben, weil sie gewissermassen das Prototyp aller nachfolgenden sind, soweit Tuberculose eingetreten war. Eine etwaige Verwechselung mit nicht tuberculöser Knötchenbildung schliesst sich, abgesehen von den hier vorliegenden lediglich für Tuberculose charakteristischen Veränderungen, dadurch absolut aus, dass, wie ich nochmals betone, bei jedem Thiere, das ich hier und im Nachfolgenden als tuberculös bezeichne, auch der Nachweis der Tuberkelbacillen in den Knötchen oder sonst im Gewebe gelungen ist.

Thier C. Befund fast ebenso wie bei B.

2. 19./XII. Aus dem nebenanstossenden Saale wurde am 13./XII. 1886 von der hinteren Leiste eines Bettes, in dem ein Phthisiker seit

März des gleichen Jahres lag, Staub entnommen und drei Thieren durch eine Laparotomiewunde je eine erbsengrosse Portion in die Bauchhöhle mittelst Pincette eingeführt.

23./XII. Thier B todt. Subcutanes Oedem besonders an der Bauchdecke und den Extremitäten.

24./XII. Thier A todt. Subcutanes Oedem besonders an der Bauchdecke, und Peritonitis.

Thier C wurde am 44. Tage nach der Injection getödtet. Im grossen Netze 6 erbsengrosse verkäste Knoten und eine Anzahl kleinerer, etwa linsengrosser Knötchen am Peritoneum und an der Bauchdecke. Milz und Leber hochgradig tuberculös. In der Lunge 6 kleine graue Knötchen. Bronchialdrüsen normal.

Dass hier die Infection vom Peritoneum und nicht etwa von der Lunge aus stattgefunden hat, steht natürlich ausser allem Zweifel, wenn man die grossen Veränderungen, welche in den Unterleibsorganen, insbesondere im Netze eingetreten sind, berücksichtigt, während letzteres bei Inhalationstuberculose auch im vorgeschrittenen Stadium gar keine oder jedenfalls nur relativ geringfügige Veränderungen zeigt. Ausserdem sind hier die Knötchen in der Lunge sehr klein, was gleichfalls auf eine noch nicht alte Infection deutet, während die Bronchialdrüsen, die bei Inhalationstuberculose fast stets bohnengross und verkäst sind, hier makroskopisch noch gar keine Veränderungen erkennen lassen.

3. 19./XII. Am gleichen Datum den Staub eines Bettgestells (hintere an die Mauer anstossende Querleiste) entnommen, in dem ein Phthisiker $^1/_4$ Jahr lag. Drei Thieren durch eine Laparotomiewunde in die Bauchhöhle eine erbsengrosse Portion eingeführt.

Am 20./XII. starb Thier A. Die Wunde in der Haut zeigte keine entzündliche Reaction, in der Bauchhöhle fanden sich etwa 4 ^{ccm} blutigseröser Flüssigkeit. Ein Theil des Dünndarmes ist schmutzigrothbraun verfärbt und mit der Umgebung durch frische, leicht zerreissbare Adhäsionen verklebt. Auf dem Peritoneum und im Omentum zahlreiche Staubpartikeln, in der Brusthöhle geringe Quantität blutig-seröser Flüssigkeit. Auf dem Sternum ödematös-sulzige Masse.

20./XII. Thier B todt. Befund wie bei A.

23./XII. Thier C todt. Befund wie bei A.

4. Am 19./XII. von einem Bettgestelle (hintere Querleiste), in dem der betreffende Phthisiker seit $^1/_2$ Jahre lag, Staub entnommen und drei Thieren mittelst einer Laparotomiewunde je eine erbsengrosse Portion in die Bauchhöhle eingeführt.

20./XII. Thier A todt. Peritonitis.

Thiere B und C nach 40 Tagen getödtet.

Thier B Tuberculose des Netzes, der Milz und Leber. Lunge und Bronchialdrüsen frei.

Thier C. Der nämliche Befund wie bei B.

5. 24./III. 1887. In einem Saale, in welchem die am schwersten Kranken, fast moribunden Phthisiker zusammengelegt sind, Staub von einem vom nächsten Bette etwa 3 ^{m} abstehenden Spinde entnommen.

Vier Thiere inficirt.

26./III. Thier B todt. Geringes Oedem der Bauchdecken. Im Peritonealsacke eine mässige Menge sero-fibrinöser Flüssigkeit; zahlreiche, leicht zerreissbare Pseudoligamente.

28./III. Thier C todt. In der Unterleibshöhle eine schmutzig-sulzige Flüssigkeit und zahlreiche fibrinöse Adhäsionen.

29./III. Thier D todt. Obductionsbefund ebenso wie bei C.

Thier A am 42. Tage getödtet. Staub am Peritoneum und im Netze. Sonst normaler Befund.

6., 7. und 8. 14./XII. 1886. In einem mit Phthisikern belegten Saale drei sterilisirte Glasschalen (Durchmesser von 8 ^{cm}) aufgestellt und zwar Schale A unter dem Bette eines Phthisikers, Schale B etwa 1 bis $1\frac{1}{2}$ ^{m} über dem Fussboden an einer vor directer Verunreinigung mit Sputum geschützten Stelle und Schale C etwa $2\frac{1}{2}$ ^{m} über dem Fussboden.

Nach acht Tagen wurden die Schalen, in denen sich inzwischen eine geringe Menge Staubes angesammelt hatte, mit sterilisirtem Deckel bedeckt, der Staub in Bouillon aufgeschwemmt und von jeder Schale je einem Thiere injicirt.

Als 40 Tage nach der Injection die Thiere getödtet wurden, zeigten sich die beiden Thiere, die mit dem in Schale A und C befindlichen Staub injicirt waren, in allen Organen gesund, während bei Thier B im grossen Netze zwei übererbsengrosse verkäste Knoten und beginnende Tuberculose der Milz zu constatiren waren. Die übrigen Organe dieses Thieres waren makroskopisch normal.

9. und 10. 11./I. 1887. Zwei sterile Glasschalen, 8 ^{cm} im Durchmesser haltend, wurden unter den Betten eines mit Phthisikern belegten Saales und zwar ungefähr unter dem Rücken der Kranken aufgestellt. Nach 14 Tagen wurden die Schalen mit sterilisirtem übergreifenden Deckel bedeckt, darauf im Laboratorium der in denselben abgelagerte Staub mittelst geglühter Nadeln und der Platinrolle mit 5 procentigem, sterilisirtem Kleister innig verrieben und gemischt und 5 ^{grm} der Mischung unter bac-

teriologischen Cautelen je einem Thiere in die Bauchhöhle eingespritzt (25./I. 1887).

26./I. war der Tod des einen Thieres unter heftigen, 5 Stunden lang sich hinziehenden Krämpfen erfolgt. Die Section ergab besonders auf der rechten Seite starkes Oedem. Die Leber war sehr brüchig.

27./I. Das andere Thier gestorben; es zeigte eine stark entwickelte Peritonitis mit flockigem Exsudate und zahlreichen Adhäsionen. Auch in der Pleurahöhle fand sich eine geringe Menge blutig-seröser Flüssigkeit.

11. und 12. In den zwei anderen Phthisikersälen wurden weitere zwei Glasschalen unter je einem Bette etwa in der Mitte desselben aufgestellt, der darin innerhalb 14 Tagen angesammelte Staub in der oben angegebenen Weise mit Kleister behandelt und dieser je einem Thiere am 25./I. 1887 injicirt.

Beide Thiere waren am nächstfolgenden Tage todt und zeigte das eine Thier neben Oedem der Bauchdecken starke Röthung und Injection des Peritoneums und des Darmes, während das andere an innerer Verletzung zu Grunde gegangen war.

13. Etwa 300 qcm der Wand in einem Saale, in welchem mehrere Phthisiker liegen, an beliebiger Stelle (also nicht gerade in der Nähe eines Phthisiker-Bettes) mit einem Schwamm abgerieben.

Zwei Thiere injicirt.

8./IV. Thier A todt. Peritonitis.

Thier B am 40. Tage nach der Injection getödtet. In allen Organen normal.

14. 25./I. 1887. Es wurde eine Quantität Staub etwa so gross wie eine Haselnuss mittelst eines steril. Spatels aus einem Kasten gesammelt, in dem die Bettwäsche, Hemden, Einschlagetücher der wollenen Bettdecken u. s. w. der in einem Phthisikersaale befindlichen Patienten bis zum nächsten Waschtage aufbewahrt wurden. (Die Taschentücher werden nach Aussage des Oberwärters von den Kranken gewöhnlich selbst gereinigt!?) Der Staub wurde, in Kleister suspendirt, in die Bauchhöhle eines Meerschweinchens injicirt.

Das Thier starb am 26./I. an Peritonitis.

15. 18./XI. 1887. In dem Saale einer anderen internen Station des gleichen Krankenhauses, in welchem neben vielen anderen Kranken vier weibliche Schwindsüchtige lagen, von den hinteren unteren Querleisten dieser Betten Staub mit einem Schwamme entnommen.

Drei Thiere injicirt.

22./XI. Thier A todt. An der Einstichstelle die Musculatur zehnpfennigstückgross, gelblichweiss infiltrirt und an der Peritonealseite daselbst ein ebenso grosser Substanzverlust. Peritoneum geröthet.

22./XI. Thier B todt. An der Einstichstelle eine fünf- bis zehnpfennigstückgrosse, gelb-weisse Infiltration der Musculatur. Milz etwas vergrössert und braun-schwarz verfärbt. Geringfügiges Oedem an der Bauchdecke.

10./I. Thier C 53 Tage nach der Impfung spontan gestorben. Im Netze grosse verkäste und zusammenhängende Knoten. Das Netz fängt an wurstförmige Beschaffenheit anzunehmen. Leber und Milz hochgradig tuberculös verändert. In der Pleurahöhle reichliche Menge serösen Ergusses. Die Lunge collabirt und ziemlich reichlich von kleinen Tuberkeln durchsetzt. Bronchialdrüsen wenig vergrössert; in beginnender Verkäsung.

Dieser Befund zeigt deutlich, wie bei einigermassen reichlichem Vorhandensein virulenter Tuberkelbacillcu im Staube der 53. Tag schon nicht mehr das Bild der Peritonealinfection so schön und rein bietet wie vorher, wenngleich die Deutung des Befundes besonders mit Rücksicht auf das Netz noch immer zweifellos ist.

2. Krankenhaus.

1. 28./II. 1887. Krankensaal, in dem sechs Phthisiker liegen. Staub von einem Holzgesimse 2 ^{m} über dem Fussboden entnommen.

Drei Thiere injicirt.

2./III. Thier A todt. Oedem.

2./III. Thier C todt. Ein Theil der Injectionsflüssigkeit scheint zwischen Cutis und Musculatur eingedrungen zu sein, welch' letztere im weiten Umfange ein macerirtes Aussehen bietet. Milz vergrössert. Im Peritoneum etwas schmutzig-braune Flüssigkeit. Peritoneum etwas geröthet. Im Pleuraraume eine ziemlich reichliche Menge blutig-seröser Flüssigkeit; Pleura selbst nicht verändert.

Am 10./III. Thier B todt. Keine Spur von Oedem. Die Nieren dunkelroth und hyperämisch. Der Magen mit wässerigem Inhalte gefüllt. Kein Exsudat.

Weitere zwei Thiere am 24./III. mit dem gleichen Staube injicirt. (Holzgesimse 2 ^{m} über dem Boden.)

Thier B 28./III. todt. Oedem.

Thier A am 44. Tage nach der Injection getödtet; mit Ausnahme der entsprechenden Staubablagerungen im Peritonealraume normaler Befund.

2. 7./III. 1887. Von fünf Querleisten von Betten, in welchen Phthisiker längere Zeit lagen, den Staub, der sich daselbst in sehr geringer Quantität vorfand, mit sterilisirtem Spatel entnommen.

Zwei Thiere injicirt.

Thier A am 42. Tage nach der Injection getödtet. Leber und Milz normal. Staub in der Bauchhöhle. Alle anderen Organe normal.

Thier B am 43. Tage nach der Injection getödtet. Befund wie oben.

3. 7./III. 1887. Die Bettdecke eines Phthisikers ausgeklopft.

Zwei Thiere mit dem dadurch erlangten Staube inficirt.

21./III. Thier A todt. Peritonitis.

Leber sieht an einer zwanzigpfennigstückgrossen Stelle wie ulcerirt aus.

22./III. Thier B todt. Peritonitis.

3. Krankenhaus.

1. 13./IV. 1887. Pavillon A von den Querleisten der Betten mehrerer Phthisiker und zwar insbesondere vom Kopfende Staub entnommen und in Bouillon aufgeschwemmt. Drei Thiere injicirt.

18./IV. 1887. Thier A todt. Die Leber zeigt eine wohl durch die Injection hervorgerufene Verletzung, die mit Eiter belegt ist. Der Darm durch zahlreiche Adhäsionen mit dem stark gerötheten Peritoneum verbunden. In der Bauchhöhle mässige Menge serös-eitriger Flüssigkeit.

21./IV. Thier B todt. Am Dickdarm aufliegend ein linsengrosser Eiterherd. Die Leberlappen durch eine fibrinöse Schicht verbunden. Leber und Milz mit einem fibrinös-eitrigen Ueberzuge bedeckt. In der Brusthöhle ein fibrinös-eitriges Exsudat.

22./IV. Thier C todt. Befund wie bei B.

2. 13./IV. In dem nämlichen Pavillon (A) die Wand hinter den Betten der Phthisiker an mehreren Stellen (etwa 2 ^{qm}) mit sterilisirtem Schwamme abgerieben, diesen in Bouillon ausgewaschen und letztere zwei Thieren injicirt.

15./IV. Thier B todt. Die ganze Bauchhaut ist von der Musculatur getrennt und ist daselbst ein grosser weiter Sack entstanden, der zum Theil von einer schmutzigen, blutig-sulzigen Masse ausgefüllt ist. — Das Peritoneum ist stark geröthet. Auf der rechten Lunge findet sich ein kleines, wie ein Knorpel aussehendes Pünktchen aufgelagert.

Thier A 56 Tage nach der Injection getödtet. Alle Organe normal; Staub im Omentum.

3. 13./IV. Im Pavillon B ebenso wie im Pavillon A Staub von den Betten einiger Phthisiker entnommen und in Bouillon drei Thieren injicirt.

15./IV. Thier A todt. Musculatur ziemlich feucht. Im Pleurasacke geringe Menge blutig-seröser Flüssigkeit. Oberer Lungenlappen pneumonisch verdichtet.

15./IV. Thier B todt. In der Bauchhöhle grosse Menge schmutzigbrauner Flüssigkeit. Peritoneum stark geröthet.

Thier C 52 Tage nach der Injection getödtet. Staub an verschiedenen Stellen des Peritoneums abgelagert. Alle Organe frei von Tuberculose.

4. Ebendaselbst (Pavillon B) die Wand 2 qm, wie im Pavillon A, mit sterilisirtem Schwamme abgerieben, zwei Thieren injicirt.

Beide Thiere wurden 50 Tage nach der Injection getödtet. Staub im Omentum. Alle Organe normal.

4. Krankenhaus.

1. 12./XI. 1887. Saal A, in welchem zwei Phthisiker liegen. Die Wand (1 qm) und die vor Verunreinigung geschützten Querleisten der Betten mit einem Schwamme abgerieben, und am gleichen Tage drei Thieren injicirt.

14./XI. Thier A todt. Leber sehr blass; schneidet sich härter als normal. Peritoneum etwas geröthet.

Thier B 48 Tage nach der Injection getödtet. Tuberculose der Milz und Leber. Im grossen Netze 10 fast erbsengrosse zum Theil verkäste Knoten. Von der Bauchdecke geht zum linken Hoden ein fester, bindegewebiger Strang mit zwei erbsengrossen, verkästen Knoten herüber. In der Lunge ist eine geringe Anzahl kleinster Knötchen. Die Bronchialdrüsen unbedeutend vergrössert.

Thier C 48 Tage nach der Injection getödtet. Abgesehen von den in der Bauchhöhle vorgefundenen Staubmassen normaler Befund.

2. 12./XI. 1887. Saal B 10 Betten, worunter 8 mit Phthisikern belegt sind. Die Bettleisten mit feuchtem Schwamme abgerieben. 14./XI. drei Thieren injicirt.

15./XI. Thier A todt. In der Bauchhöhle schmutzig-rothbraune Flüssigkeit. Peritoneum geröthet.

15./XI. Thier B todt. Obduction sofort nach dem Tode. In der Bauchhöhle schmutzig-eitrige Flüssigkeit. Peritoneum geröthet.

Thier C 48 Tage nach der Injection getödtet. Staubmassen im Omentum. Dünne Verbindungsstränge vom Magen und Darm zur Bauchdecke, sonst nichts Pathologisches.

3. 12./XI. 1887. Saal C, in welchem sich 9 Phthisiker befinden (11 Betten), und Saal D mit 2 Phthisikern.

Die vor Verunreinigung geschützten Querleisten sämmtlicher Betten mit einem Schwamme abgerieben und drei Thieren die Waschflüssigkeit injicirt.

Am 14./XI. Thier A todt. Peritonitis. Exsudat in der Bauchhöhle.

14./XI. Thier B todt. Oedem.

Thier C 50 Tage nach der Injection getödtet. An der Peritonealseite der Bauchdecke fünf fast erbsengrosse, verkäste und erweichte Knoten. Einzelne grosse Knoten auch im Omentum und im Mesenterium. Tuberculose der Milz. Am linken Horne des Uterus ein erbsengrosser verkäster Knoten. An der Pleura sternalis vier linsen- bis erbsengrosse Knoten. Die Bronchialdrüsen stark vergrössert und verkäst. In den Lungen wenige, doch gut entwickelte Tuberkeln.

Die fast erbsengrossen Knoten am Peritoneum, im Omentum, Mesenterium und am Uterus, welche grösstentheils bereits erweicht sind, lassen keinen Zweifel darüber aufkommen, dass hier vom Peritoneum aus eine tuberculöse Infection stattgefunden hat. Andererseits schliesst der Befund an der Lunge und den Bronchialdrüsen nicht aus, dass wir es dort vielleicht mit einer zweiten, wenn auch neueren Eingangspforte des tuberculösen Virus durch spontane Inhalation zu thun haben.

4. 12./XI. 1887. Saal E. Die Querleisten von 7 Phthisikerbetten mit feuchtem Schwamme abgewischt. Drei Thiere injicirt.

14./XI. Thier A todt; ziemlich starkes Oedem; Peritoneum geröthet.

14./XI. Thier B todt. Eitrige Peritonitis. Grosses Netz stark geröthet.

Thier C 48 Tage nach der Injection getödtet. Tuberculose der Milz und Leber. Im grossen Netze drei haselnusskerngrosse, verkäste und theils erweichte Knoten und eine grosse Anzahl kleiner, rosenkranzförmig angeordneter Knötchen.

Die Lunge makroskopisch normal. Die Bronchialdrüsen fast erbsengross.

5. 12./XI. 1887. Saal B (10 Betten mit 8 Phthisikern) und Saal E (10 Betten mit 7 Phthisikern). Etwa 3 ^{qm} der hinter den Kopfenden der Phthisikerbetten befindlichen Wand in jedem Saale, also im ganzen etwa 6 ^{qm}, mit mehreren kleinen Schwämmen abgerieben.

14./XI. Drei Thiere injicirt.

15./XI. Thier A todt. Obduction sofort nach dem Tode; starkes Oedem, das sich auch über sämmtliche Extremitäten erstreckt.

Thier B und C 50 Tage nach der Injection getödtet. Staubablagerungen in der Bauchhöhle, sonst nichts Pathologisches.

6. 12./XI. 1887. Saal C 11 Betten mit 9 Phthisikern und Saal D mit 2 Phthisikern. Daselbst etwa 5 ^{qm} der den Kopfenden der Phthisikerbetten nächstgelegenen Wand abgerieben. Drei Thiere injicirt.

Zwei Thiere am 50. Tage nach der Injection getödtet. Mit Ausnahme von Staubablagerungen im Peritoneum findet sich nirgends etwas Pathologisches.

Das dritte Thier 50 Tage nach der Injection getödtet. Im Netz zwei über erbsengrosse, verkäste Knoten; ein solcher Knoten auch am Peritoneum. Tuberculose der Milz und Leber. Kleine Knötchen in der Lunge. Bronchialdrüsen etwas vergrössert; central verkäst.

5. Krankenhaus.

1. 30./XII. 1887. Saal mit 13 weiblichen Kranken, darunter 5 Schwindsüchtige, die angeblich alle in's Glas, nie aber (auf den Boden oder) in's Taschentuch spucken. Die Wand hinter den Betten zweier Phthisiker, welche einen sehr sauberen Eindruck machten, und zwar etwa 2 qm abgerieben.

Drei Thiere injicirt.

Am 10./I. Thier A todt. In der Bauch- und Brusthöhle eine reichliche Menge blutig-seröser Flüssigkeit. Das Peritoneum unbedeutend injicirt. Die Leber graumelirt. Die Lunge dunkelrothbraun und collabirt.

26./I. Thier B todt (27 Tage nach der Injection). Rechtsseitige Pneumonie; die sonstigen Organe normal. In der Bauchhöhle mässige Menge Staubes, aber keine verdächtigen Knötchen.

Thier C 42 Tage nach der Injection getödtet. Mit Ausnahme der Staubablagerungen in der Bauchhöhle nichts Pathologisches.

2. Bei den drei anderen Patientinnen, die sich anscheinend weniger sauber hielten und bei deren einer ich auch an der Bettdecke verdächtige gelbliche Spuren bemerkte, die mir vom Abwischen des Mundes herzurühren schienen, mit zwei Schwämmchen 3 qm der Wand wie oben abgerieben.

Vier Thiere injicirt.

Am 10./I. Thier A todt. In der Bauchhöhle eine schmutzig-trübe, rothbraune Flüssigkeit. Das Peritoneum lebhaft injicirt.

Die übrigen drei Thiere B, C und D wurden am 42. Tage nach der Injection getödtet.

Thier B Staub in der Bauchhöhle; sonst nichts Pathologisches.

Thier C am Peritoneum und zwar an der Einstichstelle ein erbsengrosser, erweichter Knoten, das Netz mit zahlreichen linsengrossen und kleineren Knötchen besetzt. Tuberculose der Milz und Leber. In der Lunge ein kleines Knötchen. Bronchialdrüsen normal.

Thier D nichts Pathologisches mit Ausnahme des an der Bauchdecke, besonders im Omentum abgelagerten Staubes.

6. Krankenhaus.

2./II. 1888. 1. Pavillon A. Auguste L . . ., seit $2^1/_2$ Monaten im Krankenhause, 43 Jahre alt. Nach Aussage der Wärterin sehr unsaubere Person. Als ich mich selbst im Bette etwas umsah, fand ich unter dem Kopfkissen ein durch Sputum vollkommen gelb gefärbtes Tuch. Ich rieb die von dem Kopfende des Bettes etwa $^1/_2{}^m$ abstehende Holzwand (1^{qm}), sowie eine Querleiste vom Fussende der Bettlade mit einem Schwamme ab. (Die Holzwand war während des letzten Sommers neu gestrichen worden.)

2./II. Drei Thiere injicirt.

9./II. Thier A todt. Samenbläschen und Darm durch frische Adhäsionen verbunden, Peritoneum rothbraun gefärbt. Blutig-eitrige Flüssigkeit in der Bauchhöhle.

Thier B 40 Tage nach der Injection getödtet. Unter der Haut findet sich an der Bauchdecke, nicht weit von der Einstichstelle, ein erbsengrosser, käsiger, theilweise erweichter Knoten. Die rechte Inquinaldrüse etwas vergrössert und verkäst. Im grossen Netze, das sich strangförmig zu rollen beginnt, finden sich etwa 20 grössere verkäste und erweichte und sehr zahlreiche kleine Knötchen, sowie viele Staubpartikelchen. Die Milz und Leber tuberculös. Am Peritoneum sitzen etwa 25 stecknadelkopfgrosse und eine Anzahl kleiner Knötchen auf. Die Retroperitonealdrüsen ebenso wie die Drüsen am Leberhilus vergrössert und verkäst.

Am Peritonealüberzuge des Zwerchfelles mehrere kleine theils erweichte Knötchen. Vereinzelte grössere und kleinere Knötchen auch im Mesenterium. In der Lunge eine geringe Anzahl sehr kleiner Knötchen. Die Bronchialdrüsen wenig, die Halsdrüsen nicht vergrössert.

Thier C 40 Tage nach der Injection getödtet. Im Netze 28 linsengrosse und ausserordentlich zahlreiche kleine Knötchen und knötchenförmige Staubablagerungen. Tuberculose der Leber und Milz. Auf dem rechten Hoden, auf dem linken Samenbläschen und besonders im Mesenterium unzählige miliare Knötchen. Ein Theil des Dickdarmes ist in breiter Ausdehnung durch drei erbsengrosse, käsig erweichte Knoten mit dem Peritoneum verbunden. Auch die Darmserosa zeigt unzählige miliare Knötchen. Das Zwerchfell beiderseits, besonders vorwiegend aber auf der Peritonealseite mit mehreren stecknadelkopfgrossen Knötchen besetzt. Die Bronchialdrüsen etwas vergrössert. An den Lungen makroskopisch nichts Pathologisches zu bemerken. Bei beiden Thieren war das Bild also ganz ähnlich dem, wie wir es bei Einspritzungen von reichlichen Mengen tuberculösen Sputums oder Reincultur in die Bauchhöhle erhalten.

2. Pavillon B. Karl M . . ., ein schwerkranker Phthisiker, der seit drei Monaten in demselben Bette liegt. Angeblich spuckt derselbe nur in's Glas. Ca. 1 qm der hinter dem Kopfende des Bettes befindlichen Wand, sowie eine geeignete Querleiste der Bettlade selbst mit einem Schwamme abgerieben.

2./II. Drei Thiere injicirt.

11./II. Thier A todt. Oedem der Bauchdecken. Peritoneum geröthet. Auf der Leber ein weissgrauer abziehbarer Belag.

Thier B 40 Tage nach der Injection getödtet. Im grossen Netze fünf fast erbsengrosse und zahlreiche kleinere Knötchen. Erstere vielfach mit Staub durchsetzt, theilweise verkäst und erweicht. Leber und Milz stark tuberculös. Bronchialdrüsen mässig vergrössert, aber noch nicht verkäst. Auf der Lungenoberfläche kleinste punktförmige, graue Knötchen sichtbar.

Thier C 40 Tage nach der Injection getödtet; das Netz ist in einen dicken Strang verwandelt, der beim Durchschneiden sich aus mehreren, theilweise mit Staub durchsetzten Knötchen und erweichten Herden zusammengesetzt erweist. Ausserdem finden sich verschiedene grössere und kleinere verkäste Knötchen an den Ausläufern des Netzes und am Peritoneum. Die Milz um das Doppelte vergrössert, mit gelben Knötchen durchsetzt. Leber blassbraun. Am Leberhilus drei theilweise verkäste Drüsen. Mesenterium frei, Lunge normal. Bronchialdrüsen unbedeutend vergrössert.

3. 2./II. 1888. Pavillon C. Br . . ., 31 Jahre alt, seit 3 Monaten im Krankenhause und seit 6 Wochen in dem nämlichen Bette. Spuckt, wie er angiebt, nur in's Glas. Hatte in der letzten Zeit wiederholt Hämoptoë. 1 qm der Wand mit einem Schwamme abgerieben.

4./II. Drei Thiere injicirt.

6./II. Thier A todt. Die Haut ist an der Bauchdecke von der Musculatur in weitem Umfange durch eine schmutzig-seröse Flüssigkeit getrennt. Die Musculatur macerirt, leicht zerreisslich. Das Peritoneum rothbläulich gefärbt. Reichliche Staubmassen im Omentum.

Thier B 40 Tage nach der Injection getödtet. Staub im Peritoneum abgelagert; sonst alle Organe normal.

Thier C getödtet 40 Tage nach der Injection. In dem Netze ein erbsengrosses und mehrere kleine Knötchen, theilweise verkäst. In der Milz zehn gelbe Knötchen. Leber und Milz tuberculös; Lunge normal.

4. 2./II. Pavillon D. Frau H., seit November in dem nämlichen Bette. Sie spuckt, wie sie angiebt, nur in das Glas. Ca. 1 ^{qm} der Wand vom Kopfende des Bettes, sowie eine Bettleiste am Fussende mit einem Schwamme abgerieben.

4./II. Drei Thiere injicirt.

6./II. Thier A todt. Sehr kleines Thier. Leber, Niere und Milz, zum Theil auch der Darm mit einer dünnen, weissgrauen Membran überzogen. Omentum und Peritoneum ziemlich stark inficirt. Sehr viel Staub im Omentum.

8./III. Thier B todt. Peritonitis.

Thier C 40 Tage nach der Injection getödtet. Im grossen Netze zehn stecknadelkopf- bis linsengrosse und eine grosse Anzahl sehr kleiner opaliner Knötchen. Das Omentum zeigt bereits den Beginn strang- oder wurstförmiger Gestalt, die durch die massenhafte Bildung kleinster Knötchen und deren spätere Confluenz entsteht. Milz und Leber tuberculös, Lunge, Bronchial- und Halsdrüsen normal.

7. Kranken- und Siechenhaus.

1. 15./XI. 1887. Es befinden sich etwa zehn Kranke im Saale A, darunter sind viele gelähmt. Von den Betten von vier Phthisikern die hintere eiserne Querleiste abgerieben und drei Thieren injicirt.

16./XI. Alle drei Thiere todt. Das eine zeigte bei der Obduction hochgradiges Oedem; die beiden anderen Peritonitis.

2. Im gleichen Saale die in der Nähe von Phthisikern gelegene Wand 2 ^{qm} abgerieben.

Drei Thieren injicirt.

Am 14./XI. Alle drei Thiere todt in Folge acuter Peritonitis.

3. 24./XI. Saal B. Es befindet sich daselbst seit 17./XI. ein 19 Jahre alter Phthisiker, welcher ausserdem an Nekrose und Caries des Felsenbeines mit Fistelbildung leidet. Patient hat sehr reichlichen Auswurf, den er in das Spuckglas und ab und zu in's Taschentuch entleert. Ich entnahm mittelst eines Schwammes von einer vor directer Verunreinigung geschützten Querleiste des Bettes Staub.

24./XI. 1887. Drei Thiere injicirt.

25./XI. Thier A todt. Peritonitis.

26./XI. Thier B todt. Peritonitis.

11./I. 1888. Thier C todt. Im Netze finden sich fünf fast erbsengrosse verkäste und eine Anzahl kleinerer Knoten. Beginnende Tuberculose der Milz und Leber. Die Lungen zum Theil pneumonisch verdichtet, aber ohne irgend ein tuberculöses Zeichen. Bronchial- und Halsdrüsen normal.

1. Irrenanstalt.

Gemeinsamer Schlafsaal.

1. 16./XI. 1887. Von der Bettstelle (Querleiste des Kopfendes) und der nächstgelegenen Wand eines vor wenigen Wochen gestorbenen Phthisikers Staub mit einem Schwamme entnommen.

Drei Thiere injicirt.

24./XII. Thier A 38 Tage nach der Injection gestorben. Im grossen Netze zahlreiche kleine und zwei über erbsengrosse, zum Theil verkäste Tuberkelknoten. Milz und Leber tuberculös. Am Periton. einzelne Knötchen. Auch ziemlich reichliche, aber kleine Tuberkeln in den Lungen. Die Bronchialdrüsen unbedeutend geschwellt.

Die beiden anderen Thiere 45 Tage nach der Injection getödtet. Mit Ausnahme von Staubablagerungen im Omentum nichts Pathologisches zu finden.

2. 16./XI. Am Bette eines Phthisikers, der Tags über draussen in der Arbeit ist und ab und zu in's Taschentuch spuckt, Staub mit einem Schwamme von der Wand am Kopfende des Bettgestelles entnommen und am nächsten Tage drei Thieren injicirt.

Die drei Thiere 45 Tage nach der Injection getödtet. Sie zeigen, abgesehen von den Staubablagerungen am Peritoneum, nichts Pathologisches.

2. Irrenanstalt.

1. Am 10./XI. 1887. Ich entnahm daselbst in einem Krankensaale (A), in welchem vor kurzer Zeit ein Phthisiker gelegen hatte, Staub, indem ich 1 qm der Wand, sowie die untere Kopfquerleiste der eisernen Bettlade, deren Kopfende nach der Wand gerichtet war, mit feuchtem Schwamme reinigte.

Drei Thiere eingespritzt.

Am 12./XI. Thier A todt. Oedem der Bauchdecke und des Halses. Trübe schmutzig-braune Flüssigkeit im Peritoneabsacke.

Die beiden anderen Thiere am 42. Tage nach der Injection getödtet. Staubablagerungen am Peritoneum, sonst nichts Pathologisches.

2. Weiblicher Krankensaal (B), in welchem drei Phthisiker liegen. Vor acht Tagen wurde gesäubert und die Wand gereinigt. Ich rieb mit feuchtem Schwamme die drei Bettladen (Querleiste), sowie die zunächst gelegene Wand ab und injicirte die Waschbouillon drei Thieren.

Am 11./XI. Thier A todt. Im Peritoneum reichlich seröser Erguss. Die Fäcesballen im Rectum dachziegelförmig übereinander geschichtet.

Der Darm stark mit Flüssigkeit gefüllt; Netz und Magen stark geröthet. Milz dunkel verfärbt. Peritoneum lebhaft injicirt.

Am 12./XI. Thier B todt. In der Bauchhöhle eine schmutzigbraunrothe Flüssigkeit. Der ganze Darm mit Flüssigkeit gefüllt.

Am 12./XI. Thier C todt. Colossales Oedem, so dass eine blutigseröse Flüssigkeit durch die Haut sickert. Peritoneum röthlich verfärbt.

3. Männliches Krankenzimmer (C). In dem Zimmer liegt nur ein Phthisiker, der, erst seit Kurzem in diesem Bette, den ganzen Auswurf verschluckt. Etwa $1^1/_2{}^{qm}$ der Wand und die obere Seite der Krankentafeln abgerieben und drei Thieren die Waschflüssigkeit injicirt.

Am 12./XI. Thier A todt. Peritoneum, grosses Netz und Magenserosa stark geröthet. Auf der Leber eitrig-fibrinöse Auflagerungen. Milz etwas dunkelblau-roth verfärbt.

Am 12./XI. Thier B todt; nichts Pathologisches nachweisbar.

Thier C 40 Tage nach der Injection getödtet. Das Omentum zeigt vereinzelte Tuberkelknötchen; ebenso die noch nicht vergrösserte Milz.

Durch das Verschlucken des Auswurfes beseitigt dieser Patient für seine Umgebung wohl die Gefahr der Ansteckung und rührt das hier nachgewiesene tuberculöse Virus offenbar von den früher in diesem Zimmer gelegenen Phthisikern her.

4. Grosser Saal A, in welchem sich etwa 40 bis 60 weibliche Geisteskranke während des Tages aufhalten. Die Ecken der blaugestrichenen Wände abgerieben. Drei Thieren die Waschflüssigkeit injicirt.

Am 12./XI. Thier A todt. Obduction 14./XI. Schon beginnende Fäulniss, Peritonitis und Oedem.

Die beiden anderen Thiere am 42. Tag nach der Injection getödtet. Ausser den Staubablagerungen in der Bauchhöhle nichts Pathologisches.

5. Grosser Saal B, in welchem sich etwa 40 weibliche Geisteskranke aufhalten. In derselben Weise Staub entnommen.

Drei Thiere injicirt.

14./XI. Thier A todt. In der Bauchhöhle eine blaugefärbte Flüssigkeit von der Wandfarbe herrührend. Leber stark verletzt, mit käsiger Masse bedeckt, Peritoneum geröthet.

Die beiden anderen Thiere 50 Tage nach der Injection getödtet. Ausser den Staubablagerungen im Netze, am Peritoneum und an den Samenbläschen nichts Pathologisches.

3. Irrenanstalt.

1. 17./XI. 1887. Saal, in welchem 20 bis 40 Geisteskranke sich Tages über aufhalten. Ein Patient, Phthisiker, sitzt regelmässig an dem nämlichen

Platze einer Bank, still und in sich gekehrt, und spuckt auf den Boden. Die nächstgelegene Wand, etwa 2^{m} vom Fussboden ab, nach oben abgerieben und von einer unteren inneren Leiste der Bank Staub entnommen.

Drei Thiere injicirt.

26./XI. Thier A todt. Peritonitis.

27./XI. Thier B todt. Peritonitis.

Thier C nach dem 45. Tage getödtet; in allen Organen normal.

Der Befund erklärt sich vielleicht daraus, dass der Patient ruhig sitzt und das Sputum zwar allmählich vertrocknet, jedoch nicht verrieben, sondern durch die tägliche, nasse Reinigung zum Theile entfernt wird; möglich ist aber auch, dass in der Injectionsflüssigkeit nur sehr wenige Bacillen gewesen und den anderen beiden Thieren injicirt worden sind, bei denen sie durch den schnell eintretenden Tod keine pathologischen Veränderungen hervorrufen konnten.

2. 17./XI. 1887. Ein Geisteskranker, seit 9 Jahren Phthisiker, spuckte früher sehr viel, seit ungefähr 12 Wochen verschluckte er jedoch alles. Staub mittelst eines Schwammes von der Wand und einer nächst der Wand gelegenen Querleiste der Bettstelle entnommen.

Drei Thiere injicirt.

19./XI. Thier A todt; aus dem Stichcanal sickert eine blutig-seröse Flüssigkeit. Unter der Haut starkes Oedem. Dickdarm auffallend leer.

Die beiden anderen Thiere am 50. Tage nach der Injection getödtet. Ausser den Staubablagerungen in der Bauchhöhle nichts Pathologisches bemerkbar.

3. In der Communalabtheilung, wo vor vier Wochen ein Phthisiker gestorben ist, der viel auf den neben seinem Kopfkissen stehenden Ofen spuckte, von einer Bettstelle und der nächstbefindlichen Wand, mit einem Schwamme Staub entnommen. Eine directe Verunreinigung der Wand ist nach Lage der Verhältnisse als ausgeschlossen zu betrachten. In nächster Nähe des Bettes befinden sich verschiedene andere Betten.

Drei Thiere injicirt.

18./XI. Thier A todt. Peritonitis.

21./XI. Thier B und C todt. Peritonitis.

4. 17./XI. Patientin seit 9 bis 10 Monaten phthisisch, hat besonders früher viel in's Taschentuch und Handtuch gespuckt (das vorgezeigte Taschentuch zeigt vertrocknetes Sputum), aber nicht auf den Boden. Von der Wand in der Nähe des Kopfendes des Bettes Staub mit einem Schwamme entnommen.

17./XI. Drei Thiere injicirt.

18./XI. Thier A todt. Blutiger Erguss im Peritonealraume möglicher Weise durch Verletzung mittelst der zur Injection benützten dicken Canüle.

19./XI. Thier B todt. Colossales Oedem. Der Harnblaseninhalt blutigroth gefärbt. Leber gelb gesprenkelt.

In der Brusthöhle ein ziemlich reichlicher blutig-seröser Erguss.

Thier C am 50. Tage nach der Injection getödtet. Am Peritonealüberzug der Bauchdecke ein linsengrosser käsig-eitriger Herd. Im Netz zwei erbsengrosse und eine Anzahl kleiner, verkäster, tuberculöser Knoten. Die Milz noch nicht vergrössert, zeigt etwa neun graugelbe Knötchen. Hinter dem Uterus liegt ein kleines, verkästes Knötchen. Die Retroperitonealdrüsen erbsengross und verkäst.

1. Zellengefängniss.

1. 14./IV. 1887. Arbeitsraum, in welchem 11 Gefangene (Buchbinder) beschäftigt sind. Ein Phthisiker, der vier Monate dort gearbeitet und nach Mittheilungen der anderen Gefangenen auf den Boden gespuckt hatte (sehr bacillenreiches Sputum), ist vor zwei Tagen in's Spital transferirt worden. Ein anderer Phthisiker war seit 1./X. 1886 daselbst beschäftigt und ist seit dem 3./II. entlassen. Derselbe hat ebenfalls den Boden mit seinem Auswurf verunreinigt (gleichfalls sehr reichliche Bacillen im Auswurf nachgewiesen).

Es wurden etwa 2 qm der Wand, nahe an den betreffenden Arbeitsstellen, mit Brod abgerieben, dessen Rinde mit dem Messer entfernt, der übrige Theil mit sterilisirter Bouillon ausgewaschen und dann drei Meerschweinchen die Waschflüssigkeit in die Bauchhöhle injicirt.

20./IV. Thier B todt. Peritonitis.

Thier A und C 58 Tage nach der Impfung getödtet. Alle Organe normal.

2. 14./IV. 1887. Eine Jacke, die ein Phthisiker vier Monate im Zuchthause getragen hatte, bevor er (vor zwei Tagen) bettlägerig wurde, zeigte am Aermel und an der Brustseite Spuren von Verunreinigung mit Sputum. Dieselben wurden mit Brod abgerieben und mit diesem in der oben angegebenen Weise am 18./IV. drei Meerschweinchen injicirt.

19./IV. Thier A todt. Peritoneum stark geröthet. Dünndarm inficirt und stark mit Flüssigkeit gefüllt. In der Bauchhöhle geringe Menge serösen Exsudates nebst einigen Fibrinflocken.

Am gleichen Tage starben auch noch die beiden anderen Thiere und zeigten bei der Obduction die gleichen Erscheinungen wie Thier A.

20./IV. Weitere zwei Thiere mit Waschflüssigkeit des nämlichen Brodes injicirt.

22./IV. Thier A todt. Bauchdecken stark ödematös.

Thier B 60 Tage nach der Impfung getödtet. Alle Organe gesund.

3. 14./IV. 1887. Zelle, in der ein Phthisiker längere Zeit gefangen sass, seit 8./III. jedoch in's Spital transferirt wurde.

Angeblich hat derselbe weder auf den Boden noch in's Tuch gespuckt. Es wurde etwa $1^1/_2$ qm der Wand mit Brod abgerieben und drei Thieren injicirt.

18./IV. Alle drei Thiere 50 Tage nach der Impfung getödtet. Die Organe erwiesen sich bei der Obduction normal.

Sehe ich von dem Versuche in der Zelle ab, wo für den Fall, dass der betreffende Gefangene wirklich nur in den Spucknapf und nie auf den Boden oder in's Taschentuch gespuckt hat, auch wohl keine Bacillen in der Zelle vorhanden waren, so erscheint es doch auffallend, dass sowohl die Untersuchung der Werkstätte, als die der Jacke, die doch die Spuren der Verunreinigung durch Sputum an sich trug, keine virulenten Bacillen zu Tage förderte, vielmehr die Thiere gesund blieben. Ich kann mir dies nur durch eine Modification meiner Methode erklären, indem ich in diesem Falle statt des sonst benützten Schwammes Brod zum Abreiben der Wand und der Jacke verwendete, welches zwar die Bacterien von dem betreffenden Gegenstande entfernt, sich aber in Folge seiner Klebrigkeit nicht so gut auswaschen lässt, sondern die Bacterien gewissermassen festhält.

Uebrigens hat auch v. Esmarch[1] die Beobachtung gemacht, dass die Keime, die von den Schwämmen schon durch das Hin- und Herbewegen in flüssiger Gelatine losgerissen werden, am Brode hängen bleiben und mit ganz besonderer Zähigkeit festkleben.

2. Zellengefängniss.

4./I. 1888. Aus dem Ventilationskamine des Krankenzimmers von dem dort abgelagerten Staube eine bohnengrosse Partie entnommen und mittelst Bouillonaufschwemmung drei Thieren injicirt.

7./I. Thier A todt. Geringes Oedem der Bauchdecken. Sonst makroskopisch nichts Pathologisches bemerkbar.

Die beiden anderen Thiere 38 Tage nach der Injection getödtet. Staub in der Bauchhöhle, besonders im Omentum; sonst nichts Pathologisches.

---

[1] Der Keimgehalt der Wände und ihre Desinfection. *Zeitschrift für Hygiene.* Bd. II.

In dem massenhaft und seit langer Zeit im Ventilationskamine abgelagerten Staube wäre es wohl nur ein Zufall gewesen, wenn ich gerade eine bacillenhaltige Partie bekommen hätte.

Inhalationszimmer.

4./II. 1888. In dem mir lediglich zu Inhalationsversuchen mit tuberculösen Massen von Hrn. Geheimrath Koch gütigst zur Verfügung gestellten, separaten, von bewohnten Räumen entfernter liegenden Zimmer etwa 200 qcm der Wand in unmittelbarer Nähe des Arbeitstisches mit einem Schwamme abgerieben. Zwei Thiere injicirt und die beiden Thiere 35 Tage nach der Injection getödtet. Beide Thiere zeigten, trotzdem ich nur eine so kleine Fläche abgerieben habe und die Thiere nur mehr 35 Tage leben liess, eine ausgedehnte Tuberculose des Netzes, der Leber, Milz, des Peritoneums und beginnende Tuberculose der Lungen. In dem gleichen Raume, etwa 3 m von meinem Arbeitstische entfernt, 1 qm Wand abgerieben und zwei Thieren injicirt. Die Thiere wurden am 40. Tage getödtet und waren gesund.

Tuberculöse Privat-Patienten.

1. 21./I. 1887. Herr W., Patient, hat viel Auswurf und entleert denselben in einen mit Sand gefüllten Spucknapf, sowie in's Taschentuch. In dem Wohn- und Schlafzimmer, das zu Weihnachten nach Aussage des Patienten gründlich gereinigt wurde, herrscht eine unerträgliche Hitze und ein unausstehlich widerlicher Geruch. Die tägliche Reinigung des Zimmers geschieht durch trockenes Auskehren. Staub wurde von einigen an der Bettwand hängenden Bildern und der Sophalehne entnommen, mit Kleister aufgeschwemmt und einem Thiere injicirt.

27./I. erfolgte der Tod des Thieres durch malignes Oedem. Eine Wiederholung der Untersuchung wurde mir vom Patienten kategorisch verweigert, da er „von den Zauberkünsten" nichts halte.

2. 25./I. 1887. Herr H. (Maxstr.). Patient liegt seit mehreren Monaten im Bette und entleert seinen Auswurf frei auf den Boden, auf welchen an der betreffenden Stelle etwas Sand gestreut ist. Unter dem Bette sind die Kartoffeln aufbewahrt. Die ganze Wohnung macht den Eindruck denkbarster Unsauberkeit. Bevor Patient durch seine Schwäche genöthigt war das Bett zu hüten, hielt er sich grössten Theils ausser dem Hause auf und arbeitete zum Theil noch. Seine Frau und seine drei Kinder sind vorläufig gesund. Staub wurde von zwei in der Nähe des Bettes hängenden Bildern, von einer Querleiste des Kopfendes

der Bettlade und vom Spinde entnommen, in Kleister suspendirt und einem Thiere injicirt.

26./I. Das Thier todt. Es zeigte starkes Oedem des subcutanen Gewebes, besonders auf der linken Seite.

3. 7./III. 1887. Fräulein Al., Schauspielerin, wohnt seit mehreren Wochen in einem hiesigen Hotel. Sie ist seit längerer Zeit lungenleidend, jedoch nur zeitweise in der Ausübung ihres Berufes behindert. In der letzten Zeit stellten sich auch Erscheinungen der Larynxtuberculose ein. Ihren nicht sehr reichlichen Auswurf entleert Patientin meist in den Spucknapf oder in ihr Taschentuch, kaum je auf den Boden; das Zimmer wird gewöhnlich trocken ausgefegt und dann feucht aufgewischt. Staub wurde von der Querleiste am Kopf- und Fussende des Bettes, sowie von zwei daselbst hängenden Bildern mit sterilisirtem Spatel entnommen, in Bouillon aufgeschwemmt und drei Thieren injicirt.

9./III. Thier C todt. Die Obduction ergab im Peritonealraum eine reichliche Menge sero-fibrinösen Exsudates, das Peritoneum war stark geröthet. Im Pleuraraume ziemlich viel seröse Flüssigkeit.

9./III. Thier B todt. Musculatur sehr feucht, etwas ödematös. Im Peritonealsacke geringe Menge dunkelrother blutig-seröser Flüssigkeit. Pleura normal.

Thier A 42. Tag nach der Injection getödtet. Im Omentum sechs erbsengrosse und eine Reihe kleiner und kleinster, zum Theil verkäster Knoten. Die Milz um das Dreifache vergrössert und mit kleinen, nekrotischen Herden durchsetzt. Leber dunkelrothbraun und etwas vergrössert. In den Lungen makroskopisch nichts Pathologisches sichtbar. Bronchialdrüsen vergrössert.

b) 7./IV. 1887 bei der nämlichen Patientin etwa 1 ^{qm} der Wand hinter dem Kopfende des Bettes mit sterilisirtem Schwamme abgerieben, in Bouillon denselben ausgewaschen und diese zwei Thieren injicirt.

10./IV. Beide Thiere todt an Peritonitis.

Gerade dieser Fall, wo die Patientin in einem Hotel wohnte und das Zimmer inficirte, ist ganz besonders bemerkenswerth. Wir sehen daraus, wie vorsichtig wir sein müssen mit der für die Erblichkeit manchmal in's Treffen geführten Behauptung, dass der oder jener hereditär belastete Patient in den letzten Jahren nicht mit Tuberculösen in Berührung gekommen sei und gleichwohl, also nur durch Vererbung, tuberculös geworden. In diesem Hotel resp. in diesem Zimmer hatte unzweifelhaft der in der nächsten Zeit dort Schlafende die beste Gelegenheit, sich zu inficiren, die Möglichkeit dazu; aber bei einem vielleicht nur vorübergehenden Aufenthalte noch keineswegs die Wahrscheinlichkeit.

Dass aber in den Hotels u. s. w. bei den reichen und vielfältigen Gelegenheiten, besonders in verschiedenen Uebergangsstationen nach klimatischen Kurorten und in diesen selbst, auch ab und zu eine Infection oder Reinfection wirklich eintritt, erscheint unzweifelhaft.

Gerade in den **Kurorten** könnte eine ihrer Aufgabe gewachsene Sanitätspolizei ein dankbares Feld ihrer Thätigkeit finden, wenn sie Hand in Hand mit hygienisch gebildeten Aerzten ihr Augenmerk dieser Sache zuwenden wollte. Leider ist aber dieser Punkt für viele ein Noli me tangere, welche in vollkommener Verkennung ihrer eigensten Interessen und ihrer Pflichten, durch energisches Vorgehen eine materielle Schädigung befürchten.

Haben die Orte, nach denen so Viele, oft mit dem Aufwande ihrer letzten Mittel, hineilen, um Heilung oder Besserung ihrer Gebrechen zu suchen, die Orte, die ihren Wohlstand und ihre Blüthe den Leidenden verdanken, nicht die erste Pflicht, dafür zu sorgen, dass nicht der Hülfesuchende sich bei ihnen noch eine weitere, schwere Krankheit holt? Wie sinnlos wäre es, wie gewissenlos, wenn man sagte, der oder jener ist so wie so tuberculös; dem schaden ein paar Bacillen mehr auch nicht. Im Gegentheil, die Infection neuer Partieen kann für ihn geradezu verhängnissvoll werden.

Und wird denn wirklich das materielle Interesse solcher Kurorte, wenn sie der Frage offen nähertreten und das beliebte Vertuschungssystem aufgeben, geschädigt? Nach alle dem, was wir wissen und was durch meine vorliegende Arbeit bestätigt wird, birgt der Tuberculöse an und für sich keine Gefahr, wenn für zweckmässige Beseitigung des Auswurfs und event. Desinfection seiner Effecten und des Krankenzimmers gesorgt wird. In einem vorher noch so inficirten Zimmer, das ordentlich gereinigt und desinficirt wurde, ist man tausendmal sicherer, als in einem Zimmer, dessen frühere Benutzung man nicht kennt, und ebenso unter 100 Phthisikern, die ihren Auswurf auf der Promenade in Spucknäpfe werfen, weit mehr geschützt, als unter 100 anderen Menschen, unter denen immer einige Phthisiker sind, die auf den Boden auswerfen. Als eine recht heilsame Nachhülfe für mangelnde hygienische Einsicht dürfte sich aufs Beste empfehlen, wenn die Aerzte, bevor sie ihre Patienten einem Kurort anvertrauen, die Anfrage dorthin richten wollten, was für Massregeln daselbst zur Vermeidung von Infectionskrankheiten, worunter wir doch die Tuberculose zu rechnen haben, getroffen sind, und wenn sie zum Theile davon die Wahl des Kurortes abhängig machten. Die Hygiene eines Kurortes dürfte künftighin eine weit bessere Empfehlung desselben bilden, als die in ihrem Werthe oft recht fraglichen Quellenanalysen.

4. 28./X. 1887. Herr B. (Panckstr.). Patient, ein junger Mensch von 19 Jahren, der seit mehreren Wochen bereits zu Bette liegt, ist seinem Ende nahe. Er spuckte früher in ein Glas, ist aber in den letzten Tagen so hochgradig schwach, dass ihm dies öfters zu viel Mühe macht; wie ein paar verdächtige Stellen auf seinem Betttuche andeuten, ist eine Verunreinigung der Bettwäsche sehr wahrscheinlich. In dem nämlichen Zimmer schlafen ihm zunächst die Eltern und dann noch ein Bruder. Etwa 1 qm der hinter seinem Kopfe befindlichen Wand abgerieben; drei Thiere injicirt.

Thier A 48 Tage nach der Injection getödtet. Milz um das Doppelte vergrössert und reichlich mit Tuberkeln besetzt. Das Netz voll hirsekorn- bis erbsengrosser und zahlreicher kleiner hyaliner Knötchen. Leber makroskopisch wenig verändert, etwas vergrössert und dunkelblauroth. Drüsen am Leberhilus vergrössert und verkäst. Bronchialdrüsen wenig vergrössert und in beginnender Verkäsung. An den Lungen makroskopisch nichts Pathologisches bemerkbar.

Thier B 48 Tage nach der Injection getödtet. Der rechte Hoden bedeutend kleiner als der linke. Die entsprechende Retroperitonealdrüse erbsengross und verkäst. Im Netze linsen- bis erbsengrosse, theils verkäste Knoten. Milz noch nicht vergrössert und noch keine Knötchen sichtbar. Leber unverändert, Lunge und Bronchialdrüsen normal.

Thier C 48 Tage nach der Injection getödtet. Bei der Obduction waren die Organe alle gesund.

5. 28./X. 1887. Albert B., 36 Jahre alt, Gerichtsstr. Wirft ziemlich viel aus, darf aber, wie er angiebt, seiner Frau wegen nicht auf den Boden spucken und spuckt nur in den Napf, selten in das Taschentuch. Krank ist Patient seit zwei Jahren. Seitdem er nicht mehr im Stande ist, Geld zu verdienen, ist er in seinen Kräften rapid heruntergekommen, da seine Ernährung eine ungenügende sei. 1 qm der Wand am Kopfende des Bettes abgerieben, drei Thiere injicirt.

17./XII. Thier A am 50. Tage nach der Injection gestorben. Leber sehr vergrössert, graubraun verfärbt, voll Tuberkeln und gelben Herden. Milz um das Sechsfache vergrössert und mit nekrotischen Herden durchsetzt. Das Netz in einen dicken Strang verwandelt, der beim Durchschneiden einzelne Knötchen und Knoten erkennen lässt. Die Drüsen am Leberhilus bohnengross und verkäst. Auch in der Lunge kleine zahlreiche Tuberkeln. Bronchialdrüsen etwas vergrössert, aber noch nicht verkäst.

Thier B 50 Tage nach der Injection getödtet. Milz stark tuberculös. Im Netz eine grosse Anzahl Knötchen und dazwischen sehr reichliche

Staubablagerungen. Leber etwas vergrössert, sonst normal. Am Peritonealüberzuge der Bauchdecke ein erbsengrosser, mit käsigem Eiter gefüllter Herd. Lunge und Bronchialdrüsen normal.

19./XII. Thier C 52 Tage nach der Injection getödtet. Im Omentum zahlreiche, linsen- bis erbsengrosse, theils verkäste Knoten. Milz noch wenig vergrössert. Unter der Oberfläche 15 gelbe Tuberkelknötchen sichtbar, Lunge und Bronchialdrüsen frei von Tuberkeln.

Durch die hochgradige Unterleibstuberculose bei Thier A, welche auf eine sehr reichliche Infection deutet, ist es erklärlich, dass nach 50 Tagen auch die Lunge und die Bronchialdrüsen schon mitergriffen sind, während dieselben bei Thier B und C sich noch frei zeigen.

6. 28./X. 1887. Herr K., Kösliner Str. Patient hustet seit einem Jahr, arbeitete anfangs noch, seit vier Wochen jedoch liegt er im Bette. Seinen Auswurf entleert er grösstentheils in den Napf, spuckt aber auch auf den Boden und in's Taschentuch. 1 ^{qm} der Wand hinter seinem Kopfe mit einem sterilisirten Schwamme abgerieben. (Patient klagt insbesondere darüber, dass er in Folge seiner Mittellosigkeit nicht genügend zu essen habe.)

28./X. 1887. Zwei Thiere injicirt.

Thier A 50 Tage nach der Injection getödtet. Im Netze mehrere erbsengrosse und viele kleinere verkäste Knoten und Knötchen.

Am Peritoneum drei kirschkerngrosse verkäste Knoten; Tuberculose der Milz (nekrotische Herde) und Leber. In der Lunge einige sehr kleine Knötchen, die Bronchialdrüsen etwas vergrössert.

Thier B 50 Tage nach der Injection getödtet. Die Milz um das Drei- bis Fünffache vergrössert und tuberculös. Im Netze zwanzig stecknadelkopfgrosse und vier erbsengrosse verkäste und theilweise erweichte Knoten, Leber wenig verändert. Lunge mit ziemlich zahlreichen Tuberkeln besetzt.

Wenn bei diesem Thier die Eintrittsstelle der Infection weniger deutlich aus der Obduction hervorgeht, insofern ja auch die Lunge sich bereits stark tuberculös verändert zeigt, so spricht doch das reichliche Vorhandensein zum Theil weit vorgeschrittener Tuberkeln im Netze, sowie das Fehlen vergrösserter Bronchialdrüsen für eine unzweifelhafte Infection von der Bauchhöhle aus.

7. 2./XI. 1887. Herr B. (Schwertfegermeister), Bernauerstr. Patient, verheirathet, hat vor sechs Jahren ein 14 jähriges Mädchen an der Tuberculose verloren, anderthalb Jahre darauf starb eine 21 Jahre alte Tochter kurze Zeit, nachdem sie ihr erstes Kind bekommen, gleichfalls an Schwindsucht. Ein bis zwei Jahre später erlag ein aus der Fremde heimgekehrter

kräftiger Sohn der gleichen Krankheit, und vor 14 Tagen war ein 1 Jahr altes Kind wieder an Lungenkatarrh und Schwindsucht gestorben. Patient wohnt seit acht Jahren in dem nämlichen Hause und bis vor sechs Monaten in der gleich gelegenen Wohnung (die übrigens sehr sauber gehalten ist), einen Stock höher als jetzt. Er hat noch einen etwa 12 Jahre alten kräftigen Jungen, der in einem anderen Zimmer bei der Mutter schläft; Patient hustet schon viele Jahre. In der letzten Zeit spuckt er auch sehr viel, und zwar meistens in die im Küchenzimmer befindliche Wasserleitung, welche unmittelbar an seinem Arbeitstische sich befindet; ausserdem auch theilweise in's Taschentuch. In dem nämlichen Zimmer arbeitet Patient, in diesem schläft er und es wird dort auch gekocht (das vor 14 Tagen gestorbene Kind hielt sich viel daselbst auf). Die Frau klagt in der letzten Zeit über Brustschmerzen.

Ich rieb im Küchenzimmer etwa 1 ^{qm} der Wand oberhalb des Schlafsophas und eine hintere Leiste desselben ab. Drei Thieren injicirt.

Thier A am 4./XI. todt. Musculatur sehr feucht, geringer Peritonealerguss. Darm und Magen durch Gase stark gebläht.

Thier B am 4./XI. todt. Sehr starkes Oedem. Darm durch Gase gebläht.

Thier C 5./XI. todt. Der Stichcanal ist nicht geschlossen, starkes Oedem der Bauchdecken und Extremitäten. Geringer Erguss in die Unterleibshöhle.

Ohne den Verhältnissen irgend eine Gewalt anzuthun, werden wir in diesem Falle, wo der Vater seit vielen Jahren hustet und theilweise in's Taschentuch spuckt, also eine Gelegenheit zur Verstäubung des bacillenhaltigen Auswurfes gegeben ist, die Möglichkeit und Wahrscheinlichkeit einräumen, dass **der Vater** entweder **die directe Ursache der Infection seiner vier Kinder war oder wenigstens die indirecte,** indem die ersten drei, deren Tod nur 1 bis 2 Jahre auseinander liegt, sich auch gegenseitig angesteckt haben können, während der Tod des 1jährigen letztverstorbenen Kindes, das sich viel in der Küche aufhielt, wohl ohne Zweifel wieder dem Vater zur Last fällt. Wenn die Frau des Patienten und der zwölfjährige Sohn bis jetzt noch nicht inficirt worden sind und vielleicht auch nicht inficirt werden, so spricht, abgesehen von so manchen, selbst dem aufmerksamen Beobachter oft entgehenden Verhältnissen, die die Infectionsgelegenheit für die eine oder andere Person bedeutend vermindern, z. B. Beschäftigung auswärts, Schulbesuch, Aufenthalt und Schlafen in anderen Zimmern, Abwesenheit während der staubaufwirbelnden Reinigung des Zimmers u. s. w., so spricht das — sagte ich — so wenig dagegen, als es z. B. gegen die Gefährlichkeit der Seestürme sprechen würde, dass es viele Seeleute giebt, welche 40 Jahre und länger hunderte von

Stürmen durchlebt haben, ohne irgend welchen Schaden zu nehmen, während ein anderer den ersten schüchternen Versuch, sich auf's Wasser zu wagen, schon mit seinem Leben bezahlen muss.

8. 21./XI. Herr Louis M. (Kottbuser-Damm). Die reinlich gehaltene Wohnung lässt auf Wohlhabenheit schliessen; Patient hustet seit $^3/_4$ Jahren. Sein Sohn von 12 Jahren und seine Frau sind gesund. Den Auswurf entleert Patient grösstentheils in den Napf, jedoch spuckt er ab und zu auf den Boden und in's Taschentuch. Ich entnahm den Staub mittelst eines feuchten Schwammes von etwa 1 ^{qm} der tapezirten Wand am Kopfende des Bettes, von den Rahmen zweier daselbst hängender Bilder und von einer Querleiste der Bettlade. Drei Thiere injicirt. Am 7./XI. Thier A todt. Besonders auf der rechten Seite starkes Oedem. Der Stichcanal befindet sich auf der linken Seite.

21./XII. Thier B todt. Im Omentum eine grosse Anzahl kleiner und einige grössere, verkäste Knoten, die auf dem Durchschnitte Spuren einzelner Staubpartikeln erkennen lassen. Vorgeschrittene Tuberculose der Milz und Leber. An der Pleura sternalis mehrere, kleine, verkäste Drüsen. In der Brusthöhle seröser Erguss. Die Lungen atelectatisch und an der Oberfläche mit mehreren warzenartigen, kleineren Knötchen besetzt.

Thier C 45 Tage nach der Injection getödtet. Im Omentum 20 grössere und eine Anzahl kleinerer Knoten. Leber und Milz tuberculös. Lungenoberfläche mit sechs kleinen Knötchen besetzt. Bronchialdrüsen etwas vergrössert und central verkäst.

9. Am 2./XI. 1887. Frau P. (Stralsunderstr.). Patientin hustet bereits seit zwei Jahren; seit Pfingsten liegt sie schwer krank zu Bett und spuckte in der ersten Zeit auf den Fussboden, jetzt spuckt Patientin in ein Glas und in's Taschentuch. Ihre 11jährige Tochter, ein Bild hochgradiger Anämie, musste am Tage meines Besuches wegen Seitenstechen und Uebelkeit aus der Schule zu Hause bleiben und hatte ein leichtes Fieber; die Untersuchung derselben ergab in den Lungen und an der Pleura nichts Pathologisches. Auch die Hausfrau hustet.

Ich nahm nun mittelst eines feuchten Schwammes den Staub von der hinteren Bettleiste, von dem Deckel des Uhrgehäuses und von der Wand, indem ich circa 1 ^{qm} derselben oberhalb des Kopfendes abrieb. Es wurden am 3./XI. drei Thiere injicirt.

Am 7./XI. Thier A todt. Oedem der Bauchdecken.

Am gleichen Tage Thier B todt. Oedem besonders auf der rechten Seite; die Harnblase voll blutiger Flüssigkeit, Peritoneum geröthet.

Thier C 49 Tage nach der Injection getödtet. An der Innenfläche des Peritoneums sechs linsen- bis erbsengrosse, grauweisse Tuberkelknötchen, theilweise verkäst. Das Netz in einen dicken, knotigen Strang verwandelt. Die Milz um das Vierfache vergrössert und mit zahlreichen nekrotischen Herden durchsetzt. Die beiden Hoden auffallend klein; Leber dunkelrothbraun und etwas vergrössert; sonst nicht verändert. Bronchialdrüsen erbsengross; beginnende Verkäsung. Die Lunge mit ganz kleinen grauen, flachen Knötchen besetzt.

Da es mir **interessant** erschien, in einem Falle wenigstens **eine wiederholte Untersuchung** vorzunehmen, um zu sehen, ob die Resultate, wie vorauszusehen war, constant die gleichen blieben, ging ich noch einmal zu obiger Patientin am 31./XII. Die Patientin war inzwischen und zwar vor sechs Wochen gestorben. An derselben Stelle, die sie früher einnahm, und in der nämlichen Bettlade, die nach dem Todesfalle eingeseift und gewaschen worden war, schläft jetzt der Mann der Verstorbenen.

Die Wand, von der ich damals den infectiösen Staub entnommen hatte, war keiner weiteren Reinigung unterzogen worden. Der Mann, kräftig und gesund, nimmt, wie er mir sagte, seine beiden jüngeren, im Alter von drei bis fünf Jahren stehenden Kinder viel zu sich in's Bett, welches, wie ich noch einmal bemerke, an der inficirten Wand steht. Ich rieb noch einmal etwa 1 ^{qm} der Wand mit einem Schwamme ab und inficirte drei Thiere am 31./XII.

2./I. 1888. Thier A todt. Ausgebreitetes subcutanes Oedem. Milz etwas vergrössert.

Thier B getödtet nach 40 Tagen. Linke Inguinaldrüse erbsengross und erweicht. An der Einstichstelle in der Musculatur ein linsengrosses, verkästes Knötchen. Milz von normaler Farbe und Grösse, aber bereits mit mehreren einzelnen und einer Gruppe von vier gelben Tuberkelknötchen durchsetzt. Im Omentum zwei linsengrosse verkäste Knötchen. Leber graubraun, sonst normal. Lunge, Hals- und Bronchialdrüsen normal.

Thier C 40 Tage nach der Injection getödtet. Linke Inguinaldrüse erbsengross, ziemlich weich. Am Peritoneum zwei über stecknadelkopfgrosse, verkäste, erweichte Tuberkelknötchen; sonst nichts Pathologisches. Dieses Thier zeigt, dass selbst nach 40 Tagen oft die Veränderungen noch äusserst gering sind, wenn nur sehr wenige virulente Bacillen eingeführt werden.

Sechs Wochen also (und wohl auch noch länger), **nachdem die Patientin gestorben**, waren auf 1 ^{qm} Wand **nahe am Bette** noch **genügend virulente Infectionsstoffe**, um zwei Thiere tuberculös zu machen. Wenn die Bacillen, resp. ihre Sporen, wie wir aus der Arbeit von Schill und Fischer[1] wissen, sechs Monate, nachdem sie den thierischen

[1] Ueber die Desinfection des Auswurfes der Phthisiker. *Mittheilungen aus dem Kaiserl. Gesundheitsamt.* Bd. II. S. 133.

Organismus verlassen haben und getrocknet aufbewahrt werden, ihre Virulenz beibehalten können, so ist während dieser Zeit in solchen Wohnungen noch die **Möglichkeit** der Infection gegeben. Rechnen wir dazu, dass eine mit **sehr geringem Materiale** hervorgerufene Inhalationstuberculose beim Menschen wahrscheinlich, wie wir aus der Analogie schliessen dürfen, mehrere Monate braucht, bis sie irgend welche Symptome hervorruft oder bis sie gar physikalisch nachzuweisen ist, so müssen wir, wenn in einer Familie ein Jahr nach einem Todesfalle an Tuberculose ein weiteres Familienglied die ersten Symptome des „Spitzencatarrhs" zeigt, deshalb noch lange nicht auf eine bis heutigen Tages unbewiesene Heredität oder auf eine Familiendisposition zurückgreifen, um das Factum der neuen Erkrankung zu erklären, sondern es liegt wohl viel näher eine Infection in der nachweisbar inficirten Wohnung anzunehmen (ganz abgesehen natürlich davon, dass ja die Infection auch wo anders stattgefunden haben könnte).

Ausser der Möglichkeit, durch den von der Wand beim Bettmachen sich loslösenden inficirten Staub eine Inhalationstuberculose zu acquiriren, haben die Kinder, die sich viel im Bette des Vaters aufhalten und, wie es da üblich ist, scherzen und spielen, die beste Gelegenheit, wenn sie mit ihren Händchen zuerst die inficirte Wand berührten und sie dann in den Mund, die Nase einführen oder an einer wunden Stelle (Eczem) kratzen (ich verweise hier nur auf die von Demme in seinen werthvollen Berichten aus dem Jenner'schen Kinderspitale mitgetheilte Beobachtung), sich eine skrophulöse Lymphdrüsenschwellung zuzuziehen, ohne dass später sich die Eingangspforte[1] noch finden liesse: Fälle wie sie vielfach, wenn auch grundlos, ebenfalls der Heredität zugeschrieben werden.

10. 3./I. 1888. Fräulein B., 19 Jahre alt (Fennstr.). Patientin, die geistig sehr zurückgeblieben und unfähig ist, auf meine Fragen entsprechende Antworten zu geben, ist seit einem Jahre tuberculös und spuckt für gewöhnlich in den Spucknapf, nie aber nach Aussage der Mutter in's Taschentuch, während die später herzugekommene Schwester der Patientin die stete Benützung des Taschentuches als Spuckreservoir zugiebt. Das vorgezeigte Taschentuch zeigte denn auch reichliche Spuren davon, und hatte die Mutter also offenbar die Unwahrheit gesagt, vielleicht um die Unreinlichkeit zu beschönigen.

Circa $1^1/_2$ qm von der Wand hinter dem Kopfe mit einem Schwamme abgerieben.

[1] Auf dem letzten Chirurgencongresse hatte ich Gelegenheit, Thiere zu demonstriren, bei denen ich durch die makroskopisch vollkommen unverletzte Schleimhaut tuberculöse Infection bewirkt hatte. Siehe: Demonstration von tuberculösen Drüsenschwellungen nach Impfungen mit Tuberkelbacillen bei Meerschweinchen. *Centralbl. f. Chirurgie* 1889 No. 29 Beilage.

4./I. Drei Thiere injicirt.

24./I. Thier A todt. Bauchdecken etwas feucht. Die Milz vergrössert und geröthet. In dem grossen Netze mehrere kleine Knötchen, die sowohl mikroskopisch als bei Verimpfung sich als tuberculös erwiesen.

Das Thier hat wenige Tage vorher geboren. Die drei Jungen, welche kurze Zeit darauf eingingen (durch Entbehrung der Muttermilch), zeigten sich in allen Organen gesund.

7./II. Thier B 34 Tage nach der Injection gestorben. An der Einstichstelle und etwas unterhalb derselben sind am Peritoneum zwei erbsengrosse Knoten, die sich auf dem Durchschnitte aus mehreren kleinen, zum Theil verkästen Knötchen und aus dunkelgrauen Partieen (dem eingeführten Staube) bestehend erweisen. Einer dieser Knoten hängt zugleich mit dem linken, stark injicirten Samenbläschen zusammen. Ausserdem vorgeschrittene Tuberculose des Netzes, der Milz und Leber, während Lunge und Bronchialdrüsen frei sind.

Thier C 38 Tage nach der Injection getödtet. Im Netze zehn linsen- bis erbsengrosse, verkäste Knoten, die wohl sämmtlich als primäre Herde, von Bacillenhaufen herrührend, anzunehmen sind. Der sonstige Befund wie bei B.

Ich bemerke an dieser Stelle, dass ich mich fast überall durch das vorgezeigte Taschentuch, sowie durch Inspection des Bodens von der Zuverlässigkeit der Angaben der Patienten bezüglich ihrer Reinlichkeit überzeugt habe.

11. 7./I. 1888. P. (Schneidermeister). Seit Ende October liegt Patient zu Bette, spukt in's Glas und wischt, „da am Barte soviel hängen bleibt, den Mund mit dem Tuche ab“. Patient liegt fast in der Agonie.

Die Wohnung macht einen mässig sauberen Eindruck. Die Wand hinter dem Kopfe ($1^1/_2$ ^{qm}) mit einem Schwamme abgerieben.

7./I. Drei Thiere injicirt.

10./I. Thier A todt. Starkes Oedem. Peritonitis.

Thier B 37 Tage nach der Injection getödtet. Staub besonders im Omentum abgelagert. Sonst nichts Pathologisches.

Thier C 37 Tage nach der Injection getödtet. Unter der Haut der Bauchdecke, in der Nähe der Impfstelle zwei Knötchen mit käsigem Inhalte. Die linke Inguinaldrüse etwas vergrössert und verkäst. Im Omentum vier erbsengrosse, verkäste Knoten. Milz etwas vergrössert, von normaler Farbe, mit zahlreichen gelben Knötchen durchsetzt. Auf der Oberfläche der gleichfalls vergrösserten Leber vier kleine Knötchen sichtbar. Die linke Retroperitonealdrüse fast erbsengross und verkäst. Auch die rechte

Retroperitonealdrüse etwas vergrössert. Am Uebergange des rechten Hodens zum Nebenhoden beiderseits ein gelbgraues Knötchen. Die beiden Hoden ausserdem klein.

12. 7./I. Richard K. (Neue Friedrichsstr.). Patient ist seit zwei Jahren lungenleidend; seit sieben Tagen erst wohnt er in der jetzigen Wohnung. Er spuckt grösstentheils auf den Fussboden da, wo er gerade steht, seltener in's Taschentuch und in den Spucknapf. Die Frau schläft mit ihm in einem Bette, woselbst sie vor 14 Tagen auch entbunden wurde, daneben steht die Wiege mit dem neugeborenen Knaben. Das ganze Bett zeigt reichliche Spuren von Lochialsecret. Die Wohnung ist in denkbar verwahrlostem Zustande.

Ist in solchen Fällen die Weiterverbreitung der Schwindsucht auf Frau und Kind nicht wahrscheinlich? Welch' Segen wäre da für die Familie und für den Kranken eine **Anstalt für Schwindsüchtige**!

Etwa $1-1\frac{1}{2}$ qm der Wand, sowie eine Bettleiste am Fussende mit einem Schwamme abgerieben.

Drei Thiere injicirt.

9./I. Thier A todt. Peritonitis.

9./I. Thier B todt. Oedem der Bauchdecken und Peritonitis.

9./II. Thier C gestorben am 33. Tage nach der Injection. Wie es scheint, ist die Injectionsflüssigkeit, da das Thier ziemlich klein ist und die injicirten 5 grm in der Bauchhöhle nicht genügend Platz hatten, zum Theile zwischen Musculatur und Cutis eingedrungen und hat sich hier verbreitet. Denn es sind sowohl Axillar- als Inguinaldrüsen und zwar beiderseits vergrössert und verkäst, ferner sieht man auf der Bauchdecke im Umfange von etwa einem Markstück mehrere vereinzelte kleine, gelbe, verkäste Tuberkelknötchen. Das Netz, welches mit der Einstichöffnung zusammenhängt, ist wie mit kleinen, durchsichtigen Perlen übersäet. Die Milz etwas vergrössert, durchsetzt mit zahlreichsten gelbgrauen, kleinsten Knötchen. Leber vergrössert, dunkler gefärbt. Am Leberhilus eine verkäste Drüse. Bronchialdrüsen normal. Auf der Lungenoberfläche kleinste mit blossem Auge kaum erkennbare Knötchen.

13. 7./I. 1888. Fräulein Laura V. (Anklamerstr.), 31 Jahre alt, ist gestern gestorben und liegt ihre Leiche noch in ihrem Zimmer. Nach Angabe ihrer Schwester war sie seit vier Jahren ziemlich viel zu Hause und seit fünf Wochen stets im Bette. Patientin hat nie auf den Boden, wohl aber in's Taschentuch und in's Spuckglas gespuckt. Das kleine Zimmer ist ziemlich sauber gehalten. Ich entnahm mittelst eines Schwammes Staub von der Wand ($\frac{1}{2}$ qm) und von einer kleinen hölzernen Querleiste am Kopfende des Bettes.

Drei Thiere injicirt.

9./I. Thier A todt. Peritonitis.

10./I. Thier B todt. Bauchmusculatur etwas feucht. Peritoneum stark geröthet.

Thier C 38 Tage nach der Injection getödtet. Linke Inguinaldrüse erbsengross, verkäst, theilweise erweicht. An der Bauchdecke unter der Haut drei linsengrosse, erweichte, gelbe Tuberkelknötchen. Im grossen Netz drei fast erbsengrosse, verkäste Knoten und eine grosse Anzahl ganz kleiner, perlschnurartig angeordneter hyaliner Knötchen, sowie Staubpartikel. In der Nähe der Harnblase, sowie an der linken Nierenkapsel noch verschiedene Knötchen. Die Retroperitonealdrüsen besonders links vergrössert und verkäst. Die Leber und besonders die Milz etwas vergrössert. Lunge normal.

Vierzehn Tage später wurde das Zimmer neu vermiethet und dem neuen Bewohner war offenbar, auch ohne dass er bewusst und direkt mit einem Phthisiker verkehrte, Gelegenheit gegeben, sich zu inficiren. Wäre in diesen und all' den ähnlichen Fällen nicht eine zwangsweise Desinfection dringend nothwendig?

14. 14./I. 1888. Herr O. (Joachimstr.). Patient leidet seit $^3/_4$ Jahren an Kehlkopf- und Lungenschwindsucht und entleert seinen Auswurf gewöhnlich in den Napf, selten auf den Fussboden. Die Wohnung macht im Allgemeinen den Eindruck der Reinlichkeit und Wohlhabenheit. $1—1^1/_2$ qm der Wand nahe dem Sopha, wo Patient unter Tags sich gewöhnlich aufhält und Nachts schläft, mit einem Schwamme abgerieben.

14./I. Drei Thiere injicirt.

21./I. Thier A todt. Peritonitis.

Die beiden anderen Thiere getödtet 38 Tage nach der Injection.

Thier B Netz, Milz und Leber tuberculös in vorgeschrittenem Stadium. Lungen, Hals- und Bronchialdrüsen normal.

Thier C, was den Befund in der Bauchhöhle anbelangt, ebenso wie B. Ausserdem beginnende Tuberculose der Lunge; Bronchialdrüsen etwas vergrössert und central verkäst.

29./IV. **Ein Bruder des Patienten**, der **früher** und auch zur Zeit der Untersuchung der Wohnung angeblich noch **gesund** war, leidet **jetzt** gleichfalls an **Larynxphthise.** Man wird also wohl berechtigt sein, auch hier weder Heredität noch sonst eine hypothetische Erklärung zu Hülfe zu nehmen, sondern sich an die nackte Thatsache zu halten, dass in der Luft dieser Wohnung Tuberkelbacillen vorhanden waren, die ebenso die Lunge und den Larynx des Menschen, wie das Peritoneum des Meerschweinchens inficirt haben.

15. 31./XII. 1887. Hermann E. (Sophienstr.). Patient, dessen Mutter an Hämoptoë starb, ist seit ein bis zwei Jahren Phthisiker. Er bewohnt ein Zimmer mit seinen beiden Brüdern zusammen, welche beide sehr kräftig aussehen, deren einer aber seit drei Wochen hustet, ohne dass jedoch die von mir vorgenommene objective Untersuchung der Brust einen Anhaltspunkt für die Annahme eines ernsteren Leidens ergeben hätte. Der kranke Bruder spuckt, wie er angiebt, nur in den Spucknapf, nie auf den Boden, oder in's Taschentuch. Seit acht Tagen ist er zu Hause, während er früher Tags über als Vorschneider in einer Corsettenfabrik beschäftigt war, in welchem Geschäfte er schon seit längerer Zeit thätig ist. Bei näherer Erkundigung, ob in der Werkstätte noch mehrere husten, stellte ich fest, dass Patient den Platz eines Collegen, der vor kurzem an Halsschwindsucht gestorben ist und der sehr viel und zwar auf den Boden spuckte, einnimmt, während er früher dem gegenüber gearbeitet hatte. Da der Patient selbst, wie es schien, mit seinem Auswurfe sehr vorsichtig war, so sah ich von einer weiteren Untersuchung der Wohnung ab, verfügte mich dafür aber in die Corsettenfabrik, woselbst der betreffende Besitzer mir mit anerkennenswerther Bereitwilligkeit die Untersuchung des Arbeitsraumes, in welchem acht bis zehn Arbeiter beschäftigt waren, gestattete. Ich rieb etwa 2^{qm} der Wand sowohl an der Stelle, wo unser Patient jetzt arbeitet, und die früher von seinem verstorbenen Collegen eingenommen wurde, als da, wo er früher arbeitete, etwa in der Höhe von 2^{m} ab und entnahm auch von der unteren und inneren Querleiste des Arbeitstisches etwas Staub.

Drei Thiere injicirt.

Am 2./I. 1888. Thier A todt. Oedem des subcutanen Zellengewebes. Peritonitis.

2./I. Thier B todt. Der Obductionsbefund wie bei dem vorigen.

Thier C 40 Tage nach der Injection getödtet. Es finden sich im Omentum acht fast erbsengrosse, zum Theil verkäste Tuberkelknötchen. Die Milz vergrössert und einzelne gelbe Knötchen unter der Oberfläche sichtbar. Die sonstigen Organe makroskopisch normal.

Auch hier wird uns die **Entscheidung nicht schwer**, ob wir als die Ursache der tuberculösen Erkrankung unseres „hereditär belasteten" Patienten die Tuberkelbacillen anzusehen haben, welche er **als Kind seiner phthisischen Mutter** mit auf die Welt gebracht haben könnte und die dann wohl 20 Jahre lang im Organismus ein beschauliches Dasein geführt haben müssten, bis ihnen durch eine acquirirte „Disposition" die Gelegenheit zur Weiterentwickelung gegeben wurde, oder ob wir den Fall unter die Hunderte von Inhalationstuberculosen einreihen müssen, die wir ebenso wie beim Menschen bei Meerschweinchen und Kaninchen und auch bei den „wenig disponirten" Hunden stets durch Verstäubung von bacillärem Materiale, wie es in diesem Arbeitslocale nachgewiesen wurde, erzeugen können.

Ganz besonderes Interesse bietet dieser Fall (15), sowie der nächstfolgende (16), ausserdem dadurch, dass sich hier das tuberculöse Virus in Werkstätten, in welchen mehrere Arbeiter beschäftigt waren, fand und somit die Möglichkeit der Weiterverbreitung und Ansteckung ganz besonders gegeben war, und zwar in letzterem Falle gerade bei Schneidern, die bekanntlich von der Phthise stark heimgesucht werden.

Ich werde auf diesen Punkt noch weiter unten ausführlicher zurückkommen.

16. 17./I. 1888. Schneiderm. G. (Niederwallstr.). Larynx- und Lungenphthise. Patient spuckt sehr viel Tag und Nacht, entleert seinen Auswurf, „weil er sehr eklig ist", wohl nie auf den Boden, sondern alles in den Nachttopf, der in seiner Werkstätte, wo noch zwei weitere Gehülfen arbeiten, neben seinem Arbeitsplatze steht. Höchst selten (?!) spuckt Patient, der ein starker Schnupfer ist, in's Taschentuch. Circa 1 qm in der Werkstätte und 1 qm in seinem Schlafzimmer in der Nähe des Bettes abgerieben.

17./1. Drei Thiere injicirt.

19./I. Thier A todt. Durch die Einstichöffnung in der Bauchmusculatur sind einige Darmschlingen herausgetreten und befinden sich in stark geröthetem Zustande zwischen Haut und Musculatur. Peritoneum ringsum etwas injicirt.

Die beiden anderen Thiere B und C 40 Tage nach der Injection getödtet.

Thier B Tuberculose des Netzes, der Milz und der Leber in vorgeschrittenem Stadium. Beginnende Knötchenbildung in der Lunge.

Thier C Tuberculose des Netzes, der Milz und der Leber. Lunge wie Bronchialdrüse makroskopisch normal.

17. 14./I. 1888. Herr J., 30 Jahre alt (Mulackstr.). Phthisiker, hustet seit 18 Wochen; hat mässig reichlichen Auswurf, den er angeblich grösstentheils in den Napf und selten auf den Boden, nie aber in's Taschentuch entleert. Patient ist unter Tags ausser Bette. Er wohnt seit drei Wochen in dem jetzigen Zimmer. Ausserdem wohnt in demselben Zimmer eine 50- bis 60jährige Frau, welche, an Asthma und hochgradigem Bronchialcatarrh leidend, stets zu Bette liegt, ein älterer Mann und zwei Mädchen der Hauswirthin, lauter Personen, welche mit Ausnahme der beiden Kinder in keiner verwandtschaftlichen Beziehung zu einander stehen. (Nothwendigkeit einer **Anstalt für Schwindsüchtige!!!**) Es wurde etwa 1 qm der Wand und eine hintere an der Wand anliegende Querleiste der Bettsophalehne abgerieben.

14./I. Drei Thiere injicirt.

16./I. Thier A todt. Subcutanes Oedem. Peritonitis.

20./II. 1888. Thier B getödtet. Staub in der Bauchhöhle. Nichts Pathologisches.

Thier C 38 Tage nach der Injection getödtet. Im Omentum drei erbsengrosse verkäste Tuberkelknoten, von denen zwei zum Theil durch Staub schwarz-grau pigmentirt sind. Die Milz etwas vergrössert, zeigt drei Knötchenhaufen. Leber normal. Am Leberhilus eine erbsengrosse, verkäste Drüse. Zwischen den Samenbläschen am rechten Hoden und an der linken Nierenkapsel zahlreiche Staubablagerungen und vereinzelte kleine Knötchen. Die Retroperitonealdrüsen beiderseits vergrössert und verkäst. Der linke Hoden nur halb so gross wie der rechte. Lungen und Bronchialdrüsen normal.

18. 14./I. 1888. B. R., Tischler (Hoher Steinweg). Patient liegt seit vier Wochen zu Bette, vorher hielt sich derselbe viel auf der Strasse auf. Seinen reichlichen Auswurf entleert er gewöhnlich in den Napf, wobei nach seiner Angabe wohl manchmal etwas daneben auf den Boden geht, und in's Taschentuch. Patient bewohnt gemeinsam mit seiner Frau und drei Kindern eine dunkle Küche. (Bedürfniss einer **Anstalt für Schwindsüchtige!!**) Es wurde etwa $1^1/_2$ qm der hinter seinem Kopfe befindlichen Wand mit einem Schwamme abgerieben.

14./I. Drei Thiere injicirt.

23./I. Thier A todt. Peritonitis.

Die Thiere B und C 36 Tage nach der Einspritzung getödtet. Beide zeigen vorgeschrittene Tuberculose des Netzes, der Milz, der Leber, ferner bei B in den Lungen drei kleinste, bei C zwölf kleinste graue Knötchen.

19. 14./I. Frau K. Patientin hustet seit $^3/_4$ Jahren, spuckt sehr viel, sowohl auf den Boden, in den Wascheimer, in den Wasserleitungsausguss und in's Taschentuch. Zwei Kinder von 3 und 7 Jahren bewohnen mit ihr das gleiche Zimmer. Die Wohnung, im Keller gelegen, ebenso wie die Bewohner machen geradezu einen entsetzlichen, vor Schmutz starrenden Eindruck. Alles im Zustande denkbarster Verwahrlosung. Ausserdem ist die Wohnung sehr feucht. Das Fenster, das etwas schwer zu öffnen ist, wird von der die Patientin besuchenden Schwester alle acht Tage auf zwei Stunden, während diese rein macht, geöffnet. Es wurden nun $1^1/_2$ qm der Wand, sowie eine vor directer Verunreinigung geschützte Bettleiste mit einem Schwamme abgerieben.

Drei Thiere injicirt.

16./I. Thier A todt. Cutis und Bauchmusculatur in weitem Umfange von einander getrennt. Die Muskeln theilweise ödematös, ulcerirt und leicht zerreisslich. Peritoneum stark geröthet. Dünndarm injicirt. In der Bauchhöhle viele Spuren des injicirten Staubes.

20./I. Thier B todt. Befund wie oben. Thier C 38 Tage nach der Injection getödtet. Im Omentum acht stecknadelkopfgrosse, verkäste Drüsen. Tuberculose der Milz und Leber. Lunge und Bronchialdrüsen makroskopisch normal.

Man sollte bei Berücksichtigung aller oben erwähnten Momente annehmen, dass in solch' **verwahrlosten Räumlichkeiten**, falls daselbst Infectionsstoffe producirt werden und in die Luft gelangen, binnen kürzester Zeit sämmtliche Bewohner inficirt werden müssten. Doch scheint die Natur da helfend einzugreifen, indem einerseits gerade durch die feuchte Oberfläche der Wände und der Gegenstände die durch den Staub dahin gelangten Infectionsstoffe mehr oder minder auch festgehalten werden, andererseits aber durch die bei dem herrschenden Schmutze zahllos vorhandenen anderen, schnell wachsenden Bacterien eine Ueberwucherung der Tuberkelkeime um so weniger ausgeschlossen erscheint, als durch die Feuchtigkeit wiederum günstige Existenzbedingungen für das Wachsthum der ersteren gegeben sind. Ein dritter und vielleicht der wichtigste Umstand endlich, der die feine Zerstäubung in solchen feuchten Localitäten bis zu einem gewissen Grade hindert, beruht in der hochgradig hygroskopischen Eigenschaft des Sputumpulvers, welche ein vollständiges Austrocknen und Verstäuben desselben sehr erschwert.

Eine andere Beobachtung, die sich mir in diesem Falle direct bot, halte ich noch für erwähnenswerth. Eines der Kinder, das auf dem Boden, welchen die Mutter so und so oft durch ihr Sputum, wie wir oben gesehen haben, verunreinigt hatte, mit einem kleinen Tuchball spielte, nahm während meiner Anwesenheit denselben wiederholt in den Mund. Das Kind war zur Zeit zwar gesund, machte aber, wie es ja die ärmlichen Verhältnisse mit sich bringen, einen anämischen Eindruck. Die Halsdrüsen waren nicht fühlbar geschwollen, auch sonstige Zeichen von Skrophulose momentan nicht vorhanden. Dauert nun die Infectionsgefahr fort, und dringt einmal in eine zufällige, makroskopisch vielleicht nicht sichtbare Verletzung der Schleimhaut des Mundes, der Nase, in's Auge oder Ohr, an der Kopfhaut oder sonstwo das tuberculöse Virus ein, so dürfen wir uns nicht wundern, wenn das Kind einige Wochen oder Monate darauf, vielleicht zu einer Zeit, wo die Mutter bereits unter der Erde ruht, die ersten Zeichen der **skrophulösen Halsdrüsenschwellung** bietet, und die Thatsache der reinen Verimpfung macht auch hier die Annahme der Heredität oder sonstiger disponirender Momente wohl unnöthig.[1]

[1] S. Demonstration tuberc. Drüsenschwellungen nach Impfungen mit Tuberkelbacillen. *Centralbl. f. Chir.* 1889. No. 29. Beilage.

20. 14./I. 1888. Frau W. Patientin schon seit langer Zeit lungenleidend, hat sehr viel, mehr schleimigen als eitrigen Auswurf und entleert denselben in eine Schüssel, nie aber auf den Boden, „weil es da schon schmutzig genug ist“ (was ich ihr allerdings bestätigen musste). Ab und zu spuckt sie auch in das Taschentuch. Die Wohnung ist sehr unreinlich gehalten. Staub von der Wand mittelst eines Schwammes entnommen (ca. 1 qm).

14./I. Drei Thiere injicirt.

19./I. Thier A todt. Subcutanes Oedem. Die Bauch- und Brustmuskeln faulig, zerreisslich, jauchig infiltrirt. Peritonitis. Geringer peritonealer und pleuritischer Erguss.

3./II. Thier B todt, 20 Tage nach der Injection. In Folge einer Hautkrankheit sind dem Thiere fast alle Haare ausgefallen. Im Omentum zeigen sich verschieden grosse, gelbgraue, verkäste Knötchen, theilweise mit der Milz zusammenhängend. Auch in der Milz lassen sich bereits einige Tuberkelknötchen erkennen. Sonstiger Befund normal.

Thier C 39 Tage nach der Impfung getödtet. Im Omentum mehrere bis erbsengrosse verkäste Tuberkelknoten. Die Milz zeigt vereinzelte kleine Knötchen, sonst normal. Leber normal. Am Leberhilus eine überlinsengrosse verkäste Drüse. Lunge und Bronchialdrüsen normal.

21. 18./I. 1888. Heinrich B. (Georgenkirchstr.). Patient entleert seinen nicht sehr reichlichen Auswurf in das Glas und manchmal in's Taschentuch, besonders wenn er Besuche macht oder empfängt. Die Wohnung deutet auf eine, wenn auch bescheidene, jedoch gut situirte Vermögenslage und ist reinlich gehalten. Staub wurde mittelst eines Schwammes von einer geschützten Stelle der Bettlade und von ca. 1 qm der nächstgelegenen tapezirten Wand entnommen.

18./I. Drei Thiere injicirt.

20./I. Thier A todt. Die ganze Bauch- und zum Theil die Brustmusculatur ist in eine übelriechende, ödematös infiltrirte, faulige Masse verwandelt. Das Peritoneum dunkel rothblau gefärbt.

21./I. Thier B todt. Starkes subcutanes Oedem, besonders der Bauchdecken.

23./I. Thier C todt. Peritoneum stark geröthet. Die Leber anscheinend durch die Injectionscanüle verletzt. Ihre Oberfläche sowohl, als die Milz und ein Theil des Darmes mit eitrig-fibrinösem Belage versehen. In der Brusthöhle geringe Menge Flüssigkeit mit leicht zerreissbaren Gerinnseln.

22. 25./I. 1888. Anna F. (Bergstr.). Patientin seit vier Jahren lungenleidend, entleert ihren Auswurf zu Hause nur in's Glas oder in

den Nachttopf. Sie schläft daher auch im Bette, das sie mit ihrem Manne theilt, an der Aussenseite, nicht an der Wand. Auf der Strasse spuckt sie auf die Erde, bei fremden Leuten in's Tuch. Die Wohnung ist reinlich gehalten. Ca. $1^1/_2$ qm der Wand und geeignete Stellen der Bettlade mit einem Schwamme abgerieben.

25./I. Drei Thiere injicirt.

26./I. Thier A todt, geringes Oedem der Bauchdecken.

26./I. Thier B todt. Starkes Oedem der Bauchdecken. Im Peritonealraume mässige Menge seröser Flüssigkeit.

22./II. Thier C gestorben (28 Tage nach der Injection). Im Netze mehrere über stecknadelkopfgrosse hyaline und verkäste Knoten und in Bindegewebe eingehüllte Staubablagerungen. Milz und Leber tuberculös. Rechte Lunge pneumonisch verdichtet. Bronchialdrüsen normal.

23. 25./I. 1888. Frau Sch. (Rüdersdorferstr.). Patientin hustet seit vier Jahren, spuckt vorzüglich in den Napf und auch in's Taschentuch, hält sich Tags über meist in der Küche auf. Ihr Mann und ihre zwei Kinder sind gesund. Circa 2 qm der dem Bette nächst gelegenen Wand abgerieben. Die Wohnung macht einen unsauberen Eindruck. Drei Thiere injicirt.

8./II. Thier A todt. Pneumonie der rechten und eines Theiles der linken Lunge.

Die beiden anderen Thiere B und C am 36. Tage nach der Impfung getödtet.

Thier B Tuberculose des Netzes, der Milz und Leber. Die Lungen, Bronchial- und Halsdrüsen normal.

Thier C. Einige Knötchen in dem Netze. Tuberculose der Milz. Beginnende Tuberculose der Leber. Die anderen Organe makroskopisch normal.

24. 28./I. 1888. Herr S., Militärmusiker (Schadowstr.). Patient ist Soldat und hustet und spuckt bereits seit den letzten Manövern, nachdem, wie es scheint, eine trockene Pleuritis vorausgegangen war. Seit 3 bis 4 Monaten hat Husten und Auswurf bedeutend zugenommen, er magerte stark ab und wurde zusehends schwächer. Patient lebt bei seinen Eltern, deren Wohnung einen reinlichen Eindruck macht. Wie er angiebt, spuckt er nur in den Eimer, nie auf den Boden, und nur anfangs, aber auch da selten in's Taschentuch. Es wurden etwa $1^1/_2$ qm der über seinem Kopfende liegenden tapezirten Wand, geeignete Stellen der Bettstelle und zwei Bilderrahmen mit einem Schwamme abgerieben.

28./I. Drei Thiere injicirt.

31./I. Thier A todt. Oedem der Bauchdecken. Blutig-seröser Erguss in der Bauchhöhle. Peritoneum geröthet. Sehr viel Staub im Netze.

31./I. Thier B todt. Subcutanes Oedem.

Thier C 45 Tage nach der Impfung getödtet. Im grossen Netze 15 bis erbsengrosse verkäste und theilweise erweichte Knoten, sowie eine grosse Anzahl rosenkranzförmig angeordneter, kleiner, heller Knötchen. Am rechten Hoden, sowie an der Nierenkapsel mehrere kleine Knötchen aufsitzend. Tuberculose der Milz und Leber. Retroperitonealdrüsen verkäst. In den Lungen vier kleinste, in der ersten Entwickelung begriffene graue Knötchen. Die Bronchialdrüsen etwas vergrössert.

25. 1./II. 1888. Fr. Auguste S. (Rheinsbergerstr.). Patientin liegt seit November im Bett und hat reichlichen eitrigen Auswurf, den sie grösstentheils auf ein in einem Spucknapfe liegendes und den Rand desselben weit überragendes Papier spuckt (damit man ihn besser in den Hof tragen könne). Die Bettdecke zeigt einige gelbliche Stellen, vermuthlich von Sputum herrührend. Der Mann ist gleichfalls tuberculös. Wohnung ist in hochgradig verwahrlostem Zustande. Geeignete Stellen der Bettlade und ca. $1^1/_2$ qm der blaugestrichenen Wand abgerieben.

Drei Thiere injicirt.

2./II. Thier A todt. Sehr starkes Oedem der Bauchdecken und Extremitäten, ausserdem eine Darmschlinge durch die Einstichöffnung zwischen Musculatur und Cutis getreten und leicht inficirt.

4./II. Thier B todt. Oedem der Bauchdecken.

6./II. Thier C todt. Die Musculatur rings um die Einstichstelle weissgrau infiltrirt. Peritoneum etwas geröthet. Sehr viel Staub im Omentum.

Es folgen nun die Phthisiker, in deren Wohnung die Untersuchung negative Resultate ergab, wo die Verimpfung des Staubes keine Tuberculose bei den Thieren zur Folge hatte.

26. 21./I. 1887. Frau R. a) Patientin liegt in der Küche, seit mehreren Wochen stets zu Bett. Ihren Auswurf entleert sie nur in den Nachttopf. Zu Weihnachten wurde die Wohnung gründlich gesäubert. Die tägliche Reinigung des Zimmers geschieht aus Furcht vor Erkältung nicht durch feuchtes, sondern nur durch trockenes Auskehren. Staub wurde vom Spinde und von einem an der Wand hängenden Bilde mittelst eines Spatels entnommen, dann mit Kleister aufgeschwemmt und einem Thiere injicirt.

Bereits am nächstfolgenden Tage war das Thier in Folge einer acuten Peritonitis zu Grunde gegangen.

b) 16./II. nochmals drei Thieren je 5 ^{grm} der Aufschwemmung eingespritzt.

17./II. Thier B todt. Peritonitis.

17./II. Thier C todt. Der Darm durch die Canüle verletzt. Peritonitis.

Thier A am 40. Tage nach der Impfung getödtet. Am Peritoneum und besonders im grossen Netze sieht man zahlreiche Staubpartikelchen, sowie mehrere bindegewebige Brücken, vom Darm zum Peritoneum ziehend. Knötchen sind nirgends bemerkbar. Milz, Leber und Lunge normal.

27. 21./I. 1887. Frau St. Patientin, früher sehr kräftig, war Krankenwärterin in der Charité. Ihren Mann hat sie an Larynxphthise verloren, nach dessen Tode sie bald selbst erkrankte. Ihre Eltern stehen im Alter von 70 resp. 65 Jahren und sind vollkommen gesund. Beim Beginn ihres Leidens spuckte Patientin auf den Boden, jetzt aber schon seit mehreren Monaten nur noch in den Spucknapf. Staub von einer oberhalb des Schlafsophas hängenden Guitarre, die vor $^3/_4$ Jahren zum letzten Male gereinigt worden war, mit sterilisirtem Spatel entnommen, in 5procentigem sterilisirten Kleister (5 ^{grm}) durch inniges Vermischen suspendirt und einem Thiere eingespritzt.

22./I. war das Thier bereits todt und zeigte sich in der Peritonealhöhle ein reichlicher Bluterguss, der wohl durch eine innere Verletzung hervorgerufen war, was bei der Dicke der benutzten Injectionscanüle nicht zu verwundern ist.

28. a) 15./II. 1887. Herr H., Metallputzer (Hennigsdorferstrasse), 34 Jahre alt. Patient ist seit längerer Zeit lungenleidend, hat nur mässigen Auswurf, den er angeblich nur in den Spucknapf entleert. Staub von verschiedenen Bildern, die dem Bette zunächst hängen, und dem Bettgestelle mit einem Spatel entnommen und in Bouillon aufgeschwemmt. Drei Thiere eingespritzt.

19./II. Thier A todt. Peritonitis.

19./II. Thier B todt. Eine stark entzündete Darmschlinge ist durch die Einstichstelle zwischen Musculatur und Haut getreten.

12./III. Thier C todt. Obduction, sofort nach dem Tode: ein mässiger Erguss in der Bauchhöhle. Das Peritoneum dunkelrothbraun verfärbt.

b) 31./III. 1887. Bei dem gleichen Patienten noch einmal Staub entnommen und mit Bouillon drei Thieren injicirt.

1./IV. Thier D todt. Oedem der Bauchdecken.

2./IV. Thier E todt. Befund wie bei Thier A.

Thier F 38 Tage nach der Impfung getödtet. Staub am Peritoneum im Omentum und im Mesenterium. An der Leber und Milz nichts Pathologisches.

29. 15./II. 1887. Frau E., Wittwe eines vor einem halben Jahre an Tuberculose gestorbenen Mannes. Sie sowohl als ihr zwölfjähriges Kind ist tuberculös. Patientin giebt an, dass ihr Mann wohl ab und zu in's Taschentuch oder auf den Boden gespuckt habe, sie aber und ihr Kind thäten es nicht, weil sie sich ekelten. Die Wohnung ist unsauber gehalten. Staub von verschiedenen Bildern entnommen und drei Thieren injicirt.

16./II. Thier B todt. Peritonitis.

16./II. Thier C todt. Das Netz in die Stichöffnung der Bauchmusculatur eingeklemmt und stark geröthet.

Thier A am 48. Tage nach der Impfung getödtet. Alle Organe normal. Im Netze viel Staub.

30. a) 15./II. 1887. Herr H., 31 Jahre. Patient schon mehrere Jahre lungenleidend, entleert seinen Auswurf in eine kleine Schüssel. Auf den Boden oder in's Taschentuch spuckt er, wie er angiebt, nicht. Das Zimmer wird gewöhnlich trocken ausgefegt. Staub von verschiedenen Bildern entnommen.

28./II. Drei Thiere eingespritzt.

2./III. Thier B todt. Von der Eintrittsstelle ausgehend an der ganzen Bauchdecke, am Halse und den unteren Extremitäten starkes Oedem. Das Peritoneum dunkelroth gefärbt.

2./III. Thier A todt. Peritonitis.

3./III. Thier C todt. Kurz nach der Injection war ein grosser Theil der Flüssigkeit wieder durch die Hautwunde herausgetreten. Die Leiche zeigt geringes Oedem an der Bauchdecke. Ausgesprochene Peritonitis und in der Pleurahöhle eine mässige Menge blutig-seröser Flüssigkeit.

b) 7./III. 1887. Daselbst noch einmal Staub entnommen und wie oben drei Thieren eingespritzt.

Thier D am 35. Tage nach der Injection getödtet. Milz, Leber und alle sonstigen Organe normal. Im grossen Netze, sowie an den Samenbläschen zahlreiche Staubpartikelchen abgelagert.

Thier E am 42. Tage nach der Injection getödtet. Am unteren Leberrande ein suspectes Knötchen, ausserdem drei weitere auf der Leberoberfläche. Milz normal. Staubablagerungen im Netze und am Peritoneum. Weder die mikroskopische Untersuchung der Knötchen ergab Bacillen, noch erwiesen sich dieselben bei der Verimpfung als infectiös.

Thier F am 42. Tage nach der Injection getödtet. Alle Organe normal, bis auf die durch die Injection hervorgerufenen Staubablagerungen in der Bauchhöhle.

31. 15./II. 1887. Frau Hulda R. (Liebenwalderstr.). Patientin ist seit zwei Jahren lungenleidend und spuckt nur in den Nachttopf. Die Wohnung ist sehr einfach eingerichtet, aber reinlich gehalten. Staub wurde mittelst eines sterilisirten Spatels von dem Kopfende des Bettgestelles, das Patientin seit mehreren Wochen benutzt, sowie von zwei in dessen Nähe hängenden Bildern genommen und drei Thieren, in Bouillon aufgeschwemmt, eingespritzt.

1./III. Thier B todt. Am Peritoneum und im grossen Netze sieht man zahlreiche Staubpartikel. Die Magenschleimhaut zeigt sich entzündlich afficirt. Die rechte Lunge besonders in den oberen Partieen pneumonisch verdichtet.

Die beiden anderen Thiere 58 Tage nach der Injection getödtet. Staubablagerungen im Omentum, sonst alle Organe normal.

32. a) 28./II. 1887. Frau T. Patientin, seit zwei Jahren lungenleidend, hat ziemlich reichlichen Auswurf, den sie in den Spucknapf entleert. Wie sie angiebt, spuckt sie nie auf den Boden oder in's Taschentuch. Staub von einer Querleiste ihres Bettes und von den zunächst hängenden Bildern entnommen.

Drei Thiere eingespritzt.

4./III. Thier C todt. Die Bauchdecke und die Extremitäten zeigen geringes Oedem. Das Peritoneum und ein grosser Theil des Darmes stark geröthet. In der Pleurahöhle blutig-seröse Flüssigkeit.

Thier A am 2./III. todt. Obduction am 4./III. Es zeigt sich am Darm eine wohl von der Injection herrührende Verletzung. Der Darm selbst ist mit dem Peritoneum durch leicht zerreissbare Adhäsionen verbunden. Zeichen der traumatischen Peritonitis.

Thier B am 12./III. todt. An der Einstichstelle findet sich unter der Haut ein fast erbsengrosser, nicht bacillenhaltiger Eiterherd. Leber und Darm sind durch zahlreiche Adhäsionen mit den Bauchdecken verwachsen. Die Leber sieht theilweise wie zerfressen aus. Im Pleurasacke eine grosse Menge sero-sanguinulenter Flüssigkeit.

b) 31./III. Noch einmal Staub an denselben Stellen entnommen und zwei Thieren eingespritzt.

Am 23./IV. Thier D todt. Magenwand ausserordentlich leicht zerreissbar. Staub im Netze und am Peritoneum sichtbar, Lunge sehr blutreich und in den oberen Partieen pneumonisch verdichtet, sonst alles normal.

Thier E 43 Tage nach der Injection getödtet. Alle Organe normal. Staub im Omentum abgelagert.

33. 21./III. 1887. Herr R. (Alexanderstr.). Patient seit langer Zeit schon tuberculös, hat derzeit nicht sehr reichlichen Auswurf, den er, wenn er zu Hause ist, stets in den Spucknapf entleert. Patient war fast entrüstet, als ich ihn frug, ob er ab und zu auf den Boden spucke. Auch die Benutzung eines Taschentuches für den Auswurf stellt er in Abrede. Die Bettstelle wurde an geeigneter Stelle und etwa 1 ^{qm} von der Wand mit einem Schwamme abgerieben.

Drei Thiere eingespritzt.

23./III. Thier C todt. Ueber den ganzen Körper ausgebreitetes Oedem.

Thier B am 30./III. todt. Im Peritonealraume ein geringer Erguss. Die, wie es scheint, durch die Injection verletzte Leber zeigt eine ulcerirte, mit Eiter bedeckte Stelle.

Thier A am 25./IV. todt, am 34. Tage nach der Injection. Pneumonie der rechten Lunge. Leber und Milz, sowie die sonstigen Organe normal.

34. a) 21./III. 1887. Herr S., Ingenieur (Moabit). Patient ist seit etwa einem Jahre lungenleidend. In der Familie bisher keine Phthise vorgekommen. Ein Freund von ihm, mit dem er viel verkehrte, an Phthise vor ca. $^3/_4$ Jahren gestorben. Patient spuckte nicht auf den Fussboden (seine Mutter kann es nicht sehen) und auch nicht in's Taschentuch, sondern nur in das Spuckglas. Staub von dem Bette und den zunächst hängenden Photographieen entnommen.

Drei Thiere eingespritzt.

Thier A am 23./III. todt, an den Bauchdecken und den Extremitäten sowie an der Brustmusculatur hochgradiges Oedem. Peritoneum lebhaft geröthet. Im Pleurasacke etwa 5 ^{grm} blutig-seröser Flüssigkeit.

Thier B und C am 45. Tage nach der Injection getödtet. Staub im Omentum und am Peritoneum und bei Thier B auch am Ueberzug der Milz ein aus Staub und Bindegewebe bestehendes kleines Knötchen. Sonst die Organe bei beiden Thieren normal.

b) 31./III. 1887. Bei dem nämlichen Patienten. Schlafzimmer und früheres Schlafcabinet. 1 ^{qm} Wand mit sterilisirtem Schwamme abgerieben.

Zwei Thiere injicirt.

Beide Thiere, 45 Tage nach der Injection getödtet, erwiesen sich in allen Organen normal. (Staubablagerungen im Omentum.)

35. a) 24./III. 1887. Herr L. (Privat-Sanatorium der Herren Dr. Oppenheim und Dr. Pulvermacher). Patient liegt seit 14 Tagen in einem kleinen, reinlich gehaltenen Zimmer. Seinen Auswurf entleert er nur in den Nachttopf oder in den Spucknapf, aber weder auf den Boden noch in's Taschentuch. Staub von zwei Holzleisten nahe am Bette und geeigneten Stellen der Bettlade entnommen und in Bouillon aufgeschwemmt. Zwei Thiere injicirt.

26./IV. Thier A todt. Starkes subcutanes Oedem.

Thier B 40 Tage nach der Injection getödtet. Staub im Omentum. Alle Organe gesund.

b) 24./III. In dem gleichen Zimmer etwa 1 qm der Wand, nahe dem Bette mit sterilisirtem Schwamme abgerieben, in Bouillon ausgewaschen und diese zwei Thieren injicirt.

26./III. Thier C todt. Peritonitis.

Thier D 42 Tage nach der Injection getödtet. Staub im Omentum. Alle Organe normal.

36. 20./IV. 1887. E. (Karlstr.). Mann, Frau und Tochter, sämmtlich Circuskünstler, bewohnen seit drei Monaten das nämliche Zimmer. Mann und Frau sind tuberculös und entleeren ihren ziemlich reichlichen Auswurf in den Spucknapf. Die Wohnung ist unsauber. Der Staub von einer vor directer Verunreinigung geschützten Querleiste des Bettes entnommen.

Zwei Thiere injicirt.

22./IV. Thier A todt. In der Bauch- und Brusthöhle reichlicher seröser Erguss. Das Peritoneum geröthet.

Thier B 58 Tage nach der Injection getödtet. Staub im Omentum. Alle Organe normal.

b) 20./IV. 1887. Ebendaselbst von der Wand, nahe dem Bette und dem Fenster, wo die Frau des Tages über sich gewöhnlich aufhält, Staub mit einem Schwamme entnommen, in Bouillon aufgeschwemmt und zwei Thieren injicirt.

21./IV. Thier C todt. Oedem der Bauchdecken. In der Bauch- und Brusthöhle seröser Erguss.

Thier D 54 Tage nach der Obduction getödtet. Staub im Omentum. Alle Organe normal.

37. 31./XII. 1887. Fräulein Minna K. (Auguststr.), 19 Jahre alt, hustet seit 2 Jahren, hat ausgedehnte Cavernenbildung, besonders auf der

rechten Seite. Patientin wohnt, schläft und kocht in der kleinen, sehr unsauberen Küche. Sie spuckt angeblich nie auf den Boden, sondern nur in den Spucknapf, der auch voll Auswurf ist, und höchstens ausnahmsweise einmal in's Taschentuch. (Das vorgezeigte Taschentuch zeigte zwar die Spuren längeren Gebrauches, jedoch kein getrocknetes Sputum.) Staub wurde von etwa $1^1/_2$ qm der Wand mit einem Schwamme entnommen. Drei Thiere am nämlichen Tage injicirt.

3./I. 1888. Thier A todt, Oedem Peritonitis.

Die beiden anderen Thiere 40 Tage nach der Injection getödtet. Es finden sich verschiedene Staubablagerungen im Peritoneum und einzelne bindegewebige Verbindungsstränge zwischen Peritoneum und Darm, sonst bei beiden Thieren nichts Pathologisches.

38. 25./I. 1888. W. (Tieckstr.). Patient steht seit fünf Wochen wegen tuberculösen Lungenleidens in ärztlicher Behandlung, hat jedoch bereits längere Zeit vorher schon gehustet. Auch seine Schwester leidet seit drei Wochen an Larynxphthise. Seinen Auswurf entleert Patient sowohl wie seine Schwester in ein Wasserglas oder in den Ausguss der Wasserleitung oder in den Nachttopf, angeblich nie auf den Fussboden oder in's Taschentuch. Die Mutter des Patienten, die vor drei Jahren an der Schwindsucht gestorben ist, lag im gleichen Zimmer und bis zu den letzten vier Wochen vor ihrem Tode auch an der gleichen Stelle. Sie spuckte nach Angabe der Schwester in's Glas und in's Taschentuch. Etwa 2 qm der dem Kopfende der Bettlade nächstgelegenen tapezirten Wand mit einem Schwamme abgerieben, sowie Staub von einer geeigneten Stelle der Bettlade entnommen.

25./I. Drei Thieren injicirt.

27./I. Thier A todt. Oedem der Bauchdecke und besonders der linken unteren Extremität.

30./I. Thier B todt. Subcutanes Oedem.

2./II. Thier C todt. In der Leber wurde, wie es scheint, durch die Impfnadel eine Verletzung hervorgerufen mit nachfolgendem ulcerösen Zerfall im Umfange von einem Markstück. Ausserdem rechtsseitige Pneumonie.

Hat die Tuberculose der beiden Geschwister ihren letzten Grund in der sogenannten **Erblichkeit**, oder liegt es nicht auch hier näher, **directe Infection** durch die Mutter, beziehungsweise durch deren vertrocknetes Sputum anzunehmen?

39. 14./I. 1888. Frau Caroline B. (Grenadierstr.). Patientin wohnt seit October in der jetzigen Wohnung, geht wenig aus, hat sehr reichlichen Auswurf, den sie in den Nachttopf oder in den Ausguss

der Wasserleitung entleert. Patientin wohnt und schläft in einer kleinen Küche. Auf den Boden spuckt sie wohl nie oder höchst selten. In's Taschentuch spuckt sie nicht, „da sie nicht das Geld hat, es reinigen zu lassen und selbst dazu zu schwach ist.“ Es wurden ca. 1 bis $1^1/_2$ qm Wand in der Nähe des Bettes mit dem Schwamme abgerieben.

14./I. Drei Thieren injicirt.

16./I. Thier A todt. Die Bauch- und Brustmusculatur trocken und brüchig. Peritoneum geröthet.

17./I. Thier B todt. Oedem der Bauchdecken. Peritonitis. Leber und Milz braun-schwarz verfärbt.

Thier C 37 Tage nach der Injection getödtet. Staub in der Bauchhöhle, besonders im Omentum und im kleinen Becken. Sonst nichts Pathologisches.

40. 28./I. 1888. Herr St. (Reichenbergerstr.). Patient, 38 Jahre alt, früher sehr kräftig und gesund, ist seit einem Jahre Phthisiker. Seine Mutter, 71 Jahre alt, lebt noch. Sein Vater starb durch einen Sturz. Alle seine Geschwister leben und sind gesund. Patient ist verheirathet und hat drei Kinder. Seinen Auswurf entleert er in einen leeren Napf ohne Sand oder Sägespähne, nie aber in's Tuch, noch auf den Boden. Seit der Mann nichts mehr verdient geht die Wirthschaft zurück. Die Frau näht für fremde Leute, und die Ernährung der ganzen Familie ist eine ziemlich ungenügende. Die Wohnung sehr reinlich. Circa $1^1/_2$ qm der tapezirten Wand und geeignete Stellen der Bettlade mit einem Schwamme abgerieben.

28./I. 1888. Drei Thiere injicirt.

31./I. Thier A todt. Unter der Cutis des Bauches Oedem. Die Bauch- und Brustmusculatur sieht zum Theile wie herauspräparirt und macerirt aus und haben sich zwischen Musculatur und Haut grosse Taschen gebildet. An der Einstichstelle ist die Musculatur in dem Umfange eines Markstückes in eine weissgraue, weiche, matsche Masse verwandelt. Sehr viel Staub im Netze.

7./II. Thier B todt. In der Bauchmusculatur an der Einstichstelle eine zwanzigpfennigstückgrosse eitrige Fläche. Das Peritoneum schmutzigbraun verfärbt, von welliger Beschaffenheit und auf demselben dreizackige, ulcerirte Stellen.

8./II. Thier C todt. Jauchige Flüssigkeit im Peritonealraume. Leberoberfläche sieht im Umfange eines Markstückes wie angefressen aus.

41. 28./I. 1888. Frau Pr. (Mariannenplatz), 38 Jahre alt. Patientin ist seit zwei Jahren lungenleidend und zwar trat ihre Krankheit bald nach

der Geburt von Zwillingen ein, von denen das eine Kind an Auszehrung starb, das andere heute noch lebt und relativ kräftig ist. Da ihr Mann als Tischler nur 15 Mark pro Woche verdient, wovon er 12 für das Hauswesen abgiebt, so betrieb die Frau noch ein Geschäft als Leinwandhausirerin, wodurch sie für sich und ihre fünf Kinder das weitere zum Lebensunterhalte Nothwendige erwarb. Seit October vermag die Frau nichts mehr zu verdienen; daher geht die Wirthschaft zurück und ist die Ernährung eine sehr mangelhafte. Zu Hause spuckt Patientin in den mit Sägespähnen gefüllten Napf oder in den Ausguss der Wasserleitung, nie aber auf den Boden oder in's Taschentuch. Letzteres hat sie früher zuweilen, als sie noch hausirte, bei fremden Leuten gethan und deren Luft also mit Bacillen verunreinigt. Circa $1^1/_2$ qm der tapezirten Wand oberhalb des Kopfendes ihres Bettes, sowie geeignete Stellen der Bettlade mit einem Schwamme abgerieben.

Drei Thiere injicirt.

30./I. Sämmtliche Thiere unter den Erscheinungen einer acuten Peritonitis todt. Bei einem derselben fanden sich eitrige Flocken in der Bauchhöhle.

42. 14./I. 1888. Paul T., Buchbinder (Gypsstr.). Er wohnt seit drei Jahren in der nämlichen Wohnung, welche einen zwar ärmlichen, doch wohlthuend reinlichen Eindruck macht. Patient spuckt, wie er sowohl als seine Frau bestimmt versichern, nur in den auf einem Sessel neben seinem Bette stehenden Nachttopf, nie aber auf den Boden oder in's Taschentuch. Während der Mann seit fast drei Jahren lungenleidend ist, soll auch sein fünfjähriges Kind nach Aussage der Aerzte seit längerer Zeit tuberculös sein. Genaues konnte ich darüber nicht ermitteln. Das Küssen des Kindes von seiner Seite und damit die Möglichkeit der Uebertragung stellt Patient nicht in Abrede. 1 bis $1^1/_2$ qm der Wand mit einem Schwamme abgerieben.

14./I. Drei Thiere injicirt.

16./I. Thier A todt. Die ganze Oberfläche der Bauchdecke etwas feucht. An der linken unteren Extremität Oedem. Staub in der Bauchhöhle.

16./I. Thier B todt. Subcutanes Oedem. Peritoneum etwas geröthet. In der Bauchhöhle Staub.

16./I. Thier C todt im Stalle gefunden. Die Bauchhöhle zeigt sich weithin geöffnet, die Eingeweide theilweise herausgefressen. Unter der Cutis etwas Oedem.

43. 18./I. 1888. Briefträger B. (Weinstr.). Patient leidet seit mehreren Jahren an Larynx- und Lungenphthise. Er spuckt in einen Napf, nie

auf den Boden und fast nie in's Taschentuch. Das vorgezeigte Taschentuch zeigte keine Spur von Sputum. Er schläft mit seiner Frau und drei kräftigen Kindern in dem nämlichen Zimmer. Wohnung reinlich gehalten. Staub wurde mit einem Schwamme von einer geschützten Stelle der Bettlade, sowie von circa 2 ^{qm} der dem Bette (Kopfende) und dem Sopha nächstgelegenen tapezirten Wand entnommen.

18./I. Drei Thiere injicirt.

20./I. Thier A todt. Oedem der Bauchdecken. Peritoneum geröthet und bläulichroth gefärbt. Dünndarm inficirt.

21./I. Thier B todt. Oedem. Peritonitis.

3./II. Thier C todt. Geringes Oedem der Bauchdecken. Peritoneum geröthet.

44. 28./I. 1888. Herr L. (alte Jakobstr.). Patient, 26 Jahre alt, wohnt seit vier Monaten zugleich mit drei anderen jungen Leuten (welche bis jetzt gesund sind, von denen aber zwei sehr blass und anämisch aussehen), in einer kleinen Stube. Patient hustet und spuckt sehr viel und zwar entleert er seinen Auswurf in einen Eimer oder, wenn ihm dies zu unbequem ist, auf alte Zeitungen, die er auf den Boden ausbreitet. Auf den blossen Boden zu spucken gestattet die Hausfrau nicht. Tags über, das heisst von 9 bis 4 Uhr, ist Patient gewöhnlich ausser Hause und geht spazieren. Circa $1^1/_2$ ^{qm} der Wand am Kopfende des Bettes und geeignete Stellen der Bettstelle mit einem Schwamme abgerieben.

28./I. Drei Thiere injicirt.

30./I. Thier A todt. Peritonitis.

1./II. Thier B todt. An den Bauchdecken, besonders rechts, starkes Oedem. An der Einstichöffnung die Musculatur weissgrau infiltrirt. Das Peritoneum etwas geröthet. Die Leber und Milz mit eitrig-fibrinöser Auflagerung versehen. Die Milz etwas vergrössert und rothblau-braun verfärbt. Das Netz normal. Die Bronchialdrüsen mehr als das Doppelte vergrössert, die einen verkäst, die anderen bereits erweicht. In der Lunge zeigen sich einige wenige, sehr kleine Tuberkeln; ausserdem aber in der Nähe der rechten Spitze ein etwa erbsengrosser, eitrig-käsiger Herd. Sonst nichts Pathologisches.

Thier C 40 Tage nach der Injection getödtet. In allen Organen gesund.

Sehen wir ganz davon ab, dass das Thier B, da es vier Tage nach der Injection starb, die vorhandenen tuberculösen Veränderungen unmöglich dem injicirten Staube zu verdanken haben kann, so hätte man, falls der Tod auch vier oder sechs Wochen nach der Infection unter den gleichen Erscheinungen eingetreten wäre, eine Infection durch den Staub in Folge des Obductionsbefundes absolut ausschliessen müssen; denn nirgends ist in der Bauchhöhle eine Drüse geschwollen oder gar verkäst, im Omentum sind keine Knoten zu bemerken, auch die Drüse am Leberhilus, die sonst fast stets vergrössert ist, ist noch normal, nur die Milz zeigt eine charakteristische Veränderung. Hingegen beweist die Verkäsung und Erweichung der Bronchialdrüsen und insbesondere der grosse weit vorgeschrittene tuberculöse Herd in der Lunge, dass ganz unzweifelhaft hier das Tuberkelvirus in den Körper eingetreten sei.

Dieser Fall ist um so bemerkenswerther, als das Thier frisch angekauft war und somit nicht im Stalle des Institutes, sondern vorher schon die spontane Inhalationstuberculose acquirirt hatte. Leider konnte ich über die Provenienz des Thieres nichts Näheres feststellen. Auffallendes bietet hier übrigens eine spontane Infection nicht so sehr, wenn man berücksichtigt, dass die Händler die Thiere nur zum Theile selbst züchten und ab und zu von Familien aufkaufen, von denen Meerschweinchen einem alten Volksglauben gemäss als antirheumatisches Mittel in den Wohnräumen gehalten werden, somit eine spontane Infection bei der Verbreitung der Tuberculose hin und wieder vorkommen kann. Uebrigens ist unter nahezu zweitausend Meerschweinchen, welche ich im Laufe der letzten vier Jahre verbrauchte, dies erst der vierte Fall einer ausserhalb des Institutes acquirirten Spontantuberculose.

45. 1./II. 1888. Frau Bertha Sch. (Veteranenstr.). Patientin hustet seit $^1/_4$ Jahr, hatte anfangs wenig Auswurf, der aber seit 12 Tagen an Menge sehr zugenommen hat und den sie in den mit Sand gefüllten Napf entleert. Angeblich spuckt sie nie in's Tuch oder auf den Boden. Die Wohnung ist nicht besonders reinlich gehalten. Seit sie nichts zu verdienen vermag, ist sie und ihr Kind in der Ernährung zurückgegangen. Geeignete Stellen der Bettleisten, sowie $1^1/_2$ ^{qm} der blaugetünchten Wand, nächst dem Kopfende des Bettes, mit einem Schwamme abgerieben.

1./II. Drei Thiere injicirt.

Die drei Thiere 42 Tage nach der Injection getödtet. Ausser zahlreichen Staubablagerungen im Peritoneum, im Netze, am Darm und den Samenbläschen, sowie kleinen bindegewebigen Strängen, resp. Pseudomembranen, nichts Pathologisches.

46. 1./II. 1888. Herr J. (Bergstr.). Seit sechs Monaten ist Patient lungenleidend und hatte wiederholt Hämoptoë. In der letzten Zeit zunehmende Macies. Patient spuckt weder in's Tuch noch auf den Boden, sondern nur in den mit Sand gefüllten Napf; hat übrigens sehr reichlichen Auswurf. Er schläft mit seiner Frau in einem

Zimmer. Die Wohnung ist unsauber gehalten. Geeignete Stellen der Bettleisten, sowie 1 qm der blau getünchten Wand mit einem Schwamme abgerieben.

1./II. Drei Thiere injicirt.

3./II. Thier A todt. Das Peritoneum schmutzig grau verfärbt. Leber und Milz schwarzblau. Das Thier, welches gestern noch am Leben war, zeigt bereits beginnende Fäulniss.

7./II. Thier B todt. An der Peritonealseite der Bauchdecke mehrere kleine Eiterherde. Die Leber, wie es scheint, durch die Injectionscanüle verletzt und im weiteren Umfange ulcerirt. Der Darm theilweise mit dem Peritoneum verklebt. Die Milz mit dünnem, gelbgrauem Belage überzogen.

Thier C 42 Tage nach der Injection getödtet. Staub an verschiedenen Stellen des Peritoneums abgelagert, sonst nichts Pathologisches.

47. 2./II. 1888. Herr N. (Rathenowerstr.). Patient ist seit elf Monaten lungenleidend. Seit Herbst fühlt er entschiedene Verschlimmerung. Seine Mutter starb vor sechs, sein Vater vor fünf Jahren, seine Schwester, die von seiner Frau gepflegt wurde, vor zwei Jahren an Lungenschwindsucht. Seine Frau duldet absolut nicht, dass er in's Taschentuch oder, falls er zu Hause ist, auf den Boden spuckt. Dieselbe ist übrigens auch lungenleidend und entleert gleichfalls ihren Auswurf nur in den mit Sand gefüllten Napf. Das Kind ist gesund. Geeignete Stellen der Bettlade und circa $1^1/_2$ qm der tapezirten Wand in der Nähe des Bettes entnommen.

2./II. Drei Thiere injicirt.

7./II. Thier A todt. Durch die Einstichstelle trat eine Darmschlinge zwischen Musculatur und Cutis und zeigt beginnende Entzündung. Im Omentum sehr viel Staub. (Sehr kleines Thier.)

Die beiden anderen Thiere wurden 40 Tage nach der Injection getödtet. Mit Ausnahme der Staubablagerungen an verschiedenen Stellen der Bauchhöhle (der Staub hat sich besonders bei einem Thiere zu einem dicken Knollen geballt), nichts Pathologisches.

Obgleich sich hier nicht mit Sicherheit ermitteln liess, ob die Eltern und die Schwester mit ihrem Sputum unvorsichtig waren (die Frau gab an, dass sie wohl (?) in's Taschentuch gespuckt hätten), so ist doch auch hier **eine Ansteckung der Schwester durch Mutter oder Vater, des Bruders und seiner Frau durch die** von letzterer gepflegte **Schwester** mindestens sehr wahrscheinlich, während das Kind bei der jetzt herrschenden Vorsicht als kaum erheblich gefährdet zu betrachten ist.

Wir müssen übrigens bei dieser Gelegenheit uns auch vergegenwärtigen, dass je mehr Familienglieder vorher weggestorben sind, um so mehr die Nachfolgenden sich an einander anschliessen und auf ihre gegenseitige Pflege angewiesen sind, so dass die Gefahr der Ansteckung für sie immer mehr wächst und immer neue Opfer in ihren Kreis hereinzieht.

48. 31./XII. 1887. Richard K. (Schreiber), 22 Jahre alt. Hustet seit zwei Jahren. Sein Vater, dessen Leiden seiner Natur nach unbekannt ist, soll seit 15 bis 18 Jahren husten. Patient ist viel zu Hause, spuckt für gewöhnlich in den Napf, ab und zu jedoch, wenn er zu matt ist, auch auf den grösstentheils mit einem Teppiche bedeckten Fussboden, in welchem Falle er aber sein Stutum, wie er zu seiner Entschuldigung gewissermassen hinzufügt, immer ordentlich austritt, „weil er so etwas nicht sehen kann". Es schläft mit einer 20jährigen und einer 14jährigen Schwester in einem Zimmer, beide letztere in einem Bett. Das Zimmer macht im ganzen einen zwar ärmlichen, jedoch sehr reinlichen Eindruck. Von der über seinem Bette gelegenen Wand (1 ^{qm}), sowie von einer daselbst befindlichen Gypsstatuette Staub mit dem Schwamme entnommen.

31./XII. Drei Thiere injicirt.

10./I. Thier A todt. Auf der Leber eine $1^1/_2$ ^{mm} dicke, gelbgraue Auflagerung, die sich im Ganzen abziehen lässt. Der Dickdarm zum Theil an der Bauchdecke adhärent.

Die beiden anderen Thiere 40 Tage nach der Injection getödtet. Einige dünne, bindegewebige Stränge von den Bauchorganen zum Peritoneum. Staub besonders im Omentum. Sonst nichts Pathologisches.

Der Umstand, dass Patient nur ab und zu auf den Boden spuckt, hat wohl in Verbindung mit der von der Mutter geübten Reinlichkeit eine Verbreitung der Tuberkelbacillen gehindert.

49. 4./II. 1888. Herr St. (Greifswalderstr.). Patient liegt seit sechs Wochen zu Bette und spuckt seitdem in den Napf mit Sand. Vorher, als er arbeitete (aber wenig zu Hause war), spuckte er wohl ab und zu auf den Boden, besonders Nachts, wenn er zu bequem war, den Napf hervorzuholen. Seine Frau und seine zwei Kinder sind gesund. Die Wohnung ist reinlich gehalten. Circa $^1/_2$ ^{qm} von der dem Bette zunächst gelegenen Wand abgerieben.

Drei Thiere injicirt.

38 Tage nach der Injection werden die drei Thiere getödtet und erweisen sich in allen Organen gesund. Es ist nicht ausgeschlossen, dass der Nachts öfters auf den Boden entleerte Auswurf (bei Tage war Patient früher selten zu Hause) Morgens noch feucht war und dann bei der auch sonst in der Wohnung herrschenden Reinlichkeit ganz oder doch zum grössten Theil entfernt wurde, womit sich das negative Resultat der Untersuchung erklärt.

50. 31./XII. 1887. Adolf Gr., 22 Jahre. Wohnt seit fünf Tagen erst in seinem jetzigen Zimmer. Patient ist Tags über nicht zu Hause, sondern in Arbeit und spuckt Nachts und Morgens seinen Auswurf auf den Fussboden vor seinem Bette, so dass, wie mir sein Hauswirth erzählte, in der Frühe vor seinem Bette eine grosse Lake ist. Ich rieb etwa $2^1/_2$ qm Wand über dem Kopfende des Bettes ab.

Drei Thiere injicirt.

2./I. 1888. Thier A todt. Oedem der Bauchdecken. In der Bauchhöhle eine nicht unbeträchtliche Menge Mageninhaltes, wie es scheint, durch eine postmortale Verletzung, da sich nirgends eine entzündliche Reaction bemerkbar macht.

29./I. Thier B todt, 30 Tage nach der Impfung. Ein Theil des Dünndarmes und Netzes ist durch neugebildete Membranen wie in einen festen Sack eingehüllt, der an einzelnen Stellen durch Staubmassen dunkel gefärbt ist. Von der Einstichstelle geht zum Dünndarm ein theilweise mit Staubmassen durchsetzter, bindegewebiger Strang.

Thier C 40 Tage nach der Injection getödtet. Staub in der Bauchhöhle, sonst nichts Pathologisches. — Das negative Resultat findet vielleicht darin seinen Grund, dass Patient, abgesehen davon, dass er erst fünf Tage in dem betreffenden Zimmer wohnt, nur Morgens und Nachts sich dort aufhält und vom Bette aus wohl auf eine und dieselbe, ihm bequemste Stelle spuckt, der Auswurf, die Lake, daher nicht zum Auftrocknen kommt, auch nicht ausgetreten, sondern Morgens bei der Reinigung wieder entfernt wird.

Einige wenige Bacillen mögen aber immerhin auch der Untersuchung entgangen sein.

51. 5./XI. 1887. Herr B. (Steinmetzstr.), seit $^3/_4$ Jahren hier, hatte früher in Ober-Schlesien ein Schnittwaarengeschäft und war in guten Verhältnissen, kam dann in seiner Vermögenslage herunter und verdient nun sein Brod als Musiker. Patient ist verheirathet und hat zwei Kinder. Seit $^3/_4$ Jahren hat er dieselbe Wohnung inne und spuckt manchmal auf die Erde und in's Taschentuch. Des Tags über ist er vielfach ausser dem Hause. Die Wohnung ist sehr ärmlich eingerichtet und lässt vor allem Reinlichkeit vermissen. Ich entnahm mit feuchtem Schwamme, mit dem ich zuerst etwa 1 qm der getünchten Wand abgerieben hatte, noch eine ziemliche Quantität Staub von den Querleisten des Bettes.

Am gleichen Tage drei Thiere injicirt.

Am 7./XI. Thier A todt; das subcutane Bindegewebe, sowie die Lunge zeigt starkes Emphysem.

Am 8./XI. Thier B todt. Rings um die Einstichstelle ist die Musculatur etwa zehnpfennigstückgross weissgrau infiltrirt. Die Lungen pneumonisch verdichtet.

Thier C 37 Tage nach der Injection getödtet. Von der Einstichstelle am Peritoneum geht zum Omentum eine bindegewebige, dünne Brücke. Im Omentum reichliche Staubablagerungen; sonst alles normal.

Der Umstand, dass der Nachweis der Bacillen hier nicht gelang, lässt sich wohl darauf zurückführen, dass ich den Staub vom Bette und der nächstgelegenen Wand (in der hinteren Ecke des Zimmers) entnahm, wo der Patient sich stets nur Nachts über aufhielt, während er den Tag, wie er angiebt, vielfach ausser dem Hause zubringt. Es spricht dieser Fall dafür, dass der **Infectionskreis,** den ein unreinlicher Phthisiker bildet, besondere Verhältnisse ausgenommen, nur ein beschränkter ist, wie dies auch aus anderen Versuchen hervorgeht.

52. 6./I. 1888. Fräulein M., früher Buffetdame, jetzt Wohnungsvermietherin (Auguststr.). Patientin, welche schon seit längerer Zeit lungenleidend ist, wohnt, schläft und kocht in der kleinen Küche. Sie entleert ihren reichlichen Auswurf theils in den Napf, theils in's Taschentuch und in's Handtuch, welch' letztere vollkommen nass und von Sputum durchtränkt sind und ihren ständigen Platz in der Sophaecke haben. Auf den Boden spuckt sie nicht. Die Patientin sowohl als ihre Küche sind äusserst reinlich gehalten. Ich rieb mit einem Schwamme $1^1/_2$ qm von der Wand ab.

7./I. Drei Thiere injicirt.

9./I. Thier A todt. Bauchdecken etwas feucht. Musculatur leicht zerreisslich und wie macerirt. Peritoneum dunkelroth gefärbt.

13./II. Die beiden anderen Thiere 37 Tage nach der Injection getödtet. Sehr viel Staub in der Bauchhöhle abgelagert, der sich besonders bei einem Thiere zu grossen Klumpen in bindegewebiger Hülle zusammengeballt hat. Sonst nichts Pathologisches.

Der negative Ausfall der Untersuchung, trotzdem Patientin in das Taschentuch und Handtuch spuckt, erklärt sich vielleicht daraus, dass, wie ich erinnere, das benützte Handtuch vollkommen nass war, es also zu einer Eintrocknung gar nicht kam. Ausserdem wird die ausserordentliche Reinlichkeit, die bei der Patientin herrscht, immerhin auch zur Verminderung der Gefahr beigetragen haben.

53. 18./I. Herr O., Ingenieur (Klopstockstr.). Patient entleert täglich (nach seiner Wägung) ca. $^1/_2$ Pfund Auswurf und zwar in den leeren Spucknapf, ohne Sägespähne und Sand, nur manchmal, wenn er auswärts ist, in's Taschentuch. Meistens ist er jedoch zu Hause. Die

Wohnung ist sehr reinlich gehalten. Während über die Natur seines Leidens kein Zweifel herrschen kann und sein Auswurf auch früher Bacillen enthalten haben soll, konnte ich in neun Präparaten keine Tuberkelbacillen finden. Es wurden etwa $1^1/_2$ qm der Wand (Oelanstrich) in der Nähe des Schlafsophas, auf dem sich Patient auch Tags über gewöhnlich aufhält, mit einem Schwamme abgerieben.

18./I. Drei Thiere injicirt.

20./I. Thier A todt. Die Epidermis und die Haare lösen sich besonders an der Bauchdecke in Stücken von der Cutis ab. Die Bauch- und Brustmusculatur, vorzugsweise auf der linken Seite, faulig zerreisslich. Zwischen Cutis und der Musculatur des Bauches eine grössere, mit jauchiger Flüssigkeit angefüllte Tasche.

Die beiden anderen Thiere 40 Tage nach der Injection getödtet. Staub im Omentum und Peritoneum. Sonst nichts Pathologisches.

Obwohl dieser Patient, wie er angiebt, manchmal in's Taschentuch spuckt, also die Gelegenheit zur Verstäubung gegeben wäre, wurden die geimpften Thiere doch nicht tuberculös. Die Erklärung hierfür giebt sich zwanglos aus der oben bemerkten Thatsache, dass ich in neun Präparaten keinen Bacillus gefunden habe. Wie es scheint, hat also der Auswurf derzeit (und vielleicht schon längere Zeit) überhaupt keine Bacillen oder aber jedenfalls eine relativ geringe Menge gehabt. Damit ist auch die Möglichkeit der Infection, besonders wenn man die sonst in der Wohnung herrschende Reinlichkeit, sowie den Umstand in Rechnung zieht, dass Patient nur selten in das Tuch spuckt (nur auswärts), eine sehr beschränkte.

Es mögen hier aus einer grossen Anzahl von Fällen noch einige Platz finden, wo die Untersuchung der Wohnung unterblieb, sei es, dass bei grosser Vorsicht der Patienten mit ihrem Auswurfe eine Infectionsgefahr nicht anzunehmen war, oder aus anderen Gründen.

27./X. 1887. Robert W., Ruheplatzstr., $58^1/_2$ Jahre alt. Patient hustet seit längerer Zeit sehr viel und hat reichliche Secretion, spuckt aber weder auf den Fussboden, noch in's Taschentuch, weil seine Frau und Tochter es absolut nicht leiden, sondern er verschluckt alles. Die Benutzung eines Spucknapfes war ihm bisher zu umständlich.

27./X. 1887. Z. spuckt alles in's Glas. Sehr ärmliche Verhältnisse; aber reinlich.

28./X. 1887. Clara P., Chausseestr. Spuckt alles in's Glas, nie auf den Boden oder in's Tuch.

28./X. 1887. Frau K., Pankstr. Sehr reinlich. Phthisika seit 4 Jahren. Die Krankheit scheint sich dem Exitus zu nähern. Patientin, welche noch ausser Bett ist, hält sich ausserordentlich reinlich und hat sowohl in der Küche, wie im Zimmer ihr eigenes Glas, in das sie spuckt. Sie benutzt weder ein Taschentuch dazu, noch spuckt sie auf den Boden.

28./X. 1887. Herr K., Reinickendorferstr. Hustet und spuckt sehr viel, entleert jedoch den ganzen Auswurf in den Ausguss der Wasserleitung, der sich in der von ihm zugleich als Wohn- und Schlafraum benutzten Küche befindet. Patient klagt besonders, dass, seitdem er nichts verdienen kann, seine Ernährung eine sehr ungenügende ist.

30./X. 1887. R., Reichenbergerstr. Patient, der seit Wochen das Bett hütet, hat reichlichen Auswurf, spuckt alles in das Glas. Auch ein Tuch zum Abwischen des Mundes benutzt er nicht. (Nichts entnommen.)

30./X. 1887. Marie M., Dienstmädchen, 22 Jahre alt, ist seit einem Jahre lungenleidend, jedoch in Ausübung ihres Dienstes nicht behindert. Sie hustet wenig, wirft auch nicht sehr viel aus und zwar entleert sie ihr Sputum grössten Theils in den Spucknapf und vielfach auch in ihr Taschentuch, wie ich mich an einem vorgelegten Tuche überzeugte. Von einer Untersuchung ihrer Wohnung, resp. der ihrer Herrschaft, musste ich aus naheliegenden Gründen absehen, da die Patientin die Kündigung ihres Dienstes befürchtete. Da **Patientin wenig hustet, mag ihre Herrschaft keine Ahnung** haben, wie sehr sie durch den in's Taschentuch geworfenen **Auswurf** ihres **Dienstmädchens stets gefährdet** ist.

Wie oft wird auf diese Weise die Tuberculose in eine bisher gesunde oder auch „hereditär belastete" Familie getragen werden und dann in letzterem Falle der Heredität die Schuld gegeben.

30./X. 1887. Herr B., Pücklerstr. Patient hustet seit mehreren Jahren, erst die letzten Monate ist er nicht mehr im Stande auszugehen. Seinen reichlichen Auswurf entleert Patient stets nur in das Spuckglas oder in den Ausguss der Wasserleitung, nie aber auf den Boden oder in's Taschentuch, was auch seine resolute Frau auf's Entschiedenste bestätigt. Die Wohnungsverhältnisse sind ärmlich.

5./XI. 1887. Herr X., pensionirter Beamter, leidet seit mehreren Jahren an Phthise, spuckt aber stets nur in den Spucknapf. Seit einigen Monaten hustet auch seine früher kräftige Frau und leidet angeblich an Spitzen-Catarrh, (war also möglicher Weise durch ihn inficirt worden.) Während ich mich mit ihm unterhielt, wurde er von einem heftigen Husten befallen und expectorirte in den nächststehenden Spucknapf. Patient trug einen überhängenden Schnurr- und einen kräftigen Vollbart, und ich merkte, als ich mit ihm weiter sprach, dass ein nicht unbeträchtlicher Theil seines Sputums, von ihm unbemerkt, in seinem Barte zurückgeblieben war. Reinigte er nun auch später den Bart mit dem Tuche, so bleibt immer so viel zurück, dass eine Verstäubung und Infection Anderer nicht ausgeschlossen ist, um so mehr, wenn man die Häufigkeit und stete Wiederholung derartiger Vorfälle in Rechnung zieht. Eine Untersuchung der Wohnung war aus manchen Gründen unthunlich.

31./XII. 1887. L., Phthisiker, ist verheirathet. Wie die Anamnese ergab, ist Patient den Tag über nicht zu Hause. Hat besonders Morgens sehr viel Auswurf, entleert denselben aber stets in den Nachttopf. Eine Infectionsmöglichkeit schien also in dieser Wohnung nicht vorzuliegen.

28./I. 1888. Herr B., Krausenstr. Mutter vor vier Jahren, Vater vor drei Jahren an Schwindsucht gestorben. Patient selbst seit drei Jahren lungenleidend. Er spuckt viel in's Taschentuch und in den Napf und schläft mit seiner Frau in einem Zimmer. Als ich ihn frug, ob auch seine Eltern in's Taschentuch gespuckt haben, meinte er: „Na natürlich, wo denn sonst hin." Eine Untersuchung des Zimmers liess mich Patient nicht vornehmen, „da das nicht nothwendig sei."

1./XII. Rosa B., Pallisadenstr. Leidet an Lungentuberculose mit Cavernenbildung. Patientin spuckt aber fast gar nicht, sondern verschluckt, wie es scheint, alles. (Nichts entnommen.)

1./II. 1888. Frl. Anna E., Jägerstr. Patientin, seit längerer Zeit hals- und lungenleidend, hustet wohl viel, spuckt aber sehr wenig und zwar alles in den Napf. — Von einer Untersuchung der Wohnung habe ich abgesehen.

Poliklinik A.

1. 14./III. 1887. Untersuchungszimmer. Von einem kleinen, an der Wand angebrachten Holzkästchen, sowie von einer Holzleiste im laryngoskopischen Zimmer den dort abgesetzten Staub entnommen und in Bouillon aufgeschwemmt.

Drei Thiere injicirt.

16./III. Thier A todt. Peritonitis.

Die beiden anderen Thiere 40 Tage nach der Injection getödtet. Staub an verschiedenen Stellen des Peritoneums, besonders im Omentum. Alle Organe normal.

2. a) 29./III. 1887. Im Wartezimmer der männlichen internen Poliklinik etwa $1^1/_2$ qm der Wand mit einem Schwamme abgerieben, denselben in Bouillon ausgewaschen und diese drei Thieren injicirt.

30./III. Sämmtliche drei Thiere todt und zwar, wie der Obductionsbefund ergab, in Folge von Peritonitis. Eines der Thiere, das kleinste, zeigte ausserdem noch eine Einklemmung des in den Stichkanal der Bauchmusculatur eingetretenen Darmes.

b) Ein anderer Schwamm, mit welchem daselbst 1 qm Wand abgerieben war, wie oben ausgewaschen und am 31./III. weiteren zwei Thieren injicirt.

1./IV. Thier B todt. In der Bauchhöhle geringe Menge schmutzig trüber Flüssigkeit. Peritoneum stark geröthet.

Thier A 60 Tage nach der Injection getödtet. Alle Organe normal. In der Bauchhöhle an verschiedenen Stellen Staubablagerungen.

Poliklinik B.

1./XI. 1887. Wartezimmer für Männer etwa $1^1/_2$ qm der mit Oelanstrich versehenen Wand in der Höhe der Kleiderhängen in der Nähe des Spucknapfes mit einem Schwamme abgerieben.

Der Spucknapf selbst war mit Sand gefüllt und die nächste Umgegend desselben durch Sputum verunreinigt. Die Poliklinik wurde täglich ausgekehrt, aber seit 10 Tagen nicht nass gewischt.

Drei Thiere injicirt.

Alle drei Thiere 50 Tage nach der Injection getödtet. Mit Ausnahme von Staubablagerungen in der Bauchhöhle (auch an den Samenbläschen) nichts Pathologisches bemerkbar.

In beiden **Polikliniken** gehen täglich mindestens fünf bis zehn Phthisiker aus und ein und warten $^1/_2$ bis 1 Stunde, und gleichwohl fand sich da an der Wand kein Tuberkelbacillus: ein — für's Erste auffallendes Resultat, und doch ganz natürlich, wenn wir nur endlich von dem Gedanken uns loslösen, als ob die Respirationsluft des Phthisikers (s. S. 95 bis 97) bacillenhaltig und gefährlich sei.

Die Phthisiker husten in der Poliklinik, sie spucken auch, aber sie spucken des Arztes und der anderen Patienten wegen meist nicht, wie zu Hause, auf den Fussboden des Zimmers, sondern in den Spucknapf. Geht da auch ab und zu etwas seitwärts, so ist doch nicht leicht Gelegenheit gegeben, da der Spucknapf meist in der Ecke oder zwischen zwei Bänken etc. steht, das auf dem Boden befindliche Sputum auszutreten und mit den Füssen zu zerreiben, zu pulverisiren. Darum kann man auch jahrelang eine stark frequentirte Poliklinik halten und braucht deshalb noch lange nicht entweder selbst inficirt zu werden oder — die Gefährlichkeit des Sputums zu leugnen.

Uebrigens liegt mir ferne, etwa die Möglichkeit der Infection in solchen Wartezimmern zu leugnen, sie kann stattfinden, und findet auch wohl statt, besonders wenn die Taschentücher fleissig als Spuckreservoir benutzt werden — und was die Hauptsache ist, sie könnte vermieden werden, wenn man die Leute mündlich und durch gedruckte Anschläge anhielte, ausschliesslich die reichlichst aufzustellenden Spucknäpfe zu benutzen.

Inhalationssaal von Dr. Asch und Kastan.

14./III. 1887. Bei dem vielfach bestehenden Brauche, Brust- und Halsleidende anstatt der etwas ermüdenden Anwendung kleiner Inhalationsapparate auf bequeme Weise und für längere Zeit eine mit dem gewünschten Heilmittel imprägnirte Luft in einem grösseren Zimmer oder Saale athmen zu lassen, erschien es wünschenswerth, einen solchen Inhalationssaal auf das Vorkommen von Tuberkelbacillen zu untersuchen. Tragen doch viele Aerzte Bedenken, ihre Patienten, besonders Nichtphthisiker in solche von Phthisikern unvermeidlich frequentirte Säle zu schicken, in der Besorgniss, es möchte darin eine Ansteckung vermittelt werden. Diese Frage bildete bereits einmal den Gegenstand einer Erörterung in einer Pariser medicinischen Gesellschaft, wonach die Existenz derartiger Inhalationssäle sich vom hygienischen Standpunkte aus nicht billigen liesse. Einige

Zeit darauf machte Nicolas[1] eine diesbezügliche Untersuchung in den Sälen von Mont-Dore, indem er das Condensationswasser der Luft daselbst theils zu Culturen, theils zu Impfungen auf Meerschweinchen verwendete. In beiden Fällen (der Culturversuch ist allerdings nicht beweisend) gelangte er zu negativen Resultaten und schloss daraus die Ungefährlichkeit der Inhalationssäle für die Verbreitung der Tuberculose.

Gleichwohl steht heute noch ein grösserer Theil der Aerzte der Benutzung solcher Anstalten mit Misstrauen gegenüber, umsomehr, als es bisher ja auch nicht gelungen war, den Tuberkelbacillus da nachzuweisen, wo er sicher vorauszusetzen war.

Daher entschloss ich mich, auch diese Verhältnisse genauer zu prüfen.

Ich entnahm in dem erwähnten Inhalationssaale von einer Holzleiste über der den Inhalationsapparaten zunächst gelegenen Thür Staub und injicirte denselben in Bouillon aufgeschwemmt drei Thieren.

16./III. Thier B todt. Acute Peritonitis. Thier A und C 42 Tage nach der Injection getödtet. Staubablagerungen an verschiedenen Stellen des Peritoneums. Alle Organe frei von Tuberculose.

Es würde mir natürlich nicht einfallen, auf Grund zweier Untersuchungen (der vorliegenden, sowie der directen Luftentnahme, s. S. 81), so sehr sie in Betracht gezogen werden müssen, eine prophylaktisch so wichtige Frage als gelöst zu betrachten, wenn ihre Resultate nicht vollkommen Hand in Hand gingen mit den physikalischen Gesetzen und den Vorstellungen, die wir uns von den fraglichen Verhältnissen zu bilden haben.

Bekanntlich scheiden sich die **Inhalationssäle** in zweierlei Hauptgruppen: solche, in denen jeder Patient vor einem meist mit Glas ausgeschlagenen Raume sitzt, in dem durch einen Apparat ein breiter Zerstäubungskegel von medicamentöser Flüssigkeit gebildet wird, sowie solche, in deren Mitte grosse Zerstäubungsapparate stehen und die Leute sich ungenirt bewegen können, und im Sitzen oder Auf- und Abgehen die mit dem zerstäubten Heilmittel geschwängerte Luft inhaliren.

Bezüglich der ersteren Einrichtung wird schon das einfachste physikalische Raisonnement uns überzeugen, dass der Patient, wenn er auch noch so hochgradiger Phthisiker ist, und, durch die Inhalation angeregt, noch so reichlichen, bacillenhaltigen Auswurf aushustet, doch für seinen Nachbarn so gut wie ungefährlich ist, denn für Aufnahme des Auswurfes ist durch ein Spuckreservoir gesorgt, während die durch heftige Hustenstösse etwa herausgerissenen Sputumpartikelchen theils an die Glaswand, an der sie hängen bleiben und unschädlich sind, geschleudert, theils durch

---

[1] La contagion de la tuberculose et les salles d'inhalation du Mont Dore par le Dr. Nicolas. *Union méd.* 12 juin 1886. p. 966. *Revue d'Hygiene.* 1886. p. 878.

den dichten Zerstäubungskegel niedergeschlagen werden. Es ist also unbegreiflich, wie man hier von der Möglichkeit einer Infection sprechen kann, wenn man sich erinnert, dass die Athmungsluft nie bacillenhaltig ist (s. S. 95—97).

Aber auch in den anders eingerichteten Sälen ist gerade durch den dichten Zerstäubungsmantel, in den der Patient förmlich eingehüllt wird und der immer nach dem Boden sich senkt und immer neuen Flüssigkeitstheilchen Platz macht, die Gefahr der Uebertragung auszuschliessen. Natürlich wird man in gut und sachverständig geleiteten Etablissements Sorge dafür tragen, dass für **jeden Patienten ein Spucknapf** zur Verfügung stehe, damit es ihm möglichst bequem gemacht werde, denselben wirklich zu benutzen, und er nicht gezwungen ist, den Auswurf auf den Boden zu werfen, ferner wird man auch darüber strenge Controle üben müssen. Aber selbst wenn ausnahmsweise das Verbot, auf den Boden zu spucken, missachtet würde, ist der Inhalationssaal der einzige Ort, wo es (abgesehen von etwaiger Verunreinigung der Stiefel und Verschleppung der Infectionskeime durch dieselben) ohne allzugrosse Gefahr für die Umgebung geschehen kann, weil in diesen Sälen stets zur Zeit der Benutzung der Boden mindestens so weit angefeuchtet ist, dass eine Vertrocknung und Staubaufwirbelung unmöglich ist.

Ohne hier auf den Werth der Inhalationen einzugehen, will ich also nur betonen, dass wir auch vom streng contagionistischen Standpunkt auf Grund obiger Versuche und physikalischer Ueberlegung unbesorgt Phthisiker und Nichtphthisiker in die Inhalationssäle schicken können, ohne irgend eine Gefahr für unsere Patienten besorgen zu müssen.

7./IV. 1887. Lupuskranke. Dr. Lassar's Privatheilanstalt für Hautkranke. In dem Zimmer zweier Lupuskranken Staub von den Bettladen derselben entnommen und von der Wand ca. 1 ^{qm} mit sterilisirtem Schwamme abgerieben und in Bouillon zwei Thieren injicirt.

25./IV. Thier A todt. Rechtsseitige Pneumonie; Staubablagerung in der Bauchhöhle, sonst alles normal.

Thier B 50 Tage nach der Injection getödtet. Staub im Omentum und an sonstigen Stellen des Peritoneums abgelagert. Alle Organe normal.

1. 24./III. 1887. Waisenhaus, in welchem sehr viele Kinder scrophulös sind. Im Schlafsaal die Querleisten mehrerer Betten, sowie die Thürleisten mit einem Schwamme abgerieben.

Zwei Thiere injicirt.

28./III. Thier A todt. An der Bauchdecke ödematöse, sulzige Masse, die sich bis in die Extremitäten erstreckt. Das Peritoneum und grosse Netz hochgradig geröthet. In der Pleurahöhle sero-sanguinulenter Erguss.

Thier B am 24./IV. todt, 34 Tage nach der Impfung. Das Thier zeigt schon beginnende Fäulniss. Pneumonie. Unterleibsorgane gesund (Netz ganz frei).

2. a) Im gleichen Waisenhaus auch Staub in dem Schulzimmer entnommen.

Zwei Thiere injicirt.

25./III. Thier B todt. Injection und Röthung des Peritoneums.

26./III. Thier A todt. Peritonitis.

b) 7./IV. Nochmals von dem gleichen Staub zwei Thieren injicirt.

9./IV. Thier A todt. Peritoneum stark geröthet; der Staub hat sich besonders im grossen Netze und im Mesenterium abgelagert. Die oberen Lungenpartieen dunkelroth und hepatisirt. Pneumonie.

Thier B am 53. Tage nach der Injection getödtet. In allen Organen normal.

3. 24./III. Circa 1 qm der Wand des Schlafsaales mit sterilisirtem Schwamme abgerieben.

Zwei Thiere injicirt.

Thier A 50 Tage nach der Injection getödtet. Staub am Peritoneum, bindegewebige Brücken vom Darm zur Bauchdecke. Sonst nichts Pathologisches.

Thier B am gleichen Tage getödtet. Der nämliche Befund wie bei A.

Beide Untersuchungen, sowohl bei den zwei **Lupuskranken** als bei den **scrophulösen Kindern**, stimmen mit der Erfahrung überein, dass eine Uebertragung des Tuberkelbacillus von derartigen Kranken auf die gesunde Umgebung zwar möglich ist, aber wohl nur in den allerseltensten Fällen eintritt.

Haben wir doch oft die grösste Mühe, im lupösen Gewebe, so sicher und ausnahmslos es auch bei Verimpfung Tuberculose erzeugt, mikroskopisch einige Bacillen zu finden. Auch bei Scrophulösen findet, einige Formen abgerechnet, eine Verschleuderung und Verstäubung des bacillenhaltigen Materials entweder überhaupt nicht oder doch nur in sehr beschränktem Maasse statt.

Pathologisches Institut.

24./III. 1887. Im Hörsaal des pathologischen Institutes und zwar von der oberen Leiste der Thür und sonstigen geeigneten Stellen des Zuhörerraumes mit einem Spatel Staub entnommen und diesen in Bouillon zwei Thieren injicirt.

26./III. Thier B todt. Starkes Oedem der Bauchdecken.

28./III. Thier A todt. Sehr starkes Oedem. Hochgradige Peritonitis, geringer Pleuraerguss.

7./IV. 1887. Am gleichen Orte etwa $1^1/_2$ qm der Wand mit sterilisirtem Schwamme abgerieben. Diesen in Bouillon abgewaschen und die Waschflüssigkeit zwei Thieren injicirt.

8./IV. Thier B todt. Oedem und Peritonitis. Thier A 25 Tage nach der Injection getödtet. Staub im Omentum; alle Organe normal.

Chirurgische Station des 1. Krankenhauses.

1. 7./III. 1887. Chirurgischer Pavillon A. Von den Querleisten der Betten sowohl, als von einem Holzgesimse Staub entnommen und in Bouillon aufgeschwemmt. Drei Thiere injicirt.

10./III. Thier B todt. Die Bauchdecken etwas feucht. Im Peritoneum reichliche Menge schmutzigbrauner Flüssigkeit.

Thier A 42 Tage nach der Injection getödtet. Milz und Leber normal. Im Peritoneum und im Netze Staubablagerungen. An der Einstichstelle ein fast erbsengrosser, schwarzer, mit Eiter gefüllter Staubknoten, der sich aber, dem makroskopischen Bilde entsprechend, bei der mikroskopischen Untersuchung als frei von Bacillen und Riesenzellen erweist, wie auch die Verimpfung auf ein Meerschweinchen ohne Erfolg blieb.

Am gleichen Tage auch Thier C getödtet. Staub im Netze und am Peritoneum. Alle Organe frei von Tuberculose.

2. 31./III. 1887. Chirurgischer Saal B. Staub wie oben entnommen und zwei Thieren injicirt. Beide Thiere am 60. Tage nach der Injection getödtet. Sie zeigen sich ausser den Staubablagerungen im Omentum in allen Organen normal.

Chirurgische Station des 5. Krankenhauses.

30./XII. 1887. Mit einem Schwamme etwa $1^1/_2$ qm der Wand im Operationszimmer abgerieben und drei Thieren injicirt.

Die drei Thiere wurden 40 Tage nach der Injection getödtet und waren sämmtlich in allen Organen gesund.

Strassen und öffentliche Gebäude u. s. w.

1. 26./II. 1887. Am Dachboden des hygienischen Museums, welcher seit längerer Zeit von Niemandem betreten worden war, von der Querleiste eines Holzgitters mit sterilisirtem Spatel Staub entnommen.

7./III. Drei Thiere injicirt.

Alle drei Thiere am 43. Tage nach der Impfung getödtet. Ueberall fand man in der Bauchhöhle, besonders im grossen Netze, reichliche Ablagerungen von Staub, der sich bei Thier B an einer Stelle zu einem linsengrossen Knötchen zusammengeballt hatte, so dass sich beim Durchschneiden eine breiige, schwarze Masse entleerte, welche jedoch, wie schon der makroskopische Befund vermuthen liess und auch die mikroskopische

Untersuchung bestätigte, keine Bacillen enthielt. Sonstiger Befund bei allen drei Thieren normal.

2. 31./III. 1887. Dachboden des hygienischen Museums. Staub von einem, dem Fenster zu gelegenen Querbalken entnommen und die Bouillonaufschwemmung zwei Thieren injicirt.

Beide Thiere wurden 44 Tage nach der Impfung getödtet und waren alle Organe gesund.

3. 26./II. 1887. In dem Stiegenhause des hygienischen Institutes an geeigneter Stelle Staub entnommen und in Bouillon zwei Thieren injicirt.

Beide Thiere 45 Tage nach der Impfung getödtet. Alle Organe normal.

4. 28./II. 1887. In den Colonnaden an der Königstrasse zu Berlin zwischen zwei Säulen und vor denselben, etwa in Mannshöhe, Staub mit sterilisirtem Spatel entnommen.

1./III. Drei Thiere injicirt.

2./III. Thier C todt. Starkes Oedem.

3./III. Thier B todt. Ein Theil der Injectionsflüssigkeit ist zwischen Haut und Bauchmusculatur eingedrungen und hat diese in weitem Umfange von einander getrennt. Im Peritonealsacke findet man daher relativ wenig Staub. Peritoneum und Darm theilweise lebhaft injicirt. Lunge stark ödematös.

Thier A 41 Tage nach der Injection getödtet. Im Netze und Mesenterium und auch an den Bauchdecken eingekapselte Staubmassen, sowie einige bindegewebige Stränge, vom Peritoneum zum Darme ziehend. Sonst alle Organe normal.

5. 24./III. 1887. Staub gleichfalls von den Colonnaden an einer anderen Stelle entnommen.

Zwei weiteren Thieren eingespritzt.

25./III. Thier B todt. Die Musculatur der Bauchdecken und der Schenkel etwas feucht. Dünndarm stark mit Flüssigkeit gefüllt und mässig injicirt.

26./III. Thier A todt. Starkes Oedem der Bauchdecken. Peritoneum im Zustande hochgradiger Entzündung. Das Netz hat fast allen Staub aufgenommen.

6. 19./X. 1887. In der Königstr. zu Berlin mit einem Platinspatel unter den nöthigen Cautelen Staub entnommen und zwar vom Landgerichtsgebäude und vom Postgebäude (Säulengesimse) etwa in Mannshöhe.

20./X. Drei Thiere injicirt.

21./X. Thier A todt. Die ganze Bauchmusculatur ist sehr feucht und ödematös. Ebenso Oedem der Extremitäten, so dass an den Eisenstiften, durch die das Thier aufgespannt war, seröse Flüssigkeit herabrann. Peritoneum stark geröthet.

24./X. Thier C todt. Peritonitis.

24./X. Thier B todt. Ebenso.

7. 19./X. Königstr., am Hause Nr. 47 und 62 mit einem Schwamme ca. 1 qm der Wand in Mannshöhe abgerieben und Staub an einer Mauerleiste entnommen.

20./X. Drei Thiere injicirt.

21./X. Thier A todt. Oedem und Peritonitis.

21./X. Thier B todt. Obduction 1 Std. post mortem. Starkes subcutanes Oedem. Mässiger Erguss in die Bauchhöhle.

Thier C 60 Tage nach der Injection getödtet. Staubablagerung in der Bauchhöhle. Sonst nichts Pathologisches.

8. 19./X. Königstr. vom Hause Nr. 39 und 40, sowie vom Frankenbräu (Säulengesimse) Staub in der oben angegebenen Weise entnommen.

20./X. Drei Thiere injicirt.

22./X. Thier A todt. Starkes Oedem.

Thier B 2 Monate nach der Injection getödtet. Staubablagerung in der Bauchhöhle, sonst nichts Pathologisches.

Thier C 2 Monate nach der Injection getödtet. Staubablagerungen in der Bauchhöhle und auf der Leberoberfläche. Vom unteren Leberlappen zieht ein dünner, bindegewebiger Strang zum Netz und zur Bauchdecke. Sonst alles normal.

9. 19./X. Königstr. von dem Auslagegesimse einer Corsettenfabrik von dem reichlich daselbst abgelagerten Staube eine Partie entnommen.

20./X. Drei Thiere injicirt.

21./X. Thier A und B todt unter den Erscheinungen eines ausgedehnten subcutanen Oedems.

Thier C 2 Monate nach der Injection getödtet. Staubablagerungen im Peritoneum und im Netze. Alle Organe normal.

10. 19./X. Friedrichstr. Nr. 108, 111, 112 etwa in Mannshöhe je ca. 1 qm Mauer abgerieben und aus den Mauerrinnen Staub entnommen.

21./X. Drei Thiere injicirt.

Alle drei Thiere 2 Monate nach der Injection getödtet. Abgesehen von dem in Bindegewebe eingebetteten Staube in der Bauchhöhle, bei keinem Thiere irgend etwas Pathologisches oder der Tuberculose Verdächtiges.

11. 19./X. 1887. Friedrichstr. 131b und 132. Staub aus Mauerrinnen entnommen und Theile der Mauer abgerieben.

21./X. Drei Thiere injicirt.

22./X. Thier A todt. Starkes subcutanes Oedem.

Die beiden anderen Thiere, zwei Monate nach der Injection getödtet, erweisen sich bei der Obduction in allen Organen gesund.

12. 19./X. Von mehreren Häusern der Chausseestr. Staub von der Mauer entnommen.

21./X. Vier Thiere injicirt.

23./X. Thier A todt. Ausgebreitetes subcutanes Oedem.

24./X. Thier B todt. Peritonitis.

Thier C zwei Monate nach der Injection getödtet, in allen Organen gesund.

Thier D ebenso wie C.

13. 4./II. Zum Schlusse meiner Untersuchungen hielt ich es noch für wünschenswerth, auch meinen Arbeitsplatz selbst, an dem ich mich seit zwei Jahren ausschliesslich mit experimentellen Arbeiten über Tuberculose beschäftigte, einer näheren Berücksichtigung zu unterziehen. Nicht als ob ich dem eventuellen Einwande irgend welche Bedeutung beimessen würde, als sei durch die anderweitige und andauernde Beschäftigung mit tuberkel-bacillenhaltigem Materiale eine Infection der Localität hervorgerufen und dadurch meine Experimente in ihrer Sicherheit beeinträchtigt und in Frage gestellt, denn ein derartiger Einwurf wird, abgesehen von der Exactheit der Methode, schon durch die ausnahmslos negativen Resultate sämmtlicher Untersuchungen in nicht inficirten Oertlichkeiten genügsam widerlegt, — vielmehr lag mir daran, zu erfahren, ob man bei genügender Vorsicht Jahre lang mit tuberculösem Materiale hantiren und experimentiren, viele Hunderte von tuberculösen Leichen obduciren könne, ohne die betreffende Oertlichkeit zu inficiren, oder nicht. Ich habe nun zu diesem Zwecke $2^1/_2$ qm der an meinen Arbeitstisch anstossenden Wand mit einem feuchten Schwamme abgerieben, um in diesem Falle über grösseres Material zu verfügen.

4./II. Sieben Thiere injicirt.

7./II. Thier A todt. Die ganze Bauch- und Brustmusculatur mit dicker, heller Sulze bedeckt. Im Peritoneum reichliche Menge trüber, schleimigzäher, fadenziehender Flüssigkeit. Das Peritoneum und Mesenterium geröthet und injicirt. Die Milz etwas vergrössert und verdickt.

Die übrigen sechs Thiere wurden am 13./III., also 38 Tage nach der Injection getödtet und zeigten sich, von den Staubablagerungen an verschiedenen Stellen der Bauchhöhle abgesehen, in allen Organen normal. Nur ein Thier hatte im grossen Netze ein kleines suspectes Knötchen, welches aber weder mikroskopisch noch bei der Verimpfung sich als infectiös erwies. —

An dieser Stelle will ich noch einige Versuche einschalten, die ich anstellte, um womöglich die Tuberkelbacillen direct in der Luft nachzuweisen, so wenig sie nach sorgfältiger Ueberlegung aller der in Betracht kommenden Verhältnisse, besonders des kleinen zu entnehmenden Luftquantums wegen, von vornherein positive Resultate versprachen, vielmehr diese als ein Spiel des Zufalles erscheinen liessen.

Ohne hier auf die einzelnen Vorzüge der bacteriologischen Luftuntersuchungsmethoden, wie sie in Deutschland von Koch, Hesse, v. Sehlen, Emmerich und Hueppe angegeben sind, näher eingehen zu können, bemerke ich nur, dass ich mich der von Petri eingeführten Methode bediente, da sie mir gestattete, in der kürzesten Zeit ein relativ grosses Luftvolumen der Untersuchung zu unterwerfen. Herr Dr. Petri hatte die Liebenswürdigkeit, mir die Einzelheiten seines Verfahrens, noch bevor sie der Oeffentlichkeit übergeben waren, in freundlichster Weise zu überlassen, wofür ich ihm hiermit meinen besten Dank ausspreche.

Als die geeignetste Zeit für die Untersuchung in den Krankenhäusern erschien mir die Morgenstunde, in der die Säle gereinigt, die Betten gemacht, also möglichst viel Staub aufgewirbelt wurde, während sowohl die Nachtzeit durch die dann herrschende Ruhe und Keimfreiheit der Luft, die Hesse[1] experimentell nachgewiesen hat, wie auch der übrige Theil des Tages, während dessen gleichfalls der Keimgehalt nach Hesse's, Neumann's[2] und Stern's[3] Untersuchungen ein geringer ist, sich weniger empfahl, bez. ausschloss.

Indem ich bez. der Einzelheiten dieser Petri'schen Methode auf die Originalmittheilung[4] verweise, will ich nur erwähnen, dass sie darin besteht, mittelst einer Saugvorrichtung, entweder einer an die Wasserleitung zu befestigenden Wasserstrahlpumpe oder eines einfachen T-Rohres oder mittelst einer Luftpumpe, eine bestimmte Quantität Luft

[1] Hesse, Ueber quantitative Bestimmung der in der Luft enthaltenen Mikroorganismen. *Mittheilungen aus dem Reichs-Gesundheitsamte.* 1883. Bd. II.

[2] Neumann, Ueber den Keimgehalt der Luft im städtischen Krankenhause Moabit. *Vierteljahrsschrift für gerichtliche Medicin und öffentliches Sanitätswesen.* 1886. Bd. XLV. S. 310.

[3] Stern, Ueber den Einfluss der Ventilation auf in der Luft suspendirte Mikroorganismen. *Zeitschrift für Hygiene.* Bd. VII. Hft. 1.

[4] R. J. Petri, Neue Methode zum Nachweise von Bacterien in der Luft. *Zeitschrift für Hygiene.* Bd. III.

durch zwei in einer Glasröhre von 9 cm Länge und 1·5 bis 1·8 cm Durchmesser befindliche, durch kleine Drahtnetze von einander getrennte und gestützte Schichten eines gewöhnlichen, geglühten Sandes von gleichmässiger Korngrösse (0·25 bis 0·5 mm) zu leiten. Natürlich sind sämmtliche in Betracht kommenden Gegenstände vorher sorgfältig zu glühen, bezw. zu sterilisiren.

Statt den Sand, in welchem die in der durchgepumpten Luft suspendirten Keime zurückgehalten waren, behufs Auskeimung derselben in Nährgelatine zu bringen, wie es Petri bei seinen Versuchen gemacht hat, wusch ich denselben mit keimfreier Bouillon aus und injicirte diese in die Bauchhöhle von Meerschweinchen.

Obwohl bei einem Vorversuche sich gezeigt hatte, dass auch eine directe Einspritzung des Sandes, in einer 5 procentigen Kleisterlösung suspendirt, von den Thieren ohne Nachtheil ertragen werde, verzichtete ich darauf, weil einerseits, um den Sand durchzubringen, eine zu dicke Canüle gewählt werden muss und dadurch die Gefahren innerer Verletzung in den Vordergrund treten, und weil ausserdem eine zu geringe Menge Sand in 5 grm 5 procent. Kleister, eine Quantität, die ich mit Rücksicht auf die Kleinheit der Thiere nicht gut überschreiten konnte, sich suspendiren lässt, also die Verwendung des ganzen bacterienreichen Sandes zu viele Thiere erfordert hätte.

18./IV. Der erste Versuch, den ich nun in der oben skizzirten Weise anstellte, bestand darin, dass ich in dem Krankenhause I in dem nämlichen Phthisikersaale, in welchem ich bereits infectiösen Staub gefunden hatte, 250 Liter Luft früh Morgens, als die Betten gemacht und die Stuben ausgekehrt wurden, mittelst der Luftpumpe durch die Sandfilter zog. Das die Sandfilter enthaltende Glasröhrchen war in diesem, wie in den folgenden Versuchen nach oben offen, so dass der Luftzug von oben nach unten ging. Der Versuch musste dann in Folge einer Läsion am Ventil unterbrochen werden.

Es wurden drei Thiere injicirt.

Thier A todt. Peritonitis.

Thier B todt. Peritonitis.

Thier C am 50. Tage nach der Injection getödtet; die Organe erwiesen sich als gesund.

So interessant es gewesen wäre, den Versuch mit einer grösseren Quantität Luft zu wiederholen, so wurde dies leider durch ein Verbot des ärztlichen Directors des Krankenhauses aus administrativen Erwägungen inhibirt.

17./IV. Ein zweiter und dritter Versuch wurde gleichfalls früh Morgens während der Reinigung im Krankenhause II, in welchem sich in den

Staubproben, wie wir sahen, keine Infectionsstoffe fanden, gemacht und zwar wurden

A) durch ein Doppelsandfilter mittelst einer Handluftpumpe 300 Liter,

B) durch ein zweites, im nämlichen Saale aufgestelltes Doppelfilter mittelst eines an die Wasserleitung angefügten geaichten T-Rohres 280 Liter Luft gesogen.

Der Sand wurde beide Male in obiger Weise in 15 ccm Bouillon ausgewaschen und diese je drei Thieren injicirt.

Sand A. 18./IV. Ein Thier todt. Peritonitis.

Die anderen zwei Thiere, am 16./VI. getödtet, waren gesund.

Sand B. Die drei Thiere, am 14./VI. getödtet, waren gleichfalls gesund.

18./IV. Vierter Versuch.

Mittelst einer Luftpumpe wurden in dem Inhalationssaale von Dr. Asch und Kastan 450 Liter Luft durch ein Doppelsandfilter gesogen, der Sand mit Bouillon ausgewaschen und drei Thieren injicirt.

Alle Thiere, am 50. Tage nach der Injection getödtet, waren in allen Organen gesund.

Was dieses Resultat anlangt, so verweise ich auf das bereits S. 71 bis 72 Gesagte.

10./III. Fünfter Versuch: in der pneumatischen Kammer des jüdischen Krankenhauses 500 Liter Luft gegen Schluss der Sitzung durch ein Doppelsandfilter geleitet, dieses mit Bouillon ausgewaschen und drei Thieren injicirt.

Alle drei Thiere, am 50. Tage getödtet, zeigten nirgends eine pathologische Veränderung.

Da das hier untersuchte Luftvolumen weit hinter dem durch die Wandabreibung repräsentirten zurückstand, so ist es auch nicht zu wundern, dass unter den 15 Thieren nur drei, darunter zwei von der nämlichen Provenienz, pathogenen Bacterien erlagen, während sonst ein bis zwei Drittel an Peritonitis, malignem Oedem u. s. w. zu Grunde gingen.

Erklärung der Tabellen.

Das Zeichen + bedeutet, dass das Thier bei der Tödtung tuberculös befunden wurde.
„ „ — „ „ „ „ „ „ „ gesund „ „
„ „ 0 „ „ „ „ wenige Tage nach der Impfung an anderen Krankheiten gestorben ist.

Tabelle I.

Krankenhäuser, Irrenanstalten und Gefängnisse.

Ort der Staubentnahme	Nähere Bemerkungen über die Staubentnahme	Resultat der Impfung			
	Vorversuch.				
	1. Sterilisirter Staub aus dem Krankenhause 1	—	—	—	
	2. Steril. Staub mit Messerspitze tub. Sput. Pulv.	0	+	+	
	I. Krankenhaus.				
1. Phthisikersaal A	Bettgestell	+	+	+	
2. " B	"	0	0	+	
3. " C	"	0	0	0	
4. " D	"	0	+	+	
5. " E	Staub vom Spinde	—	0	0	0
6. " D	Glasschale 8 Tage aufgestellt	—			
7. " E	" 8 " "	+			
8. " E	" 8 " "	—			
9. " D	" 14 " "	0			
10. " B	" 14 " "	0			
11. " C	" 14 " "	0			
12. " B	" 14 " "	0			
13. "	Wand 300 qm abgerieben	0	—		
14. "	Staub aus dem Wäschekasten	0			
15. " F	Saal einer anderen intern. Station. Bettgestelle	0	0	+	
	II. Krankenhaus.				
1. Phthisikersaal	Staub vom Holzgesimse (2 m hoch)	0	0	0	
"	" " " " "	0	—		
2. "	" von den Querleisten der Betten	—	—		
3. "	Staub v. d. ausgeklopften Bettdecke eines Phthis.	0	0		
	III. Krankenhaus.				
1. Pavillon A	Staub vom Bettgestelle mehrerer Phthisiker.	0	0	0	
2. " A	2 qm Wand abgerieben	—	0		
3. " B	Staub von d. Bettgestelle d. Phthis. abgerieben	0	0	—	
4. " B	2 qm Wand abgerieben	—	—		
	IV. Krankenhaus.				
1. Saal A	Bettgestelle an der Wand (2 Phthisiker)	0	+	—	
2. " B	" " " " (8 Phthisiker)	0	0	—	
3. " C und D	" " " " (9 u. 2 Phthisiker)	0	0	+	
4. " E	" " " " (7 Phthisiker)	0	0	+	
5. " B und E	6 qm Wand (8 u. 7 Phthisiker)	0	—	—	
6. " C und D	5 qm " (9 u. 2 Phthisiker)	—	—	+	
	V. Krankenhaus.				
	1. 2 qm Wand hinter d. Betten 2 Phthis. abgerieb.	0	—	—	
	2. 3 qm Wand hint. d. Betten 3 and. Phthis. abger.	0	—	+	

(Fortsetzung.)

Ort der Staubentnahme	Nähere Bemerkungen über die Staubentnahme	Resultat der Impfung		
	VI. Krankenhaus.			
1. Pavillon A	Auguste L. Bett und Wand	0	+	+
2. „ B	Karl M. „ „ „	0	+	+
3. „ C	Br. Wand	0	—	+
4. „ D	Frau H. Bett und Wand	0	0	+
	VII. Krankenhaus.			
1. Saal A	4 Phthisiker. Bettgestelle	0	0	0
2. „ A	4 „ Wand 2 qm abgerieben	0	0	0
3. „ B	1 „ Bettgestelle	0	0	+
	I. Irrenanstalt.			
	1. Ein Phthisiker vor wenigen Wochen gestorben. Bettgestelle und Wand abgerieben	+	—	—
	2. Bettgestelle eines auswärtig arbeitenden Phthisikers abgerieben	—	—	—
	II. Irrenanstalt.			
1. Krankensaal A	Wand und Bettgestelle abgerieben	0	—	—
2. „ B	3 Phthis. „ „ „ „	0	0	0
3. „ C	Phthis. Wand abgerieben	0	0	+
4. Wohnsaal A	Wand „	0	—	—
5. „ B	Wand „	0	—	—
	III. Irrenanstalt.			
	1. Wohnsaal. Phthisiker	0	0	—
	2. Ein Phthisiker, der das Sputum verschluckt; Bettgestelle und Wand abgerieben	0	—	—
	3. Wand eines Saales abgerieben, in welchem vor vier Wochen ein Phthisiker gestorben	0	0	0
	4. Phthisiker, der in's Taschentuch spuckt; Wand und Bettgestelle abgerieben	0	0	+
	I. Zellengefängniss.			
	1. Arbeiterraum. 2 Phthisiker	—	0	—
	2. a) Jacke eines Phthisikers abgerieben . .	0	0	0
	b) „ „ „ „	0	—	
	3. Zelle eines Phthisikers (Wand)	—	—	—
	II. Zellengefängniss.			
Ventilationskamine	Staub	0	—	—
	Zimmer zu Inhalations-Versuchen mit tuberculösem Materiale.			
Inhalationszimmer	200 qm Wand abgerieben	+	+	
„	3 m vom Arbeitstisch entfernt	—	—	

Tabelle II A.

Phthisische Privatpatienten.

Nummer	Ort der Staubentnahme	Resultat der Impfung			Spucknapf oder desgl.	In's Taschentuch oder desgleich. gespuckt.	Auf den Boden gespuckt.	Reinlichkeit in den Wohnungen
1	Herr W.	0			ja	ja		
2	Herr H.	0					ja	sehr unsauber
3	Frl. Al., Hotel	+	0	0	„	„	selten	
	„ „ „	0	0					
4	Herr B.	+	+	—	„	„		
5	Albert B.	+	+	+	„	selten	nein	
6	Herr K..	+	+		„	ja	ja	
7	Herr B..	0	0	0	„	„	nein	sehr sauber
8	Herr Louis M.	0	+	+	„	„	ja	reinlich
9	Frau P.	0	0	+	„	„	„	
	6 Wochen nach ihrem Tode	0	+	+				
10	Frl. B.	+	+	+	„	„		
11	Herr P.	0	—	+	„	„		nicht sauber
12	Richard K.	0	0	+	„	„	ja	sehr schmutzig
13	Frl. Laura V., gestorben . .	0	0	+	„	„	nein	ziemlich sauber
14	Herr O..	0	+	+	„		selten	reinlich
15	Hermann E., Corsettenwerkstatt	0	0	+	nein		ja	
16	Herr S., Schneiderwerkstatt .	0	+	+	ja	sehr selten?	nein	
17	Herr J.	0	—	+	„	nein	selten	
18	B. R.	0	+	+	„	ja	ja	
19	Frau K.	0	0	+	„	„	„	sehr schmutzig
20	Frau W.	0	+	+	„	„	nein	sehr unreinlich
21	Heinrich B.	0	0	0	„	manchmal	„	reinlich
22	Anna F.	0	0	+	„	ja (auswärts)	„	Wohnung reinl.
23	Frau Sch.	0	+	+	„	ja		unsauber
24	Herr S..	0	0	+	„	selten	nein	reinlich
25	Fr. Auguste S.	0	0	0	„	ja?		sehr unsauber

Tabelle II B.

Phthisische Privatpatienten.

Nummer	Ort der Staubentnahme	Resultat der Impfung			Spucknapf oder desgl.	In's Taschentuch oder desgleich. gespuckt.	Auf den Boden gespuckt.	Reinlichkeit in den Wohnungen
26	Frau R.	0			ja	nein	nein	
	„ „	—	0	0				
27	Frau St.	0			„	„	„	
28	Herr H.	0	0	0	„	„	„	
	„ „	0	0	—				
29	Frau E.	0	0	—	„	„	„	unsauber
30	Herr H.	0	0	0	„	„	„	
	„ „	—	—	—				
31	Fr. Hulda R.	—	—	—	„	„	„	reinlich

(Fortsetzung.)

Nummer	Ort der Staubentnahme	Resultat der Impfung			Spucknapf oder desgl.	In's Taschentuch oder desgleich. gespuckt	Auf den Boden gespuckt	Reinlichkeit in den Wohnungen
32	Frau T.	0	—	0	ja	nein	nein	
	„ „	0	—					
33	Herr R.	—	0	0	„	„	„	
34	„ S., Ingenieur .	0	—	—	„	„	„	
	„ „	—	—					
35	„ L.	0	—		„			reinlich
	„ „	0	—					
36	E.	0	—		„	„	„	unsauber
	„	0	—					
37	Frl. Minna K. . .	0	—	—	„	fast nie	„	sehr unsauber
38	Herr W.	0	0	0	„	nein	„	
39	Fr. Karolina L. . .	0	0	—	„	„	fast nie	
40	Herr St.	0	0	0	„	„	nein	sehr reinlich
41	Frau Pr.	0	0	0	„	„	„	reinlich
42	Paul T.	0	0	0	„	„	„	
43	B., Briefträger . .	0	0	0	„	fast nie	„	
44	Herr L.	0	0	—	„	nein	auf Zeitungen	
45	Frau Bertha Sch. .	—	—	—	„	„	nein	nicht besonders reinlich
46	Herr J.	0	0	—	„	„	„	unsauber
47	„ N.	0	—	—	„	„	„	
48	Richard K. . . .	0	—	—	„	„	ab und zu	sehr reinlich
49	Herr St.	—	—	—	„	„	früher ab u. zu	reinlich
50	„ Chr. Adolf . .	0	—	—	„	„	ja (Morgens ist er zu Hause, am Tage über aber nicht)	
51	„ B.	0	0	—	„	manchmal	manchmal (wenig zu Hause)	unreinlich
52	Frl. M.	0	—	—	„	ja feucht gehalt.	nein	äusserst reinlich
53	Herr O. . . . . . (Keine Bacillen im Sputum gefunden.)	0	—	—	„	manchmal (auswärts)	„	reinlich

Tabelle III.

Oertlichkeiten, in denen sich Phthisiker nur zufällig oder zeitweilig aufhalten.

Ort der Staubentnahme	Resultat der Impfung		
Poliklinik A.			
1. Untersuchungszimmer	0	—	—
2. Wartezimmer, $1^1/_2$ qm Wand abgerieben	0	0	0
3. „ 1 „ „ „	0	—	

(Fortsetzung.)

Ort der Staubentnahme	Resultat der Impfung			
Poliklinik B.				
Wartezimmer für interne Patienten, 1 qm Wand abgerieben . . .	—	—	—	
Inhalationssaal von Dr. Asch und Kastan	—	0	—	
Dr. Lassar's Privatklinik.				
Zimmer mit zwei Lupuskranken, Bettgestelle u. Wand (1 qm)	0	—		
Waisenhaus.				
1. Schlafsaal, Bettgestelle	0	—		
2. Schulzimmer, Staub	0	0		
„ „	0	—		
3. Schlafsaal, 1 qm der Wand abgerieben	—	—		
Hörsaal des pathologischen Institutes.				
1. Zuhörerraum, Staub	0	0		
2. „ $1^1/_2$ qm der Wand abgerieben	0	—		
Chirurgische Station des I. Krankenhauses.				
1. Pavillon A, Querleisten der Bettgestelle u. Holzgesimse abger.	—	0	—	
2. Chir. Saal B, „ „ „ „ „ „	—	—		
3. **Chir. Station des V. Krankenh.**, $1^1/_2$ qm Wand d. Operationsz. abger.	—	—	—	
Strassen, öffentliche Gebäude u. s. w.				
1. Dachboden des hygenischen Museums	—	—	—	
2. „ „ „ „	—	—		
3. Stiegenhaus des hygienischen Institutes	—	—		
4. Colonnaden der Königstrasse	0	0	—	
5. „ „ „	0	0		
6. Königstrasse, Landgericht und Postgebäude	0	0	0	
7. „ Haus Nr. 47 und 62	0	0	—	
8. „ Haus Nr. 39, 40 u. s. w.	0	—	—	
9. „ Auslagenfenster	0	0	—	
10. Friedrichstr. Nr. 108, 111, 112, je 1 qm Wand abgerieben . . .	—	—	—	
11. „ Nr. 131 b. 132	0	—	—	
12. Chausseestrasse	0	0	—	—
13. Mein Arbeitsplatz im hygienischen Institute	0	—	—	—
14. „ „ „ „ „	—	—	—	

Tabelle IV.

Luftuntersuchung nach Petri's Methode.

		Resultat der Impfung		
Zwei Thieren direct Sand mit Kleister injicirt		—	—	
1. Krankenhaus 1. Phthisikersaal . . 250 Liter	Sand in Bouillon ausgewaschen	0	0	—
2. „ 2. „ A . 300 „		0	—	—
3. „ 2. „ B . 280 „		—	—	—
4. Inh.-Saal v. Dr. Asch u. Dr. Kastan 450 „		—	—	—
5. Pneumat. Kammer des jüd. Krankenh. 500 „		—	—	—

Tabelle V.

Gesammt-Uebersicht.

	Wieviel Staubproben im Ganzen?	Wieviel Thiere im Ganzen?	Wieviel Thiere davon sind an anderen Krankheiten gestorb. als an Tuberculose?	In wieviel Fällen ist wenigstens ein Thier tuberculös?	In wieviel Fällen sind die Thiere gesund geblieben?	Wieviel Thiere sind im Ganzen tubercul. geworden?	Wieviel Thiere sind im Ganzen gesund geblieben?	Krankensäle überhaupt	Darunter mit tuberculös. Staub
Krankenkaus 1	15	29	17	5	4	8	4	6	5
„ 2	4	9	6	—	2	—	3	1	—
„ 3	4	10	6	—	3	—	4	2	—
„ 4	6	18	8	4	2	4	6	5	4
„ 5	2	7	2	1	1	1	4	1	1
„ 6	4	12	5	4	—	6	1	4	4
„ 7	3	9	8	1	—	1	—	2	1
	38	94	52	15	12	20	22	21	15
Irrenanstalt 1	2	6	—	1	1	1	5	—	—
„ 2	5	15	8	1	3	1	6	—	—
„ 3	4	12	8	1	2	1	3	—	—
	11	33	16	3	6	3	14	—	—
Zellengefängniss 1	4	11	5	—	3	—	6	—	—
„ 2	1	3	1	—	1	—	2	—	—
	5	14	6	—	4	—	8	—	—
Zimmer zu Inhalat.-Versuchen mit tuberculösem Materiale	1	2	—	1	—	2	—	—	—
3 m vom Arbeitstische entfernt	1	2	—	—	1	—	2	—	—
	2	4	—	1	1	2	2	—	—
Tuberculöse Privat-Patienten a) mit positivem Nachweis	27	75	38	21	—	34	3	—	—
b) mit negativem Nachweis	35	95	53	—	22	—	42	—	—
	62	170	91	21	22	34	45	—	—
Poliklinik, Lupus-Kranke, Waisenhaus, patholog. Institut	12	28	14	—	9	—	14	—	—
Chirurgische Säle	3	8	1	—	3	—	7	—	—
Strassen u. s. w.	14	41	16	—	12	—	25	—	—
	29	77	31	—	24	—	46	—	—
Haupt-Ergebniss	147	392	196	40	69	59	137	21	15

Bei einem allgemeinen Ueberblicke über die in den vorliegenden Tabellen zusammengestellten Resultate meiner Untersuchungen tritt vor Allem der Umstand in den Vordergrund, dass es häufig gelungen ist, tuberculöses Virus da nachzuweisen, wo Phthisiker sich, sei es in grösserer Anzahl oder einzeln aufhielten, während man es, wo nicht ein längerer Aufenthalt von Phthisikern vorausgegangen war, unter 29 Proben in keinem Falle fand. Wenn die bisher so vielfach angenommene Ubiquität existiren würde, so müsste man doch eigentlich ganz andere Resultate erwarten. Nun wäre allerdings der Einwand möglich, dass die Untersuchungsmethode an diesen, vielleicht unerwarteten Resultaten insofern Schuld trage, als sie unzuverlässig, als sie noch zu mangelhaft sei, um Tuberkelbacillen, wenn sie nur in geringer Anzahl vorhanden sind, nachzuweisen. Was zunächst die Zuverlässigkeit der Methode in dem Sinne anlangt, dass nur durch tuberculöse Substanzen wirkliche Tuberculose erzeugt werden kann, so hat diese Thatsache sich heute wohl auch bei dem hartnäckigsten Skeptiker Geltung verschafft und führt man allgemein die früher dem scheinbar widersprechenden Experimente auf fehlerhafte Anordnung der Versuche oder auf eine durch Pseudotuberculose hervorgerufene Täuschung zurück. Auch das stete und ausnahmslose Eintreten bei den eine genügende Zeit am Leben erhaltenen Meerschweinchen, für den Fall, dass in dem Impfmateriale virulente Tuberkelbacillen vorhanden sind, wird heute von keiner Seite Widerspruch erfahren. Was aber die etwaige Mangelhaftigkeit der Methode in anderer Richtung anlangt, so gebe ich natürlich zu, dass durch keine meiner Untersuchungen, in denen ein negatives Resultat eingetreten ist, etwa der stricte Beweis erbracht sei, dass nicht in den untersuchten Räumen gleichwohl vereinzelte Tuberkelbacillen, vielleicht sogar ganz nahe den untersuchten Stellen sein und gleichwohl der Untersuchung entgehen konnten, aber darauf kommt es praktisch gar nicht an. Diese Sicherheit wird überhaupt nie durch eine Methode erreicht werden können, falls man nicht einmal einen Bacterienmagneten erfindet, der alle Bacillen aus den verborgensten Winkeln hervorholt. Eine praktische Bedeutung hat nur die Frage: „Ist in diesem Zimmer die Wahrscheinlichkeit zur Infection gegeben oder nicht?" Es handelt sich nicht um die entfernte Möglichkeit, sondern um die Wahrscheinlichkeit derselben, die immer eine grössere Anzahl Bacillen voraussetzt, wenn wir uns erinnern, dass selbst bei deren Vorhandensein in der Luft die Infection noch von der Länge und Weite der Wege, die zu durchwandeln, und von verschiedenen anderen Umständen abhängig ist. Ziehe ich nun in Betracht, dass ich 1 ^{qm} der Wand und den Staub, wodurch allermindestens 51,000 Liter Luft, wie ich weiter oben ausführte, repräsentirt sind, nicht an einer beliebigen Stelle des Zimmers untersucht habe, sondern da, wo der Patient, die Giftquelle, seit Monaten lag, in seiner allernächsten Nähe und Umgebung, so ist doch hier die allergrösste Wahrscheinlichkeit, Bacillen zu finden, wenn überhaupt welche vorhanden und in die Luft gelangt waren.

Den natürlichen Verhältnissen, also der Infection durch Inhalation gegenüber gewährt die von mir gewählte Methode ausserdem insofern noch einen gewissen Vortheil, als bei der intraperitonealen Injection sämmtliche im Staube etwa vorhandenen Tuberkelbacillen dem thierischen Organismus mit Sicherheit und dauernd einverleibt werden, während sie, wie weiter unten auseinander gesetzt wird, bei Inhalation immer noch eine Reihe von Klippen und Schwierigkeiten zu überwinden haben, die ihre Entwickelung möglicherweise verhindern.

Wir müssen uns immer wieder erinnern, dass die Bacillen schwere Körper sind, welche selbst im Wasser und Eiter zu Boden sinken, um so viel mehr in der Luft das Bestreben haben, sich abzusetzen, und die nicht, wer weiss wie lange, dortselbst schweben bleiben. Es wird uns vielleicht eine richtige Vorstellung geben, wenn wir uns den unreinlichen Phthisiker im Centrum eines Infectionskreises befindlich denken, von dessen Mittelpunkt nach allen Seiten der verstäubte Bacillus ausschwirrt, aber natürlich auch, je weiter er vom Mittelpunkt sich entfernt, um so dünner gesät, um so seltener in der Luft vorkommt.

Wenn ich also vom Centrum eine so respectable Menge Staubes, seit Wochen und Monaten abgelagert, entnehme, und ich finde keinen einzigen Bacillus, so habe ich zwar keine absolute Sicherheit, dass nicht trotzdem in irgend einem Winkel der Stube ein infectionstüchtiger Bacillus noch lauert, aber ich habe die grösste Wahrscheinlichkeit, dass dies nicht der Fall ist, und dass jedenfalls in praktischer Beziehung die Infectionsgefahr daselbst wenig oder gar nicht in Betracht kommt.

Wenn mir Buchner aus meinen Versuchen die Folgerung insinuirt, dass eigentlich gar Niemand an Tuberculose erkranken könnte, der nicht mit einem „unreinlichen“ Phthisiker zeitweilig im nämlichen Raume lebt und sich aufhält, so bemerke ich, dass ich diese Folgerung nirgends gezogen habe. Wie aus dem ganzen Tenor meiner Arbeit hervorgeht, handelt es sich für mich keineswegs darum, die alle unwahrscheinlichsten Möglichkeiten zu registriren, sondern die Aufgabe, die ich mir stellte, war die, nachzuforschen und zu beweisen, wie und wo die Infectionen in ihrer weit überwiegenden Mehrzahl zu Stande kommen und Mittel zu finden, diesem Gross der Infectionen entgegenzutreten. Dies möchte ich auch denen gegenüber bemerken, welche meine Forderung, die Phthisiker zu vorsichtiger Beseitigung ihres Auswurfes strengstens zu veranlassen, deshalb für praktisch ziemlich irrelevant betrachten, weil die Phthisiker die letzten Tage vor ihrem Tode oder in der Agonie doch nicht dazu zu bringen sind. Wer den Unterschied nicht einsieht zwischen der für die Umgebung entstehenden Gefahr, wenn ein Phthisiker viele Monate und mehrere Jahre, wo er geht und steht, herumspuckt, oder, wenn er die letzten Tage vor seinem Ende, an's Bett gefesselt, an der nöthigen Reinlichkeit es fehlen lässt, dem kann ich nicht helfen, bin mir aber sicher, dass wir durch derartige wissenschaftliche Haarspaltereien in der Lösung der praktischen Frage, die Schwindsucht zu vermindern, niemals weiter kommen werden.

Es sei gleich an dieser Stelle eingefügt, dass seit dem ersten Erscheinen dieser Arbeiten auch von anderen Seiten meine Befunde experimentell bestätigt wurden. So theilt Rembold[1] bisher noch nicht veröffentlichte Versuche mit, die auf seine Veranlassung und in völliger Unabhängigkeit von meinen Versuchen Stabsarzt Dr. Schliephake als Assistent im Katharinenhospital im Herbste 1887 gemacht hat. Gleich meinen obigen Ausführungen kam auch Rembold spontan zur Anschauung, dass positive Resultate bei Uebertragung auf Thiere nur dann zu erwarten seien, wenn während der Luftentnahme in dem betreffenden Raume für möglichst starke Staubaufwirbelung Sorge getragen würde. „Denn der aus technischen Gründen unvermeidbare Fehler, sagt Rembold, dessen Ausführungen wir hier folgen lassen, dass auf alle Fälle gleichzeitig nur kleinere Mengen Luft zur Untersuchung gelangen konnten, würde dadurch vollkommen paralysirt. Nicht die Luft als solche, sondern als Träger verdächtigen Staubes musste deren Object sein, und, wenn wir den Staubgehalt der Luft auf künstliche, aber der natürlichen Staubentwickelung durchaus analoge Weise vermehrten, etwa auf das 20- bis 30fache, so musste eine solche Untersuchung dasselbe Resultat haben, wie eine andere an dem 20- bis 30fachen Volumen nicht künstlich verstäubter Luft ausgeführte.“

Daher liess Rembold durch einen in die Mitte eines ca. 8 ^{cm} langen, sterilisirten Glasröhrchens eingesteckten, ca. $1^1/_2$ ^{cm} langen, sterilisirten Baumwollpfropf mittelst des bekannten Flaschenaspirators Luft durchziehen und gleichzeitig durch Aufkehren des Bodens, Aufmachen von Betten, Ausklopfen von Matratzen und Decken, Schütteln der Leintücher und Bettwäsche etc. eine möglichst intensive Staubentwickelung herbei-

[1] Ueber die Cornet'schen Vorschläge zur Bekämpfung der Tuberculose nebst Mittheilung über Untersuchung von Luft auf Tuberkelbacillen. Vortrag gehalten im Stuttgarter ärztlichen Vereine von Medicinalrath Dr. S. Rembold. *Correspondenzblatt des württembergischen ärztlichen Landesvereins.* 1889. Bd. LIX. Nr. 27.

führen. Schliephake stellte seine Versuche im Herbste 1887 an. Das untersuchte Zimmer war seit längerer Zeit ständig mit Phthisikern belegt, aber durchaus reinlich gehalten und sorgfältig ventilirt. Während des Versuches wurden die Fenster geschlossen und in der angedeuteten Weise massenhafter Staub producirt. Die Menge der durch die Pfröpfe angesaugten Luft betrug je 40 Liter; die Zahl der Entnahme von Luft aus dem Phthisikerzimmer sechs, (jede an einem anderen Tage). Durch einen weiteren Pfropf wurde Luft aus dem Garten gesaugt, ein weiterer, zur Controle, ohne weitere Behandlung auf ein Versuchsthier übertragen.

Von den acht Pfropfen wurde jeder je einem Meerschweinchen unter antiseptischen Cautelen in das Unterhautzellgewebe der Lendengegend eingebracht und die Thiere nach acht bis zehn Wochen getödtet. Bei sechs derselben, darunter die zwei Controlthiere, fanden sich die Baumwollpfröpfe ohne jegliche Reaction der Umgebung eingeheilt und keinerlei Veränderung in den benachbarten Lymphdrüsen oder in den inneren Organen. Von den übrigen zwei Thieren zeigte das eine rechterseits, d. h. auf der Inoculationsseite vergrösserte, verkäste Lymphdrüsen, vergrösserte, von zahlreichen grösseren und kleineren necrotischen Herden durchsetzte Milz und Leber, hirsekorngrosse Knötchen in der Lunge; in sämmtlichen erkrankten Organen fanden sich Tuberkelbacillen. Beim zweiten fand sich an der Inoculationsstelle ein rundliches Geschwür, in dessen Mitte der Wattepfropf, in gewuchertem Gewebe eingebettet, sich vorfand; von den benachbarten Leistendrüsen fand sich eine zur Grösse einer Feuerbohne geschwellt, völlig verkäst, tuberkelbacillenhaltig, die inneren Organe, insbesondere Lungen und Bronchialdrüsen, gesund. Dieser letztere Befund kann nur durch den Wattepfropf entstanden sein, aber auch das erstgenannte Bild entspricht, da die Lungeneruption frischer war, als die in den Leistendrüsen sowie diejenige in den Unterleibsorganen, mehr dem der Inoculations- als dem der (spontanen) Inhalationstuberculose. Schliephake erzielte demgemäss einmal ein unzweifelhaftes, ein zweites Mal ein höchst wahrscheinlich positives Resultat.

Aehnliche Versuche sind in einer kürzlich erschienenen Inauguraldissertation von Eugen Krüger[1] niedergelegt, welche derselbe auf Veranlassung von Prof. Schultze in der medicinischen Klinik zu Bonn angestellt hat. Krüger bediente sich der von mir angegebenen, oben ausgeführten Methode.

[1] Aus der med. Klinik in Bonn: Einige Untersuchungen des Staubniederschlages der Luft in Bezug auf seinen Gehalt an Tuberkelbacillen. *Inaug.-Dissertation* von Eugen Krüger. Bonn 1889.

Die Gesammtzahl der Untersuchungen Krüger's beläuft sich (eingerechnet die Wiederholungsversuche) auf 32. Hierfür wurden 40 Meerschweinchen und 7 Kaninchen verwandt.

In einem Saale, in welchem seit zwei Monaten ein hochgradig phthisischer Patient lag, welcher Betttuch und Hemd mit Sputum verunreinigt hatte, wurde von der Wandfläche am Kopfende des Bettes Staub entnommen und zwei Thieren injicirt, von denen das eine am dritten Tage an Peritonitis fibrinosa starb, das zweite am 38. Tage getödtet, die charakteristischen Zeichen der intraperitonealen, tuberculösen Infection zeigte.

Der Staub eines im gleichen Saale befindlichen Schrankes, in ziemlicher Entfernung vom Bette des Phthisikers in einer Ecke, zeigte sich, auf drei Thiere verimpft, die am 38. Tage getödtet wurden, frei von virulenten Tuberkelbacillen.

Ein weiteres positives Resultat ergab ein Privatzimmer, in welchem ein Phthisiker seit $7^1/_2$ Wochen lag, von dessen Gewohnheiten, ob er reinlich oder unreinlich war, nichts eruirt werden konnte. Von zwei mit dem daher stammenden Staube geimpften Thieren starb das eine am zweiten Tage an Peritonitis, das zweite zeigte, am 45. Tage getödtet, intraperitoneale Tuberculose.

Gleich meinen späteren Ausführungen hat auch Krüger gefunden, dass selbst in sehr beträchtlichen Staubmengen in weiterer Entfernung von den Phthisikerbetten sich keine Bacillen fanden.

Viele Thiere gingen natürlich an intercurrenten Krankheiten, Peritonitis, maligem Oedem u. s. w. zu Grunde.

In solchen Räumlichkeiten, in welchen Phthisiker sich nur vorübergehend aufhielten, darunter poliklinische Warte- und Untersuchungszimmer, fand auch Krüger den Staub stets frei von Tuberkelbacillen.

Bedauerlich ist, dass Krüger die Reinlichkeitsverhältnisse der betreffenden Kranken nicht ausdrücklich nachweisen konnte.

Immerhin ist durch diese beiden Arbeiten, soweit die entsprechenden Daten vorhanden sind, das Resultat meiner Arbeit im Ganzen und in den Einzelheiten bestätigt. Um so mehr drängt sich uns die Frage auf, wie es kommt, dass, wenn die Methode zuverlässig und nicht ungenügend ist, ihre Resultate sich mit den vielfach herrschenden Anschauungen absolut nicht vereinbaren lassen?

Sollte der Umstand nicht dafür sprechen, dass diese Anschauungen, soweit sie mit der Ubiquität rechnen, einer Modification bedürfen?

Gründet sich etwa die Lehre von der Ubiquität der Tuberkelbacillen auf irgend eine erwiesene Thatsache oder geht sie nicht vielmehr lediglich von dem theoretischen Raisonnement aus, dass, weil $^1/_7$ aller Menschen an Tuberculose zu Grunde geht und also zeitweise bacillenhaltige

Materie producirt, auch nothwendig überall da, wo Menschen sind, der fragliche Infectionsstoff vorhanden sein müsse, woraus wiederum mit Nothwendigkeit die Gelegenheit der Infection folge? Die Annahme der Ubiquität war nur ein Nothbehelf gegenüber der allseitigen Verbreitung der Tuberculose einerseits, — den misslungenen Versuchen, die Infectionsstoffe bisher irgendwo nachzuweisen, andererseits, sowie der Unmöglichkeit bei der langen Incubationsdauer, die Infection jedes Mal auf ihre Quelle zurückzuführen. Das Gift mag ja wohl vorhanden sein, aber nur nicht, wie die Ubiquitisten es sich vorstellen, in einem zur Infection auf dem Luftwege tauglichen Zustande in der Luft, sondern meist in der weit harmloseren Form des nassen, feuchten oder angetrockneten Sputums.

So wenig das Vorhandensein der stärksten Gifte in der Apotheke eine Gefahr für den Apotheker in sich birgt (es wird doch Niemand die Pharmazie zu den gefährlichen Berufsarten rechnen), so wenig schliesst das Vorhandensein des tuberculösen Virus schon eine Infectionsgefahr in sich. Die Infection ist zwar möglich, erfordert aber immerhin noch ein Bindeglied, dass nämlich der Bacillus entweder direct mit der Cutis oder einer Wunde in Berührung kommt, oder dass er mit Speisen eingeführt wird, was aber seltener stattfindet und deshalb an dieser Stelle nicht weiter ausgeführt werden soll, oder dass er endlich in die Luft gelangt und dadurch erst die Fähigkeit gewinnt, auch in die Lungen einzudringen und die häufigste Form der Tuberculose, die Lungenphthise, hervorzurufen.

Die Frage, ob Bacillen auf dem Blut- oder Lymphstrome, event. durch Vererbung in die Lungen gelangen können, soll bei anderer Gelegenheit betrachtet werden. Von aussen kommen sie in die Lungen offenbar nur durch die Luft, welche die Communication mit der Aussenwelt vermittelt. Wir werden also zunächst untersuchen, in welchen Beziehungen sie zur Luft stehen, woher sie stammen, wie sie in diese gelangen.

Es ist eine feststehende, seinerzeit schon von Koch[1] begründete und von allen nachfolgenden Forschern bestätigte Thatsache, dass die Tuberkelbacillen unabhängig vom menschlichen und thierischen Organismus nirgends sich entwickeln, nirgends sich vermehren können, weil sie nicht, wie fast alle anderen Bacterien, auf allen möglichen Nährsubstraten, auf Kartoffeln, todtem Fleisch u. s. w. ihr Fortkommen finden, sondern sehr difficil in der Wahl ihres Nährbodens sind und gleichzeitig auch noch einer Temperatur über 30° bedürfen. Aber selbst dann, wenn sie je ein geeignetes Nährmaterial und gleichzeitig eine

[1] Aetiologie der Tuberculose. *Mittheilungen aus dem Kaiserl. Gesundheitsamt.* Bd. II. S. 77.

Temperatur über 30° irgendwo fänden, so würden sie doch bei ihrem überaus langsamem Wachsthum von den überall in der Natur vorkommenden, schneller wachsenden anderen Bacterien überwuchert werden und nicht zur Entwickelung kommen können. Also ein Weiterwachsen der Bacillen ausserhalb des thierischen Körpers ist unter natürlichen Verhältnissen absolut ausgeschlossen, eine Thatsache, die für die Aetiologie und besonders für die Prophylaxis von der höchsten Bedeutung ist, da auf ihr gewissermasen die Möglichkeit einer erfolgreichen prophylaktischen Bekämpfung beruht. Es bietet also nur der thierische und menschliche Organismus die nöthigen Bedingungen für die Weiterentwickelung der Tuberkelbacillen, nur er hat den günstigen Nährboden, nur er die stets gleichmässige Temperatur von über 30°, nur er schützt für gewöhnlich vor Ueberwucherung durch die anderen, schneller wachsenden Bacterien.

Alle Tuberkelbacillen, die den Menschen, die das Thier befallen, müssen also zuerst in einem menschlichen oder thierischen Organismus gelebt, diesen verlassen haben und direct oder durch ein Medium, am meisten wohl durch die Luft, übertragen worden sein.

Wie nun, und unter welchen Bedingungen verlässt der Tuberkelbacillus den thierischen, resp. menschlichen Organismus?

Bei der grossen Verbreitung der Tuberculose unter den Thieren, besonders unter den Hausthieren (Rind und Schwein) ist es nicht zweifelhaft, dass eine nicht unerhebliche Anzahl von Infectionen bei Menschen und Thieren diesen zur Last fällt. Vermag schon das Fleisch hochgradig tuberculöser Thiere, besonders wenn es nicht in allen Theilen einer länger dauernden Hitzeeinwirkung ausgesetzt ist, Darmtuberculose hervorzurufen, mag auch vielleicht ab und zu aus der kranken Thierlunge virulentes Material ausgestossen werden und bei Darmtuberculose mit den Fäces abgehen: die Hauptgefahr von Seiten der Thiere wird immer durch den Genuss daher stammender, infectiöser, nicht genügend abgekochter Milch drohen. Sehe ich von den Ausnahmefällen ab, wo durch Eintrocknen und Verstäuben derartig verschütteter Milch eine Infection möglich ist, so sind es hauptsächlich die Kinder und gerade in ihrem zartesten Alter, sind es Reconvalescenten, Geschwächte, welche durch reichlichen Milchgenuss der Gefahr der Darmtuberculose bis zu einem gewissen Maasse verfallen. Ein Blick auf die Arbeiten, welche die Verbreitung der Thiertuberculose behandeln, lehrt uns, dass diese Gefahr keine zu unterschätzende ist. Ausserdem ist dies auch ersichtlich aus den Sections-Protokollen der anatomischen Institute, sowie aus unserer Praxis, wo das häufige Auftreten tuberculöser Darmveränderung im kindlichen Alter auf eine derartige Infection hinweist.

Die bei weitem häufigste Infectionsquelle für Menschen ist aber ohne Zweifel der tuberculöse Mensch selbst und zwar hauptsächlich der, bei welchem der destruirende Process sich in der Lunge festgesetzt hat, der Phthisiker. Bedenken wir, dass durchschnittlich $^1/_7$ aller Menschen an Phthise zu Grunde geht, dass die meisten Phthisiker wochen- und monatelang, oft jahrelang Unmassen von Bacillen produciren, die mit der Aussenwelt frei communiciren, so können wir uns nicht wundern, wenn reichliche Gelegenheit zur Infection gegeben ist.

Wie wird nun der in der phthisischen Lunge producirte Tuberkelbacillus in die Luft gesetzt? — Ist es nur das Sputum, das ihn befördert, oder gelangt derselbe auch mit der Ausathmungsluft in's Freie? — Es ist dies geradezu die wichtigste Frage für die Prophylaxis, von ihrer Beantwortung allein hängt die Möglichkeit ab, ob wir uns schützen können gegen die Tuberculose, ob wir sie je beschränken können oder ob wir mit gebundenen Händen ihr überantwortet sind. Wenn nicht nur das Sputum, sondern die ausgeathmete, oder über tuberculöse Herde streichende Luft bacillenhaltig ist, dann bleibt uns nichts übrig, als resignirt die Hände in den Schooss zu legen und zu warten, bis auch uns das Schicksal durch einen inficirten Athemzug erreicht. Ein gewisser Fatalismus, wie er in der Frage der Prophylaxis heutzutage vielfach herrscht, hat dann seine Berechtigung. Denn wo ist ein Ort, wo keine Phthisiker sind, die uns durch ihren Athem inficiren können? Schrecklich wäre dann das Schicksal jener Leidenden, die wie Pestkranke gemieden, wie die Aussätzigen früherer Jahrhunderte aus der menschlichen Gesellschaft ausgestossen werden müssten. — Schrecklich das eigene Bewusstsein eines solchen Kranken, der mit jedem Athemzuge seine Umgebung, seine Pfleger, seine Familie vergiftete! — Eine solche Erkenntniss würde die Bande der Familie und der Gesellschaft lockern. Glücklicherweise verhält sich die Sache anders.

Ich würde diesen Punkt nicht so eingehend behandeln, würde nicht Bekanntes wiederholen, wenn ich mich nicht überzeugt hätte, dass gerade darüber vielfach nicht nur unter dem Publikum, sondern auch unter hoch gebildeten Aerzten absolut falsche Ansichten verbreitet sind und sich daran so viele zweckwidrige Maassregeln knüpfen. So vermeidet der eine oft ängstlich den Athemzug des Phthisikers, der andere lässt sorgfältig die Spuckschalen bedecken, damit keine Bacillen durch Verdunstung in die Luft gelangen; aber keiner von beiden frägt danach, ob der Patient auch wirklich allen Auswurf in den Napf gespuckt, ob derselbe wirklich alles vermieden hat, um sein Sputum zur Zerstäubung zu bringen.

Während heutzutage manche von einer wirklichen Phthisiophobie ergriffen sind, ignoriren wieder andere die Infectionsgefahr fast vollständig. Auch der Umstand, dass in neuerer Zeit wieder Arbeiten erschienen sind, welche bezweckten, Tuberkelbacillen in der Exspirationsluft der Phthisiker zu finden, deutet darauf hin, dass die überzeugenden Arbeiten früherer Forscher vielfach keine genügende Beachtung gefunden haben.

Wir müssen es als absolut feststehende Thatsache betrachten, dass nie und unter keinen Verhältnissen von einer Bacterien haltenden Flüssigkeit, von einer feuchten Oberfläche durch Verdunstung oder durch darüber streichende Luft Bacillenkeime in die Umgebung geführt werden können. Nägeli[1] hat diese Verhältnisse durch eine Reihe einwandfreier Versuche absolut sicher dargethan.

Was die Verdunstung anlangt, so wies er schon damals darauf hin: Wir müssten uns stets wieder vergegenwärtigen, dass wir es nicht mit flüchtigen Contagien, nicht mit gasförmigen Miasmen, sondern mit corpusculären Elementen zu thun haben, die den Gesetzen der Schwere, der Adhäsion und Cohäsion unterworfen sind. Daraus erklärt sich auch, dass, wenn viele Personen die gleich inficirte Luft einathmen, der eine inficirt wird, der andere nicht, nämlich wegen der ungleichmässigen Vertheilung dieser corpusculären Elemente. (So Nägeli! Für manche „Forscher" giebt es dafür aber noch immer nur eine Erklärung die der vermehrten oder verminderten Disposition.)

„Die früher verbreitete Ansicht, dass die unendlich leichten Körper bei Verdunstung durch die verdampfenden Wassertheile mit fortgeführt und in der Luft schwebend erhalten würden, ist irrthümlich. Dem widersprechen die einfachsten Gesetze der Physik.[2] Bekanntlich verdunstet bei gewöhnlicher Temperatur aus einer wässerigen Kochsalz- oder Zuckerlösung wohl das Wasser, Kochsalz und Zucker aber bleiben zurück. Von diesen Stoffen geht auch nicht die geringste Menge durch Verdunstung verloren. Wenn aber die kleinsten Theilchen des Kochsalzes und Zuckers von dem verdunstenden Wasser nicht fortgerissen werden, wie sollten die Spaltpilze, die Pilzsporen und andere niedrige Mikroorganismen fortgeführt werden, da die leichtesten unter ihnen trotz ihrer winzigen Kleinheit viele millionenmal grösser und schwerer sind als Kochsalz- und Zuckermolecüle?"

Nur durch mechanische Actionen werden kleine Wassermassen mit den darin suspendirten Stoffen weggeführt; so beim Kochen, wenn Gas-

[1] C. v. Nägeli, *Die niederen Pilze.* München 1877. S. 53.

[2] C. v. Nägeli, a. a. O. S. 108.

blasen aufsteigen, die an der Oberfläche platzen und kleine Wassertropfen fortspritzen. Aehnliches findet beim Sturm auf dem Meere statt, wo auch bekanntlich Salztheilchen weit fortgeführt werden.

Es würde hier zu weit führen, die Reihe bedeutender Versuche, durch welche Nägeli diese physikalischen Grundsätze auch experimentell bewiesen hat, zu referiren. — Als Pettenkofer der bayrischen Akademie Versuchsresultate von Soyka vorlegte, nach welchen Luftströmungen von minimaler Geschwindigkeit Fäulnissproducte aus faulenden Flüssigkeiten weggeführt haben sollten, trat Nägeli auf Grund einer Reihe von Experimenten dieser Behauptung entgegen und wies auch auf Versuchsfehler Soyka's hin.

Weitere Untersuchungen, die Nägeli gemeinsam mit Buchner[1] unternahm, haben dargethan, dass auch, wenn die Spaltpilze auf festen Grundlagen angetrocknet sind, ein Uebergang von Pilzen in die Luft selbst bei Anwendung sehr rascher Luftströmungen (20^{m} pro Sec.) nicht stattfindet, vorausgesetzt, dass das Material, auf dem die Pilze angetrocknet sind, gleichzeitig keine merkliche Erschütterung erleidet, welche zu einer Absplitterung der angetrockneten Ueberzüge führen kann.

Auch Wernich[2] untersuchte obige Frage und kam zu dem gleichen Resultate.

Er fand, dass selbst bei Schaumbildung in der Flüssigkeit eine Ueberführung von Keimen, falls die Flüssigkeit klebrig ist, nur sehr schwer statt hat und dass getrocknete und durch Contact noch so sehr ansteckungsfähige Complexe von Mikroorganismen für sich oder an fest gefügten Substanzen haftend, auch an die stärksten Luftströme keine Keime abgeben.

Als auf dem internationalen medicinischen Congresse im Jahre 1882 Becker die Befürchtung aussprach, es könnte durch die Athemluft eine Wundinfection stattfinden, opponirte Gunning[3] auf Grund einschlägiger Versuche über den Bacteriengehalt der über die feuchten Flächen der Mundhöhle hinstreichenden Exspirationsluft, welche sich, wiewohl nachgewiesenermassen in der Mundhöhle stets viele Fäulnisserreger sind, immer als keimfrei erwiesen hatte.

[1] C. v. Nägeli und H. Buchner, Der Uebergang von Spaltpilzen in die Luft. *Centralblatt für die med. Wissenschaften.* 1882. Nr. 29. S. 513.

[2] Wernich, Ueber verdorbene Luft in Krankenhäusern. Vortrag in der deutschen Gesellschaft für öffentliche Gesundheitspflege. *Deutsche medic. Wochenschrift.* 1880. S. 125. — Die Luft als Trägerin entwickelungsfähiger Keime. Virchow's *Archiv.* Bd. LXXIX. S. 424. *Centralblatt.* 1881. S. 13.

[3] Prof. Gunning, Amsterdam, Werden mit der Exspirationsluft Bacterien aus dem Körper geführt? *Klinische Monatsblätter f. Augenheilkunde.* 1882. Nr. 1. *Centralblatt für die med. Wissenschaft.* 1882. S. 203.

Auch die beiden italienischen Forscher Celli und Guarnieri[1] traten dieser Frage in einer umfangreichen Reihe eingehender Untersuchungen näher und constatirten gleichfalls, sowohl auf mikroskopischem Wege, als durch Thierexperimente, dass weder in der Ausathmungsluft von Phthisikern Bacillen enthalten sind, noch auch dieselben aus tuberculösem Sputum durch Verdunstung oder Verdampfung sich losreissen können. Selbst Luft, welche theilweise mit erheblicher Gewalt über und mitten durch sehr bacillenreiches Sputum mittelst eines Blasebalges getrieben war, blieb bacillenfrei. Bei diesen Versuchen waren stets Verhältnisse gewählt, die nicht nur analog den natürlichen waren, sondern viel mehr als diese einen Austritt begünstigten.

Auf dem Congress der deutschen Gesellschaft für Chirurgie 1885 berichtete Kümmel,[2] dass auch er die Ausathmungsluft stets frei von Mikroorganismen fand, dass auf dem damit in Beziehung gebrachten Nährboden niemals eine Entwickelung von Keimen vor sich ging.

Nach Fr. Müller[3] fanden sich weder auf mit Glycerin bestrichenen Glasplatten, gegen welche Patienten mit sehr bacillenreichem Sputum ausgeathmet und gehustet hatten, noch in dem Wasser, durch welches die Exspirationsluft derselben geleitet wurde, noch in den durch Eis condensirten Wasserdämpfen der Exspirationsluft Bacillen.

Aehnliche Versuche theilten auch Sormani und Brugnatelli[4] mit.

Charrin und Karth[5] fanden in der Exspirationsluft von Phthisikern gleichfalls keine Bacillen.

Auch Tappeiner[6] behandelte schon die Frage, ob wohl von cavernösen Phthisikern bei starkem Husten durch den Hustenstoss feine tuberculöse Auswurfstoffe in die Luft geschleudert und darin einige Zeit suspendirt bleiben und von den umstehenden Personen mit der Luft eingeathmet werden können oder müssen.

Er veranlasste eine arme, hochgradig phthisische Patientin, jedes Mal, wenn sie hustete, in die 11 cm im Durchmesser breite Gitteröffnung eines kleinen geschlossenen Holzkastens hinein- und so zwei darin befindliche Kaninchen anzuhusten. Trotzdem die Thiere zwei volle Monate dieser

---

[1] A. a. O.

[2] Kümmel, Hamburg, Die Contact- und Luftinfection in der praktischen Chirurgie. *Deutsche med. Wochenschr.* 1885. Nr. 32 u. 33. S. 361.

[3] Fr. Müller, Ueber die diagnostische Bedeutung der Tuberkelbacillen. Würzburg 1883. *Verhandlungen der med.-phys. Gesellschaft zu Würzburg.* N. F. Bd. XVIII.

[4] Sormani u. Brugnatelli, *Studi sperimentali sul bacillo della tuberculosi.* 1883

[5] Charrin et Karth, Virulence de la tuberculose, suivant les humeurs et les tissus des tuberculeux. *Revue de méd.* 1885. Nr. 8.

[6] Tappeiner, Meran, Zur Frage der Contagiosität der Tuberculose. *Archiv f. Medicin.* Bd. XXIX. S. 59.

Procedur ausgesetzt waren, blieben sie, wie die später erfolgte Obduction erwies, gesund.

Sirena und Pernice[1] liessen Kaninchen mittelst einer Schnauzenkappe täglich stundenlang eine Luft einathmen, welche durch tuberculöses, massenhaft Tuberkelbacillen enthaltendes Sputum durchging. Die Thiere blieben gesund. — Als die Verfasser tuberculöses Sputum langsam unter einer Glasglocke verdunsten liessen, so dass sich Tropfen an der Innenfläche der Flasche niederschlugen, fanden sie, dass diese Tropfen weder Tuberkelbacillen enthielten, noch, Thieren eingeimpft, Tuberkeln erzeugten.

Cadéac und Malet[2] wiesen in Uebereinstimmung mit den vorigen Versuchen nach, dass die von Phthisikern ausgeathmete Luft, bezw. das aus jener gewonnene Condensationswasser weder im Stande war, bei drei gesunden, noch bei drei mit Bronchitis catarrhalis behafteten Meerschweinchen Tuberculose zu erzeugen.

Wurden in einem Kasten, der durch ein Gitter in zwei Theile getheilt war, tuberculöse Kaninchen oder Meerschweinchen 2 bis 3 Monate neben solchen gehalten, an denen künstlich eine Bronchitis hervorgerufen war, so blieben die Thiere der letztgenannten Kategorie von Tuberculose verschont.

Es schliessen daher die Verfasser aus allen diesen Versuchen mit Recht, dass die Exspirationsluft tuberculöser Individuen durchaus unschädlich ist, während die Luft in Krankensälen durch die Zerstäubung eingetrockneter, phthisischer Sputa Tuberculose hervorzurufen vermag.

Diesen übereinstimmenden Resultaten zuverlässiger Forscher stehen nun allerdings einige diesen widersprechende Experimente gegenüber.

So hat Giboux[3] in einen hermetisch verschlossenen Käfig, in welchem zwei junge, gesunde Kaninchen waren, täglich zeitweise 20 bis 25 Liter Exspirationsluft von Phthisikern durch einen Kautschukschlauch eingeleitet. Die Thiere wurden tuberculös.

Da das ganze Experiment ohne die näheren Umstände angegeben ist, so lassen sich etwaige Versuchsfehler nicht nachweisen. In der bisherigen Form der Mittheilung macht das Experiment aber sicher nicht

---

[1] Sulla trasmissibilitàt della tuberculosi per mezzo degli sputi dei tisici. *Gaz. degli ospedali.* 1885. Nr. 25. Referat *Centralblatt für klinische Medicin.* 1885. Nr. 26. S. 447. — Baumgarten. *Ebenda.* 1885.

[2] Cadéac et Malet, Etude expérimentale de la transmission de la tuberculose par l'air expiré et par l'atmosphère. *Revue de méd.* 1887. Nr. 7. Referat *Centralblatt für die med. Wissenschaft.* 1887. Nr. 5.

[3] Giboux, Inocubilité de la tuberculose par la respiration des phthisiques. *Compt. rend.* Bd. XCIV. p. 1391. — *Centralblatt.* 1882. Nr. 40. S. 716.

den Eindruck der Verlässigkeit. Denn, um nur eines zu erwähnen, wissen wir doch durch Hesse's und Petri's Untersuchungen, dass eine bacterienreiche Luft, durch Röhren geleitet, gar bald die Keime an den Wänden derselben absetzt, so dass selbst beim Vorhandensein von Bacillen in der Exspirationsluft, falls diese durch einen längeren Schlauch geleitet wird, eine Ansteckung unmöglich wäre.

Ransome[1] will in dem Condensationswasser der Exspirationsluft vorgerückter Phthisiker mikroskopisch Bacillen gefunden haben, und eine ähnliche Mittheilung macht Karst.[2]

Aber in beiden Fällen drängen sich berechtigte Zweifel über die Verlässigkeit der Methode auf, die nur deshalb nicht zur Gewissheit werden können, weil die Mittheilungen zu kurz und mangelhaft gehalten sind.

Auch Bollinger machte diesbezügliche Versuche im Jahre 1879 und will positive Resultate erhalten haben. — Ein Meerschweinchen erhielt 2 ^{grm} condensirten Exhalationswassers von Phthisikern in die Bauchhöhle und 2 ^{grm} unter die Haut der Innenfläche des rechten Oberschenkels. Zwei Monate nach der Impfung ward es getödtet und war tuberculös.

Für's Erste war im Jahre 1879, zur Zeit des Versuches, die Sterilisation der in Betracht kommenden Gefässe doch meist noch eine sehr mangelhafte und beschränkte sich gewöhnlich nur auf eine zweifelhafte, sogenannte Desinfection, aber abgesehen davon giebt Bollinger selbst zu, dass diesem einzeln stehenden Versuche (eine Wiederholung desselben hatte ein negatives Resultat) eine allgemeine Bedeutung nicht beizumessen sei, sondern dass es vielmehr nach weiteren Untersuchungen in ähnlicher Richtung den Anschein gewonnen habe, als ob das Infectionsagens nicht sowohl aus den Respirationsorganen der Phthisiker stamme, sondern in der Luft der von ihnen bewohnten Zimmer gesucht werden müsse.

So sehr nun ein positiver Fall unter gewissen Verhältnissen 1000 negative aufzuheben vermag, so wird doch Jedermann zugeben, dass diese obigen positiven Befunde, theils von den Experimentatoren selbst in ihrer Verlässigkeit angezweifelt, sicher nicht im Stande sind, auf physikalische Gesetze sich stützende Principien und Versuche irgendwie in ihrer Bedeutung zu beeinträchtigen.

Da nun die innere Oberfläche der gesunden oder pathologisch veränderten Respirationsorgane sowie der event. bestehenden Cavernen stets

[1] A. Ransome, Note on the discovery of Bacilli in the condensed aqueous vapour of the breath of persons affected with phtisis. *Brit. med. Journ.* Decbr. 16. Referat *Centralblatt für die med. Wissenschaft.* 1883. Nr. 12.

[2] Schiffsarzt Dr. Karst, Petersburg, Ueber Tuberkelbacillen im Sputum. *Medizinsk. Pribawlemja Morskowo Sbornito.* Nov. 1884. — *Deutsche Medicinalzeitung.* 1885. Nr. 35. S. 389.

einen gewissen Grad von Feuchtigkeit besitzt, somit die daselbst befindlichen Bacillen festhält, so ist es als unumstösslich feststehend zu betrachten, dass die darüber hin streichende Exspirationsluft nie und unter keinen Verhältnissen Tuberkel-Bacillen oder Sporen enthalte, und dass von dem ausgeworfenen Sputum, solange dasselbe feucht bleibt, unter keinen Verhältnissen Bacillen in die Luft übergehen können.

Es können kleine, bacillenhaltige Partikelchen nur bei heftigen Hustenstössen in die Luft geschleudert werden, doch ist diese Gefahr keine allzu grosse, wie einerseits eine Reihe der obigen Versuche von Tappeiner, Fr. Müller u. s. w. bewiesen haben und wie auch die Ueberlegung bestätigt, dass nämlich durch derartig explosiv auftretenden Husten meist nur der an den Zähnen, an den Gaumenbögen und besonders an den Lippen hängende Speichel herausgeschleudert wird, der in den meisten Fällen nicht bacillenhaltig ist.

Selbst wenn es aber bacillenhaltiger Auswurf wäre, so macht dies in einem Tage und in einer Woche nicht so viel aus, wie ein einziger Auswurf, der sich täglich und stündlich oftmals wiederholt.

Am häufigsten aber, und was in der Praxis fast allein in Betracht kommt, gelangen die Bacillen in die Luft, indem das ausgespuckte, tuberkelbacillenhaltige Secret eintrocknet und einzelne Partikelchen desselben durch mechanische Einwirkung sich losreissen. Diese Pulverisirung und Zerstäubung wird aber gerade bei dem Sputum nicht unwesentlich durch die klebrige und schleimige Eigenschaft, durch den Mucingehalt erschwert, der die einzelnen Partikelchen durch eine ungewöhnliche Cohärenzkraft zusammenhält, und das ist, möchte ich sagen, ein Segen für die Menschheit, denn sonst müsste die Ansteckung weit zahlreicher stattfinden.

Verfolgen wir nun einige Augenblicke das Schicksal des ausgeworfenen Sputums, welches wir als die Todesursache von $^1/_7$ aller Menschen zu betrachten haben, vorzüglich mit Bezug auf die Verhältnisse, welche eine Vertrocknung und Zerstäubung ermöglichen.

Ist der Phthisiker zu Hause, so spuckt er entweder in ein mit irgend einer Flüssigkeit gefülltes Handgefäss, das je nach Bedarf in ein Abgussrohr entleert wird. Auf diesem Wege ist also eine Vertrocknung und Zerstäubung und damit eine Ansteckung durch Inhalation ausgeschlossen.

Oder er entleert den Auswurf in einen, auf dem Boden stehenden, mit Sand oder Sägespähnen gefüllten Napf.

Hierbei hat man mit einem späteren Eintrocknen und Verstäuben in dieser porösen Masse immerhin zu rechnen; zudem wird ab und zu, je nach der Treffsicherheit des Einzelnen, etwas daneben auf den Boden gehen und dort eintrocknen und es wäre die Gefahr der Verreibung und Verstäubung eine acute, wenn nicht der Spucknapf meist in eine Ecke stände, wo die Füsse der das Zimmer Bewohnenden nicht leicht hintreten. — Also bei dieser Art der Secretentleerung kann immerhin eine Infection stattfinden, und wenn die Gefahr für den einzelnen Fall auch gerade keine grosse ist, so wächst sie doch mit der monate- und jahrelangen Dauer und Wiederholung.

Oder der Patient spuckt einfach auf den Holz- oder den mit Teppichen belegten Fussboden, und das findet man, in einzelnen Fällen wenigstens, in allen, selbst in den besten Gesellschaftskreisen, in denen man es sonst nicht vermuthen sollte. Hier nun findet eine Zerstäubung des Sputums durch die Zerreibung mit den Stiefeln statt, und zwar wird der Staub um so feiner werden, je mehr im Zimmer herumgegangen wird. Trotzdem aber wird nur der allerkleinste Theil ein so feines Pulver bilden, dass es sich längere Zeit in der Luft suspendirt erhalten kann, zumal wenn wir bedenken, dass starke Luftströmungen im Zimmer nicht in Betracht kommen.

Wer einmal versuchte, selbst gut getrocknetes Sputum im Mörser zu verreiben und sehr fein zu pulverisiren, der wird mir bestätigen, dass es gar keine so leichte Aufgabe ist, ein wirklich feines Pulver zu erhalten, das einige Zeit in der Luft suspendirt bleibt. Die darüber herrschenden Vorstellungen, als ob man nur mit dem Fusse über getrocknetes Sputum zu streichen habe, damit sich sofort eine ganze Staubwolke von Infectionskeimen erhebe, ist absolut falsch. — Der Mucingehalt des Sputums hindert bis zu einem gewissen Grade die Pulverisirung.

Das feinste Sputumpulver ferner in einem **feuchten** Zimmer in einem Porzellanmörser oder auf Glasplatten aufbewahrt, hat sich nach einigen Beobachtungen von mir, offenbar in Folge seiner hochgradig hygroskopischen Eigenschaft, sehr bald wieder zusammengeballt und war von einer Infectionsmöglichkeit durch Inhalation keine Rede mehr. Es ist daher erklärlich, dass selbst diese leichtsinnige Art, die Infectionsstoffe zu behandeln, nicht immer und überall schon wieder nothwendig neue Infectionen nach sich ziehen muss; aber selbstverständlich wird mit der Zahl der Gelegenheiten auch die Zahl der wirklich stattfindenden Infectionen in directem Verhältnisse stehen.

Ausser dem Boden und dem Spucknapfe haben wir nun noch das Taschentuch als Aufbewahrungsort des Secretes zu betrachten.

Auch das Taschentuch findet in allen, in den höchsten wie in den niedrigsten Volksclassen eine ausgedehnte diesbezügliche Verwendung, und zwar ist es besonders das weibliche Geschlecht, von welchem es dazu benutzt wird.

Bereits Wernich hat gezeigt, dass poröse, keimhaltige Körper schon durch mässige Luftströmungen eingetrocknete Keime loslassen.

Ich kann mir nicht denken, was geeigneter wäre, eine rasche Verdunstung der Feuchtigkeit und ein schnelles Eintrocknen des Sputums zu begünstigen, als das in der Tasche in einer Temperatur von 25 bis 33° gehaltene Taschentuch. Ausserdem wird noch durch unvermeidliches Reiben in der Tasche und besonders beim Gebrauche eine möglichst feine Pulverisirung desselben herbeigeführt und der so gebildete Staub beim unmittelbaren Gebrauche vor Mund und Nase auf dem nächsten Wege dem Patienten selbst wieder, dann aber auch seiner Umgebung zugeführt. Es ist dabei gar nicht nöthig, dass, wie ich es in den unteren Classen ein paar Mal beobachtet habe, vollgespuckte Taschentücker eine ganze Woche im Gebrauche stehen und, wenn sie zu nass sind, an dem Ofen getrocknet werden; es kann vielmehr das Sputum auch unter gewöhnlichen Verhältnissen schon in wenigen Stunden in einen vollkommen infectionstüchtigen Pulverzustand übergeführt sein. Freilich wird auch hierbei der grösste Theil dieses Staubes nicht so fein sein, dass er in dem Labyrinthe der Respirationswege suspendirt bleibt und weitereindringen kann. Vielmehr wird auch hier der Klebstoff seine Schuldigkeit thun und die Bacillen theils unter sich, theils mit grösseren oder kleineren Fäserchen des benutzten Tuches verkleben; aber einzelne von den vielen Millionen Bacillen werden immerhin von so feinen Staubtheilchen eingeschlossen und getragen, dass sie auch in die engsten Luftwege eindringen können und bei oftmaliger Wiederholung auch das eine oder andere Mal wirklich eindringen werden.

Das hier über das Taschentuch Gesagte gilt auch natürlich von den mit Sputum oft beschmutzten Betttüchern und Hemden.

Wird das Taschentuch nur zum Abwischen des Mundes benutzt, so ist dementsprechend die Gefahr eine weit geringere, um so mehr, als die am Munde hängenden Sputumreste meist nicht bacillenhaltiges Sputum, sondern vorzugsweise heller, glasiger Speichel sind; immerhin ist aber auch hierbei die Gefahr zu berücksichtigen.

Im Hause also haben wir nur die zwei wesentlich in Betracht kommenden, reichlichen Gelegenheiten, das Sputum zu pulverisiren und infectionsfähig zu machen, „das Boden- und das Taschentuch-Spucken".

Ausserhalb des Hauses auf der Strasse entleert der Phthisiker seinen Auswurf entweder wieder in das Taschentuch, wofür dann das oben Gesagte gilt, oder auf den Erdboden. Sehr viele Leute spucken auf der

Strasse etwas bei Seite, nahe den Häusern zu, und die Gelegenheit des Verreibens ist dann etwas geringer. Die anderen aber spucken dahin, wo sie gerade gehen, die Nachfolgenden schreiten darüber hinweg und das Pulver ist bald fertig.

Bei der auf der Strasse stets herrschenden Bewegung und den mannigfachen Luftströmungen daselbst, werden, wenn ich von dem eigentlichen Winde und Sturme ganz absehe, die wirklich einathmungsfähigen Bacillen sich in dem fast unermesslichen Raum in der umgebenden Luft in kurzer Zeit so fein vertheilen und verstäuben, dass eine Einathmung bei der vielfachen Gelegenheit ohne Zweifel einmal möglich ist, dass aber die Gefahr im Allgemeinen als keine sehr grosse bezeichnet werden kann, zumal wenn wir berücksichtigen, dass eine Pulverisirung und Zerstäubung nur bei trockenem Wetter stattfinden kann. Regnet es hingegen, fällt auch nur ein leichter Sprühregen, so kann bei der klebrigen Beschaffenheit der Sputumpartikelchen und, ich möchte sagen, der einzelnen Bacillen, bei der hygroskopischen Eigenschaft derselben von einer feinen Zerstäubung keine Rede sein, so sehr anderer Staub aller möglichen organischen und anorganischen Herkunft, event. auch anderer Bacterien uns noch zu belästigen vermag und vielleicht sogar sichtbar in der Luft schwebt.

Also bei regnerischem und auch bei feuchtem Wetter ist das Aufsteigen des auf dem Strassen-Boden befindlichen Sputumpulvers fast unmöglich, um so mehr, als ja der feine Sputumstaub, wie wir in dem feuchten Zimmer im Mörser beobachtet haben, Feuchtigkeit anzuziehen scheint und zu Klumpen sich ballt.

Wehen indess trockene Winde, besonders Ostwinde, so wird eine Pulverisirung natürlich im ausgiebigsten Maasse stattfinden und nur durch die dabei stattfindende rasche Verdünnung der Bacterienmenge in der Luft die Gefahr etwas herabgesetzt. Uebrigens machen wir ja auch die Beobachtung, das gerade bei Ostwinden Infectionskrankheiten, Bronchialkatarrhe, Pneumonieen u. s. w. ganz besonders häufig auftreten.

Ich glaube nun, ohne mich auf diesbezügliche Versuche stützen zu können, dass feinster Tuberkelbacillenstaub, einer längeren starken Austrocknung in dünner Schicht ausgesetzt, die Virulenz bedeutend eher verliert, als erst in sechs Monaten, wie Schill und Fischer nachgewiesen haben, denn diese pulverisirten und trockneten zwar das Sputum, bewahrten es aber, meines Wissens, in grösseren Massen, in dickeren Schichten auf.

Für meine Ansicht spricht auch eine Beobachtung Sormani's, dass ein in sehr dünner Schicht auf Glas angetrocknetes Sputum nach vier Monaten bereits nicht mehr virulent war, während das gleiche Sputum, an einem Tuche angetrocknet, noch nach sechs Monaten bei Verimpfung Tuberculose erzeugte. Nehmen wir übrigens auch nur an, dass das Sputum drei oder vier Monate lang als feiner Staub, der uns ja hier zunächst interessirt, virulent bleibt, so könnte man immerhin voraussetzen, dass, wenn auch nicht auf dem Lande, wo ja bei der weniger dichten Bevölkerung auch das Sputum seltener und ausserdem sehr rasch in enormen Luftquantitäten vertheilt ist, so doch in grossen Städten, besonders in sehr verkehrsreichen Strassen im Sommer und bei lang andauerndem trockenen Wetter schliesslich in solchem Maasse der Infectionsstoff sich anhäufen würde, dass ein längerer Aufenthalt auf der Strasse nicht ohne Infectionsgefahr möglich wäre.

Hierbei ist aber in erster Linie zu berücksichtigen, dass bei Regen das vorher auf dem Boden angetrocknete oder frisch ausgeworfene Sputum durch die Stiefel und Räder der Fuhrwerke weggescheuert und schliesslich zum grössten Theile in die Abzugscanäle der Strasse weggeschwemmt wird, bei anhaltender Trockenheit aber in jeder Stadt mehrmals am Tage die Strassen gesprengt werden, wodurch gleichfalls einerseits eine vorläufige Verstäubung unmöglich, andererseits in Verbindung mit dem Kehren der Strassen auch die Wegschwemmung begünstigt wird.

Wir sehen an diesem Beispiele, wie eine als hygienisch kaum berücksichtigte Maassregel, die Strassensprengung, enormen hygienischen Vortheil fast unbewusst zu bringen im Stande ist.

Welche bedeutende Rolle heutzutage in einer geordneten Stadtverwaltung die Strassenreinigung spielt, erhellt am besten aus einigen Notizen, die ich hier aus dem „Verwaltungsbericht des Magistrats zu Berlin für die Zeit vom 1. April 1886 bis 31. März 1887. Nr. XXII. Bericht über das städtische Strassenreinigungswesen" wiedergeben will.

Diesem Berichte zu Folge werden die Strassen Berlins durchschnittlich dreimal wöchentlich, ein ganz bedeutender Theil derselben aber täglich, gereinigt; das Strassengebiet, welches der regelmässigen Reinigung unterworfen ist, umfasste am 1. April 1886 etwa 7,381,900 ^{qm}. Die Gesammtzahl aller Fuhren Strassenkehricht betrug 1886/1887 95,096 Fuhren, ferner, obwohl dieser Winter nicht besonders schneereich war, noch 112,805 Fuhren Schnee (je 2 ^{cbm}), wofür 212,169 Mk. bezahlt wurden.

Alle Strassen erhalten eine regelmässige Besprengung, d. h. täglich zweimal. Ausnahmen kommen insofern vor, als einzelne besonders wichtige Strassenzüge und Plätze auch dreimal und viermal täglich besprengt werden. Bei sehr heissem Wetter kann auch ununterbrochene Besprengung eintreten. Die Besprengung findet vom 1. April bis Ende October statt, wenn es nothwendig ist, auch während des übrigen Theiles des Jahres. Für Unterhaltung der Wagen und Stellung der Pferde und Kutscher hierfür wurde 169,920 Mk. im Jahre 1886 ausgegeben und Wasser für Strassenbesprengung 848,478 ^{cbm} verbraucht. Die durchschnittliche Zahl der Sprengtage während des Sommers ist 162, an 52 Tagen wurde wegen Regenwetters und vorhandener genügender Feuchtigkeit nicht gesprengt. Der Wasserverbrauch für die öffentlichen Bedürfnissanstalten betrug im gleichen Jahre 504,795 cbm (3 cbm für jeden Stand). Im Ganzen wurde 1886/1887 für Strassenreinigung 1,592,583 Mk. ausgegeben.

Rechnen wir zu diesen 848,478 cbm Wasser noch die ungezählten Cubikmeter, welche jährlich als Regen, Schnee und Nebel auf Berlin niederfallen, so können wir es geradezu zahlenmässig nachweisen, mit welch' enormen Mitteln auf der Strasse bisher bereits gegen eine Verstäubung, zum Theile unbewusst, angekämpft wird.

Die in die Abzugscanäle geschwemmten Bacillen werden mit dem Abwasser dem nächsten Fluss zugeleitet und haben wohl kaum mehr eine Gelegenheit zu vertrocknen und auf diesem Wege zu inficiren.

Für die Frage, ob wirklich die Gefahren auf der Strasse keine so grossen sind, und ob meine Erklärung richtig ist, haben wir einen Prüfstein in den Gesundheitsverhältnissen jener Berufsclasse, welche fortwährend auf der Strasse zu thun hat und welcher direct die Reinigung, die Entstäubung derselben obliegt, der Strassenkehrer. Ich habe mich über die Gesundheitsverhältnisse jener Leute zu orientiren versucht, und Herr Schlosky, Director der Berliner Strassenreinigung, an dem ich mich zu diesem Zwecke wandte, liess mir in liebenswürdigster Weise eine Statistik der Krankenkasse der Berliner Strassenkehrer aufstellen, wofür ich ihm an dieser Stelle meinen besten Dank ausspreche.

„Der Krankenunterstützungsverein der Mannschaften der Strassenreinigung" zu Berlin umfasste im Laufe des Jahres 1886/1887 (1. April bis 31. März) 605 Mann.

Darunter erhielten 107 Mann wegen Erkrankung eine Unterstützung.

Todesfälle haben sich in diesem Jahre unter den 605 Mann 7 ereignet oder 1·16 Procent, und zwar starben zwei an Lungenentzündung; die übrigen vertheilen sich auf Magen-, Darm- und Blasenkatarrh, Herzkrämpfe, Hitzschlag und Rippenbruch.

Aus der mir zur Verfügung gestellten Aufzeichnung der Erkrankungen berechnete ich, dass

12	Mann od.	10·25	Proc.	an	Lungenkatarrh,
1	„ „	0·85	„	„	Bronchialkatarrh,
7	„ „	5·98	„	„	Lungenentzündung,
7	„ „	5·98	„	„	Hals- u. Luftröhrenentzündung, Mandelentzündung, darunter eine Luftröhrenentzündung mit Schwäche 13 Wochen,
3	„ „	2·56	„	„	Brustfellentzündung,
1	„ „	0·85	„	„	Asthma,
12	„ „	10·25	„	„	Chirurgische Krankheiten,

16 Mann od. 13·67 Proc. an Verletzungen, Contusionen, Fracturen u. s. w.,
19 „ „ 16·24 „ „ Gelenk- und Muskelrheumatismus,
26 „ „ 22·22 „ „ Magen- u. Darmkatarrh, Ruhr, Magenblutg.,
13 „ „ 11·11 „ „ anderen Krankheiten, z. B. Gürtelrose, Augenkrankheiten, Krämpfen u. s. w.,

117 Mann in Summa erkrankt sind.

Halten wir nun mit dieser Liste jene der Staubarbeiter zusammen, wie sie uns Hirt[1] mittheilt.

Nach dieser litten von 100 Erkrankten nach den Gewerben geordnet:

	Phthisis Procent	Chronische Bronchitis Procent	Pneumonie Procent	Mortalität Procent
Grobschmiede	10·7	9·8	6·6	1·8
Nagel- und Messerschmiede	12·2	12·2	3·2	2·3
Schlosser	11·5	9·2	5·8	1·4
Feilenhauer	62·2	17·4	12·2	1·6
Kupferschmiede	9·4	17·0	3·7	1·89
Uhrmacher	36·5	19·4	4·8	2·78
Formstecher	36·9	39·6	10·5	
Graveure	26·3	15·7	10·5	
Klempner	14·1	18·4	4·9	2·78
Messinggiesser	31·2	9·3	15·9	1·59
Porzellanarbeiter	16	15	5	
Töpfer	14·7	14·7	5·3	1·857
Maurer	12·9	10·4	4·4	1·59
Zimmerleute	11·4	6·5	6·9	
Tischler	14·6	10·1	6·0	1·89
Müller	10·9	9·3	20·3	1·7
Bürstenbinder	49·1	28·0	7·0	1·6
Friseure	32·1	17·8	10·7	2·39
Sattler	12·8	7·5	5·0	2·39
Tapezirer	25·9	11·7	10·3	2·39
Kürschner	23·2	10·7	8·1	2·39
Hutmacher	15·3	6·7	5·6	2·9
Kohlenarbeit. i. Oberschlesien	0·8	16·4	4·7	
Kohlenarbeiter in Hörde .	1·1	18·3	3·6	
Kohlenarbeiter in Breslau .	2·0	22·4	14·4	

und nach meiner Berechnung von den

Strassenreinigern:	Phthisis	Lungen- u. Bronchialkat.	Pneumonie	Mortalität
	—	11·1 Proc.	5·98 Proc.	1·16 Proc.

[1] Dr. G. Merkel, Die Staubinhalationskrankheiten. v. Ziemssen's *Handbuch der speciellen Pathologie und Therapie.*

Wir dürfen uns aber dabei nicht verhehlen, dass diese Art der Zusammenstellung, wie sie uns Hirt in seiner trefflichen Arbeit giebt, wo das Procentverhältniss einer Krankheit zu den Gesammterkrankungen berechnet ist, ein nicht ganz richtiges und klares, sondern ein von ausserhalb unserer Frage liegenden Factoren abhängiges Resultat giebt, wie bereits von Würzburg in Bezug auf die Mortalitäts-Statistik nachgewiesen wurde. Wenn z. B. in zwei Fabriken von verschiedenem Betriebe von je 1000 Arbeitern 20 Arbeiter in jeder Fabrik innerhalb eines Jahres an Tuberculose erkrankten, so ist man offenbar, falls dieses Verhältniss sich wiederholt, zu der Annahme berechtigt, dass in beiden gleich grosse Gefahr besteht, die Tuberculose zu acquiriren. Treffen nun in der Fabrik A, wie es z. B. bei den Formstechern der Fall ist, auf 100 Erkrankungen 40 Bronchialkatarrhe und in der Fabrik B nur 6 Bronchialkatarrhe, wie bei den Tuchscheerern, so stellte sich, wenn ich noch für weitere Erkrankungen in beiden Fabriken die gleiche Summe von 70 Fällen annehme, die Statistik ungefähr folgendermassen:

Fabrik A	1000 Arbeiter	130 Erkrank.,	davon 20 Phth.,	also 15·38 % d. Gesammterkrank.
„ B	1000 „	104 „	„ 20 „	„ 19·23 „ „ „

Wir sehen daraus, dass sich, obwohl auf 1000 Arbeiter in beiden Fabriken die gleiche Anzahl tuberculöser Erkrankungen eingetreten sind, also ein gleiches Maass von Schädlichkeit, die Tuberculose hervorzurufen, obwaltete (und darum handelt es sich doch bei praktischen Erwägungen), durch die Art der Berechnung ein vollkommen verschiedenes Resultat sich ergiebt.

Um einen richtigen Einblick in die Schädlichkeit eines Gewerbes in dieser oder jener Richtung zu gewinnen, ist es daher notwendig, stets die Anzahl der bestimmten Krankheitsfälle mit der Gesammtzahl aller Arbeiter und nicht der Erkrankungen in Beziehung zu bringen und würde sich demgemäss bei den Strassenarbeitern das Verhältniss folgendermassen stellen:

Lungenkatarrhe	1·98 Proc.
Bronchialkatarrhe	0·165 „
Lungenentzündung	1·15 „
Hals-, Luftröhren- und Mandelentzündung	1·16 „
Magen- und Darmkatarrhe u. s. w.	4·29 „
Gelenk- und Muskelrheumatismus	3·14 „
Verletzungen, Contusionen und Fracturen	2·64 „
Brustfellentzündung	0·49 „
Chirurgische Krankheiten	1·98 „
Asthma	0·165 „
Andere Krankheiten	2·14 „

Doch kehren wir zu unserer weiter oben mitgetheilten Statistik zurück, so ersehen wir daraus, dass nicht nur die Mortalität der Strassenarbeiter im Verhältniss zu den anderen hier angeführten Arbeitern die günstigste ist, sondern dass auch die Pneumonieziffer niedriger als die anderer Berufsclassen sich stellt, und die übrigen Erkrankungen der Lungen und Bronchien weit hinter den oben mitgetheilten Ziffern zurückbleibt. Die näheren Details der diesbezüglich Erkrankten verhielten sich folgendermassen:

	Alter	Dienst-jahre	Dauer der Krankheit Wochen	
K.	26	$1\frac{1}{2}$	6	Lungenkatarrh.
G.	60	34	7	„
T.	40	2	2	„
He.	36	12	3	fieberhafter Lungenkatarrh.
S.	52	28	1	Lungen- und Halskatarrh.
Q.	63	10	1	fieberhafter Lungenkatarrh.
Sch.	27	2	2	Lungenkatarrh.
B.	51	10	7	eitriger Lungenkatarrh.
Hi.	38	2	2	Lungenkatarrh.
M.	51	8	13	Lungenkatarrh und Rheumatismus.
R.	43	12	3	chronischer Lungenkatarrh.
Scha.	50	9	5	Bronchialkatarrh.
Pr.	40	4	3	Lungenkatarrh u. Brustfellentzündung.

Wird nun auch zugegeben, dass unter der Diagnose Lungenkatarrh auch das eine oder andere Mal eine Phthisis mit unterlaufen sein kann, obwohl dies nicht sehr wahrscheinlich ist, wenn man berücksichtigt, dass die 13 Fälle von Lungen- und Bronchialkatarrh in zwei Fällen nur eine einwöchentliche, in weiteren drei Fällen eine zweiwöchentliche, in drei Fällen eine dreiwöchentliche, einmal eine fünf-, einmal eine sechs-, zweimal eine sieben- und nur einmal in Verbindung mit Rheumatismus eine dreizehnwöchentliche Cur beanspruchten, um die Leute soweit herzustellen, dass sie ihren schweren Dienst wieder aufnehmen konnten, so ist immerhin die Summe der Erkrankungen an Lungenkatarrh und eventuell Phthisis noch eine so kleine (11·1 %), wie sie sich bei keiner anderen Beschäftigung, welche Staubinhalation mit sich führt, findet. Der Strassenstaub, in dem diese Arbeiter ihrer Pflicht nachkommen, kann also unmöglich jene grosse Schädlichkeit mit sich bringen, wie sie ihm vielfach grundlos zuerkannt worden ist, wenigstens ist die Gefahr einer Ansteckung durch Tuberkelbacillen auf der Strasse eine verschwindend kleine, wenn sogar die im verkehrsreichen Berlin mit und in diesem Staube mehr als alle anderen Menschen arbeitenden Personen nicht nur keine erhöhte, sondern sogar eine auffallend verminderte, eine verschwindende Erkrankungsziffer an Phthisis aufweisen.

Bemerkenswerth ist ferner, dass diese Erkrankungen an Lungen- und Bronchialkatarrh bei Leuten vorkamen, die zum grössten Theile schon eine 8- bis 10jährige, ja eine 34jährige Dienstzeit hinter sich hatten, also auch die Möglichkeit einer ausserhalb des Berufes liegenden Ursache der Erkrankung nicht von der Hand zu weisen ist.

Noch mehr gewinnt dies an Stütze und noch deutlicher tritt die relative Ungefährlichkeit des Strassenstaubes bezüglich der Acquisition der Tuberculose hervor,[1] wenn wir die in der folgenden Tabelle zusammengestellte Anzahl der Dienstjahre betrachten, nach der von den 605 Arbeitern:

178	Mann oder	29·42	Proc.	bereits	1—5 Jahre,
94	„ „	15·53	„	„	5—10 „
245	„ „	40·49	„	„	10—15 „
44	„ „	7·27	„	„	15—20 „
28	„ „	4·62	„	„	20—25 „
8	„ „	1·32	„	„	25—30 „
8	„ „	1·32	„	„	30—35 „

bei der Strassenreinigung bedienstet sind, also ein erklecklicher Procentsatz der Arbeiter bereits eine stattliche Anzahl von Dienstjahren hinter sich hat, ohne dem Tuberbelbacillus zum Opfer gefallen zu sein, eine Zahl, die noch bedeutend sich erhöhen würde, wenn nicht die Berliner Stadtgemeinde in humaner Fürsorge den über 30 bis 35 Jahre Gedienten, die nach ärztlichem Zeugnisse dem anstrengenden Dienste nicht mehr gewachsen sind, eine Pension verabreichte, die es denselben ermöglicht, neben anderweitiger und leichterer Beschäftigung als Hausmeister, Portiers u. s. w. in höherem Alter ein ruhigeres Leben zu führen.

Wenn also schon die Gefahr für jene, die direct in dem fraglicheu Staube arbeiten, keine sehr drohende ist, so ist der Schluss nicht unberechtigt, dass auf der Strasse selbst eine Infection jedenfalls relativ selten vorkommt.

Es wird Niemand verkennen, welche praktische Wichtigkeit dieser Frage zukommt. Denn, wenn die Hauptgefahr der Ansteckung nicht in der Strasse sich vorfindet, wenn dort die Infection selten, dagegen hauptsächlich in geschlossenen Räumen stattfindet, so bietet dieser Umstand für eine erfolgreiche Prophylaxis ganz besonders günstige Aussicht. Auf der Strasse nämlich wäre gar nicht daran zu denken, die Phthisiker immer zu sorgfältiger Behandlung des Auswurfes zu veranlassen, in geschlossenen Räumlichkeiten aber dürften dem nach meinen hier mitgetheilten Ausführungen keineswegs unüberwindliche Schwierigkeiten entgegenstehen.

Es wäre hier nicht der Platz, alle die verschiedenen Möglichkeiten durchzugehen, denen das Sputum unterliegt, je nachdem der Phthisiker sich da oder dort aufhält, doch möchte ich darauf hinweisen, wie z. B.

[1] Ich bemerke ausdrücklich, dass ich nur von der Gefahrlosigkeit bezüglich der Phthisis spreche, bei den anderen Infectionskrankheiten mag sich das vielleicht anders verhalten.

in den Verkaufsläden, Gasthäusern, Bureaus, Comptoirs und Fabriken fast nirgends in so genügender Weise für Spucknäpfe gesorgt ist, dass der Phthisiker ohne allzugrosse Unbequemlichkeit und ohne Aufsehen zu erregen, dorthin seinen Auswurf entleeren könnte. Er ist geradezu auf den Boden oder das Taschentuch angewiesen.

Es wird ja Niemandem einfallen, zu verlangen, dass im Concert oder Theater neben jedem Platze ein Spucknapf stehen soll, aber fragen wir uns ernstlich, ist denn bisher auch nur der kleinste Theil von dem, was in dieser Beziehung dringend nothwendig und was wirklich möglich ist, geschehen?

Wir haben ein weites Feld vor uns, das bei richtiger Bearbeitung nicht ohne reichlichsten Segen bleiben wird. Nur den grossen Hindernissen, die der Bacillus zu überwinden hat, bis er in den feinen Pulverzustand kommt, den vielfachen Winkeln und Klippen unserer Respirationswege und endlich der Integrität unseres Flimmerepithels, dessen mehr oder minder kräftiger Function ist es zu danken, dass unter den vielen tausend Gelegenheiten nur da und dort eine Infection wirklich eintritt.

Wir haben jetzt so viele Verhältnisse kennen gelernt, unter denen eine Pulverisirung des Sputums stattfindet, dass, wenn auch der Gedanke an eine Ubiquität durch nichts berechtigt ist, wir uns doch wundern müssten, dass die Infection nicht noch zahlreichere Menschen dahinrafft, als es wirklich der Fall ist.

Wir dürfen übrigens nicht übersehen, dass die Zahl der Infectionen eine weit grössere ist, als sie gewöhnlich angenommen wird, denn nicht nur $^1/_7$ aller Menschen stirbt an Tuberkulose, sondern nach den übereinstimmenden Mittheilungen der pathologischen Anatomen werden auch in den Leichen von nicht an Lungenphthise gestorbenen Personen sehr oft makroskopisch sichtbare, vernarbte tuberculöse Herde gefunden, so dass es nicht zu hoch gegriffen ist, wenn wir annehmen, dass $^1/_3$ aller Menschen eine phthisische Attaque durchgemacht hat.

Noch grösser aber wird die Summe der Infectionen, wenn wir dazu die uncontrolirbare Zahl der wiederholten Infection bereits phthisischer Individuen in Anrechnung bringen.

Der feinst gepulverte und noch virulente Bacillenstaub erfüllt nun zwar die erste Bedingung zur Inhalationsinfection; aber er bedingt deshalb noch nicht nothwendig eine Infection.

In Uebereinstimmung mit den früheren Beobachtungen Koch's[1] hat auch Hesse[2] gefunden, dass die in der Luft enthaltenen Bacterienkeime

[1] A. a. O.

[2] W. Hesse, Schwarzenberg, Ueber quantitative Bestimmung der in der Luft enhaltenen Mikroorganismen. *Mittheilungen aus dem Kaiserl. Gesundheitsamte.* Bd. II.

nicht als einzelne Individuen angesehen werden dürfen, sondern als Häufchen von Individuen, und an irgend welchen Trägern, meistens Fäserchen von Stoff oder Splittern von eingetrockneten Substraten u. s. w. haftend. Es gehören demnach keineswegs die in der Luft schwebenden Bacterien zu den allerfeinsten Sonnenstäubchen, geschweige denn zu denjenigen kleinsten Körperchen, die erst nach Umhüllung mit einer Wasserschicht sichtbar gemacht werden können.

Wir dürfen also ohne Zweifel annehmen, dass die allermeisten eingeathmeten Bacterien vermöge ihrer Schwere gleich in den ersten Luftwegen hängen bleiben, um so mehr, als diese nicht einen glatten Canal darstellen, sondern durch zahlreiche Buchten, Leisten und Ecken vielfach Seitenströmungen der eingeathmeten Luft hervorrufen und die darin suspendirten körperlichen Elemente auf die Wände projiciren.

Besonders schwierig wird ein Weitergelangen der Bacterien bei der Athmung durch die Nase sein. Ist nun ein Bacillenhaufen oder ein Bacillus der Scylla und Charybdis unserer Choanen glücklich entgangen, ist er auch an den Stimmbändern nicht hängen geblieben, so hat er erst in den immer enger und enger werdenden Canälen die Balance zu halten, die zahlreichen Bifurcationsstellen zu vermeiden, widrigenfalls er, wenigstens bei intacten Epithelien, unverweigerlich wieder heraus befördert wird.

Wundern wir uns da noch, dass unter den vielen tausend Gelegenheiten oft erst einmal ein Bacillus wirklich an eine Stelle gelangt, wo er ungestört seinen langsamen Entwickelungsgang durchmachen kann, und dass man unter besonders glücklichen Verhältnissen jahrelang der Schädlichkeit sich aussetzen kann, ohne nothwendig deshalb inficirt zu werden?

Freilich, sind verletzte Stellen im Respirationstractus vorhanden, wie es besonders nach Masern, Keuchhusten und nach Scharlach der Fall sein mag, so werden event. eingeathmete Bacillen dort leichter haften bleiben, besonders, wenn nicht zugleich mit dem vorhandenen katarrhalischen Secrete der Bacillus wieder entfernt wird. Will man das mit Disposition bezeichnen, so ist dagegen nichts einzuwenden, ebensowenig dann, wenn man sagt, dass ein durch eine eben überstandene Krankheit, wie Typhus, oder durch eine noch bestehende, z. B. Chlorose, oder durch andere Krankheitszustände geschwächtes, ein schlecht genährtes Individuum oder ein Organismus, der schon von Geburt auf in Folge schwerer Krankheiten der Eltern, wie Schwindsucht, Krebs u. s. w. schwach ist und dessen sämmtliche Körperfunctionen sich in einem gewissermassen labilen Zustande, in einem Missverhältnisse zu den vom Leben gestellten Anforderungen befinden, dessen Flimmerepithel also wohl eben so gut schwächer functionirt wie seine Magendrüsen, sein Herz und seine sonstigen Organe, — wenn man sagt, dass ein solches Individuum, ein solcher Organismus die etwa eingeathmeten Bacillen, besonders falls sie einigermassen schwerere Klümpchen darstellen, weniger leicht herausbefördert, und ihnen dann Zeit zur Ansiedelung lässt.

Es ist mir unverständlich, wie Angesichts dieser meiner Auseinandersetzungen Bollinger in seinem an den bayrischen Obermedicinalrath erstatteten Referate über die vorliegenden Arbeiten zu der Behauptung kommt, dass ich „die Annahme einer Disposition vollständig negire.“ Diese Behauptung ist aus der Luft gegriffen, denn ich habe nirgends geleugnet, dass es im Körper beruhende Verhältnisse gebe, welche das Zustandekommen einer Infection erleichtern. Was ich in Abrede stelle, ist lediglich die vielfach und besonders bei älteren Aerzten herrschende Ansicht, dass diese gewissermassen disponirenden Verhältnisse das wesentlichste Moment, die Conditio sine qua non zur Infection bilden, zu welcher Annahme mir allerdings eine thatsächliche Grundlage abzugehen scheint, es sei denn eine solche wäre durch das Alter einer Anschauung allein gegeben. Ich bekämpfe lediglich die mit der Disposition getriebenen Excentritäten, die ich allerdings für die Förderung der Schwindsuchtsfrage als „unselig“ betrachte.

Findet der Bacillus in dem Organismus eine verletzte, an sich schon zerfallende Gewebsschicht, so wird er immerhin soviel Nährmaterial ohne allen Kampf gegen lebende Zellen gewinnen, dass er in's Vielfache sich vermehren und kräftigen kann, bevor er mit der darunter liegenden, lebenden Zelle in Berührung kommt.

Der Gedanke, dass eine eigenartige chemische Beschaffenheit des Gewebes, „des Nährbodens“, einen gewissen Einfluss auf die Entwickelung und besonders auf die Ausbreitung des tuberculösen Processes auszuüben vermag, ist von vornherein nicht abzuweisen, bewiesen aber ist diese Annahme bis jetzt noch durch keine einzige Thatsache und sind alle diesbezüglichen Behauptungen nur hypothetisch construirt. Eine ausschlaggebende, die Entwickelung der Tuberkelbacillen direct hindernde Rolle spielt aber unter natürlichen Verhältnissen diese chemische Differenz der Organismen sicherlich nicht.

Es scheint mir absolut falsch, sich mit der Annahme der Disposition auf Koch, als den berufensten Interpreten der Tuberculose, zu berufen, in dem Sinne, als ob Koch die Nothwendigkeit der Disposition zur tuberculösen Infection anerkannt hätte. Gerade Koch hat in seiner letzten Arbeit über die Aetiologie der Tuberculose da und dort die Disposition in ihrer Bedeutung reducirt, sie aufgeklärt.

Er sieht ihre Annahme lediglich als einen Nothbehelf an und erklärt sie vielfach durch die Verschiedenheit der Infectionsstellen, während er in anderen Fällen die scheinbare Disposition oder Nichtdisposition, das verschiedene Auftreten und den Verlauf der Krankheit auf die verschiedene Menge des ursprünglich zur Wirkung gelangenden Infectionsstoffes zurückführt, insoferne einzelne Infectionskeime wegen ihrer langsamen Fortentwickelung vom Organismus leichter und längere Zeit in Schranken gehalten werden, so dass sie localisirt bleiben, als wenn von vornherein viele Keime mit einem Male importirt werden und sich gegenseitig in ihrem Vernichtungswerke unterstützen.

Nur für einige schwere oder nicht zu deutende Verhältnisse lässt er vorläufig die Annahme der Disposition noch bestehen; aber es geht aus dieser Darstellung klar hervor, dass er das Zustandekommen der Tuberculose nicht erst von der Disposition abhängig macht, dass die Disposition ihm nicht etwa eine zweite und ebenso nothwendige Bedingung wie der Tuberkelbacillus selbst für die Entstehung der Krankheit sei. Es ist doch ein wesentlicher Unterschied, ob eine Seuche in manchen Fällen durch irgend einen Umstand begünstigt wird, oder ob sie in allen oder fast allen Fällen diesen Umstand zu ihrer Existenz nothwendig voraussetzt, wie man vielfach die Disposition auffasst.

Sehen wir uns doch einmal die Welt im Kleinen, unsere Thierställe an! Wir finden da so manche Beispiele, die sich oft genau auf den Menschen exemplificiren lassen. Ich brauche nicht vorauszuschicken, dass Meerschweinchen, so selten sie auch, spontan ausserhalb des Stalles, tuberculös werden (unter mehr als 2000 von mir verbrauchten Thieren nur drei), so wenig sie also im Verhältniss zu den Menschen zu den disponirten Thieren gerechnet werden können, doch absolut sicher jeder Impfung, jeder Inhalation zugänglich sind.

Es giebt, so weit unsere Erfahrung reicht, kein einziges Meerschweinchen, das der Infection widersteht, das immun wäre, und eine etwaige gegentheilige Behauptung glaube ich nicht mit Unrecht entweder auf nicht virulentes Virus, oder auf eine falsche Art der Infection, oder auf sonstige Versuchsfehler, z. B. Impfung mit heisser Platinöse u. s. w. zurückführen zu dürfen.

Wenn wir nun eine Anzahl Thiere einer ganz kurzen Inhalation in einem mit fein zerstäubten Tuberkelbacillen vollkommen geschwängerten Kasten aussetzen, so wird das eine oder andere tuberculös, die übrigen bleiben gesund. Wird die Inhalation noch etwas verlängert, so werden alle, bis auf eins oder zwei, inficirt, und dauert sie noch länger, so bleibt mit Sicherheit kein einziges von den Thieren verschont.

Warum wird nun das eine Thier früher tuberculös, das andere nicht? Haben sie nicht ganz dieselbe Luft unter scheinbar denselben Verhältnissen eingeathmet, sind die zuerst verschonten Thiere etwa weniger disponirt, sind sie immun gewesen? Solchen Unterschied findet man nun schon bei gesunden Thieren! Werden die Thiere aber zuerst durch alle möglichen Krankheiten geschwächt, so treten diese Unterschiede noch viel stärker hervor; wir haben dann dieselben Verhältnisse wie beim Menschen.

Ist nun diese Verschiedenheit nicht ebenso als ein Zufall anzusehen — als etwas, was, ohne dass wir die Ursache überschauen können und ohne innere Nothwendigkeit eintritt — wie so viele tausend Dinge im menschlichen Leben? Es wird doch heutzutage Niemandem mehr einfallen, den Veteranen, der 50 Schlachten gesehen, der immer vorne dran war im dichtesten Kugelregen, links und rechts die Kameraden fallen sah, vielleicht als der letzte seines Regiments übrig blieb und doch nicht erschossen, nicht einmal verwundet wurde, für kugelfest, für nicht disponirt, für immun zu halten, wie es der Aberglaube früherer Jahrhunderte gethan hat. Ist er kugelfester, weniger vulnerabel als sein Kamerad, dem schon beim Beginne der ersten Schlacht eine Kugel das Leben raubte?

Weil er nicht verwundet ist, schliessen wir eben mit Recht, dass ihn auch keine Kugel getroffen hat, und weil ein anderer nicht tuberculös wird, ist wohl ebenso der richtigste Schluss, dass auch Tuberkelbacillen in seine feinsten Luftwege nicht eingedrungen oder dort sich wenigstens nicht abgelagert haben. Die oftmals gehörte Aeusserung „da müsste ich längst tuberculös sein, denn ich habe doch wohl tausend Mal schon Bacillen eingeathmet," resumirt unter die bacteriologischen Jagdgeschichten, entbehrt aber jedes wissenschaftlichen Ernstes und jeder Beweiskraft, denn der Beweis, dass wirklich in die feineren Luftwege eines Menschen (und darauf kommt es nach meinen Auseinandersetzungen an) Tuberkelbacillen eingedrungen sind, ohne irgend welche tuberculöse Veränderungen hervorzurufen, ist bis heute noch kein einziges Mal erbracht. Unter all' denen, die dieses Wort so oft im Munde führen, dürfte auch wohl kein Einziger Lust haben trotz der behaupteten Ungefährlichkeit der Bacillen sich dem wichtigen und angeblich schon „tausendmal" glücklich überstandenen Experimente der Inhalation zu unterziehen.

Wie oft wiederholen sich solche Fälle des räthselhaften Verschontbleibens, und haben wir dafür eine andere Erklärung, als das Wort „Zufall"? — So wenig es wissenschaftlich klingt, entspricht es der Wahrheit doch eher, als irgend eine gekünstelte Hypothese.

Werfen wir noch einen Blick in den Thierstall. Bekanntlich beissen sich die Meerschweinchen recht häufig. Wenn nun auch im gleichen Stalle, im nämlichen Fache Thiere mit eiternden, tuberculösen Wunden sich befinden, und eine Verstreuung der Tuberkelbacillen also sicher anzunehmen ist, so beobachten wir doch fast nie eine tuberculöse Infection der Bisswunden. Woher kommt das? Sind etwa die Bacillen „doch nicht so gefährlich", oder „sind die gebissenen Thiere immun"? Wie kommt es dann, dass die nämlichen „immunen" Thiere durch die nämlichen „nicht so gefährlichen" Bacillen, wenn man sie lange genug in dem gleichen Fache lässt, durch Inhalation tuberculös werden?

Da wundern wir uns nun, wenn der oder jener Wärter, trotzdem er Jahre und Jahrzehnte Phthisiker gepflegt hat, nicht tuberculös geworden ist, und folgern aus diesem einen Beispiele, „es könne doch nicht so gefährlich sein"; die hundert anderen aber, die sich inficirten und die wir aus den Augen verloren haben, beachten wir nicht. Und ist denn nicht auch die Infectionsgefahr in verschiedenen Krankenhäusern verschieden gross? Während wir (s. die Tabelle) in dem einem Phthisikersaale überall, in dem anderen an verschiedenen Stellen Bacillen gefunden haben, war es in anderen, von Phthisikern frequentirten Krankenhäusern überhaupt nicht möglich, Bacillen zu finden. Sind damit nicht auch die verschiedenen Beobachtungen erklärt, dass manchmal und an gewissen Orten das Pflegepersonal fast regelmässig inficirt wird, an anderen nicht? Folgern wir etwa, wenn ein Wärter von Diphtherie-, Typhus-, Cholera-, Variolakranken, also unbestreitbar ansteckenden Kranken, nicht inficirt wird, dass diese Krankheiten nicht contagiös, dass sie „doch nicht so gefährlich" sind, wie der beliebte Ausdruck bei der Tuberculose heisst? Was berechtigt uns, bei der Tuberculose solche Trugschlüsse zu machen?

Freilich, wenn man einerseits die enorme Zunahme der Phthise unter den Eingeborenen des Kurortes Mentone constatirt, dies aber dem Aufgeben der Landarbeit, statt dem Verkehr mit den dort überwinternden Phthisikern zuschreibt, so erscheint dies doch, als ob man seine Augen der Wahrheit gewaltsam verschliesse.[1] Neuerdings sind mir auch aus anderen Kurorten, wo sich viele Phthisiker aufhalten, Mittheilungen über enorme Zunahme der Tuberculose unter der eingeborenen Bevölkerung gemacht worden.

Giebt es irgend eine Krankheit, bei der die Verhältnisse den Nachweis der Contagiosität mehr erschweren, als bei der Tuberculose? Denn nicht nur, dass die Infection in den meisten Fällen erst nach Monaten irgend welche Erscheinungen hervorruft, ohne zu dieser Zeit schon percutorisch nachweisbar zu sein, so kommt hier vor Allem das unübersteigliche Hinderniss in Betracht, dass die Infectionsquelle sehr oft nicht für den Laien, oft nicht einmal für den Arzt als solche erkenntlich ist. Für den Kliniker und Krankenhausarzt ist bei dem zahlreichen fluktuirenden Publikum ein solcher Nachweis ganz besonders erschwert, fast unmöglich. Gleichwohl hat Gerhardt kürzlich im Verein für innere Medicin eine Reihe solcher Fälle mitgetheilt.

Kann das blühende Individuum mit Spitzenkatarrh, das wir kaum

[1] Bennet, On the contagion of phthisis. *The Brit. med. Journ.* 1884. — *Deutsche med. Zeitung.* 1885. S. 29.

je husten hören, nicht eben so gut inficiren, als der hochgradig Schwindsüchtige? — Wird der Laie ihn aber als phthisisch, oder nur überhaupt als krank erkennen, erkennt ihn der Arzt als solchen? Diese Verhältnisse müssen wir stets berücksichtigen, wenn es heisst: „Dieser oder jener hat keinen Verkehr mit Phthisikern gehabt.“

Ein eclatantes Beispiel, wie der Mensch unter gleichen Verhältnissen auch in gleicher Weise auf die tuberculöse Infection reagirt wie das Thier, haben wir an dem traurigen, aber interessanten Falle, dessen Mittheilung wir Schweninger verdanken.[1]

Der Diener nämlich, der seiner Zeit die Inhalationsversuche von Tappeiner zu überwachen hatte, ein sehr kräftiges hereditär absolut nicht belastetes und vordem stets gesundes Individuum in den vierziger Jahren, liess sich trotz energischer Mahnungen und Proteste, im Inhalationsraume nicht zu verweilen, nicht davon abhalten, um gewissermassen die Ungefährlichkeit dieser Procedur an sich zu zeigen. Er acquirirte auf diesem Wege der selbst verschuldeten Unachtsamkeit in trauriger und unerbittlicher Weise diejenige Form der Inhalationstuberculose, wie sie bei den Hunden nachgewiesen war, und erlag derselben nach ca. 14 Wochen. Die Untersuchung ergab den nämlichen Befund, wie bei den früher getödteten Hunden, nur in einem, der längeren Zeit entsprechenden, etwas vorgeschritteneren Stadium.

Wie kommt es endlich, dass die Heeresstatistiken bekanntlich eine erhöhte Sterblichkeit gegenüber der gleichaltrigen übrigen Bevölkerung aufweisen. Sind hier nicht wenigstens in ihrer grossen Mehrzahl die Schwachen, die Kränklichen, die Engbrüstigen, also die sogen. Disponirten, ausgeschaltet, sind es nicht die Kräftigsten und Gesundesten des Volkes, und doch herrscht hier die Tuberculose, und doch herrscht sie sogar in höherem Grade als bei der gleichaltrigen, nicht dienenden, unbrauchbaren, „disponirten“ Bevölkerung.

Eine um die andere Stütze der in ungewisses Dunkel gehüllten Disposition fällt zusammen. Sind es doch erst wenige Jahre, als die klinische Erfahrung noch als Dogma galt, dass die grösste Schwindsuchtsmortalität auf das Alter zwischen dem 20. und 35. Jahre fällt, also diese Jahre am vorzüglichsten für die Schwindsucht disponiren; für blind hätte man den gehalten, der das nicht erkannt, nicht zugegeben hätte. Da traten zuerst Lehmann in Kopenhagen, dann Würzburg[2] in Berlin mit ihrer umfangreichen Statistik hervor, die fast das gerade Gegentheil durch Zahlen so klar bewies, dass jeder Widerspruch verstummen musste.

[1] Dr. E. Schweninger, *Gesammelte Arbeiten.* Berlin 1886. Bd. I.

[2] A. Würzburg, Ueber den Einfluss des Alters und Geschlechts auf die Sterblichkeit an Lungenschwindsucht. *Mittheilungen aus dem Kaiserlichen Gesundheitsamte.* Bd. II.

Inzwischen wurden diese Aufstellungen bekanntlich von anderen Forschern, Schmidt und Wolfsberg u. s. w. für andere Gegenden vollkommen bestätigt.

Nach Würzburg's Statistik, der gleich Lehmann auf die Fehlerquellen früherer Arbeiten hinwies, sterben bekanntlich von 10,000 Lebenden in Preussen an Schwindsucht:

Im Alter von 0 bis 10	Jahren	= 10·27	Personen.
„ „ „ 10 bis 20	„	= 11·88	„
„ „ „ 20 bis 30	„	= 33·33	„
„ „ „ 30 bis 40	„	= 41·12	„
„ „ „ 40 bis 50	„	= 48·42	„
„ „ „ 50 bis 60	„	= 61·72	„
„ „ „ 60 bis 70	„	= 93	„
„ „ „ 70 bis 80	„	= 71	„

Dem entsprechend entbehrt auch die Anschauung von Leudet, als ob die sogenannte hereditäre Phthise besonders in jenen Jahren auftrete, in welchen die Phthise überhaupt am meisten vorkommt, z. B. dem 15. bis 35. Jahre, ihrer Grundlage.

Nicht das Alter zwischen dem 20. und 35. Jahre ist also das gefährdetste, wie bisher gelehrt wurde, sondern der Schwerpunkt der Schwindsuchtssterblichkeit fällt ohne Ausnahme auf die höheren Altersclassen, während die nach den früheren Ansichten am meisten bedrohten Jahre, speciell die vom 20. bis 35. Jahre ein Sterblichkeitscontingent stellen, das nur etwa dem Durchschnitte entspricht.

Während man früher zur Erklärung der Bevorzugung des jugendlichen Alters die Disposition u. s. w. heranziehen musste, freilich ohne damit irgend etwas erklärt zu haben, ist es jetzt bei der Erkenntniss der Contagiosität der Tuberculose ganz klar und selbstverständlich, dass, um ein vorhin schon gebrauchtes Beispiel noch einmal anzuwenden, diejenigen Regimenter, die die meisten Feldzüge, die meisten Schlachten durchgemacht, am meisten im verheerenden Kugelregen gestanden haben, auch die meisten Todten und Verwundeten haben werden, und die Menschen, die nach Verhältniss ihrer Lebensjahre die meiste Gelegenheit zur Infection hatten, auch die meisten Opfer dem Würgengel der Menschheit, der Tuberculose, müssen verfallen sehen. Es nimmt erst dann die Zahl der Opfer ab, wenn der Mensch gewissermassen den Kampf mit den Gefahren des Lebens ausgekämpft, wenn er das Alter von 70 bis 80 Jahren erreicht hat.

Es deckt sich also die Wissenschaft von der Contagiosität des Bacillus vollkommen mit der statistisch begründeten Erfahrung.

Doch sei dem, wie ihm wolle! Existirt nun eine Immunität, eine in dem viel gebrauchten Sinne gemeinte Disposition, oder nicht — jedenfalls ist es unbegründet, ihr in der grossen Mehrzahl der Fälle einen massgebenden oder gar überwiegenden Einfluss einzuräumen.

Die unselige Annahme von der Wichtigkeit der Disposition als einer zweiten Ursache der Tuberculose neben oder über dem Bacillus, diese unselige Annahme zugleich mit der der Ubiquität nur erklärt es, dass man heute noch sich so ganz platonisch zur Prophylaxis dieser schrecklichen Krankheit stellt, so dass die Ansicht Koch's, die er am Schlusse seiner Aetiologie ausgesprochen hat, „es werde nicht mehr verfrüht sein, mit Präservativmaassregeln gegen die Tuberculose vorzugehen", im Grossen und Ganzen bis heute ein frommer Wunsch geblieben ist.

Bevor ich zur Prophylaxis übergehe, wollen wir nochmals einen Blick auf die von mir gewonnenen Untersuchungsresultate werfen, welche nach diesen Erörterungen vielleicht noch schärfer und klarer zu Tage treten.

Es wurden zu diesen Versuchen im Ganzen 415 Meerschweinchen verwendet; inclusive der für die weiter unten mitgetheilten Versuche in den Bettfedernanstalten und mit dem Larynxspiegel verwendeten 21 Thiere betrug die Gesammtsumme 436 Meerschweinchen; ziehe ich davon die Vorversuche, sowie die directen Luftuntersuchungen mit 23 Thieren ab, so verbleiben für die Staubuntersuchungen noch 392 Thiere. Davon entzogen sich durch frühzeitigen Tod, in Folge einer durch den injicirten Staub hervorgerufenen Krankheit der Entscheidung über die Infectiosität des Staubes 196 Thiere.

Es bargen also, sehe ich von der Tuberculose vorerst ab, die entnommenen, grösseren Mengen Staubes gerade in der Hälfte der Fälle Infectionsstoffe und riefen Peritonitis, malignes Oedem nnd sonstige Infectionskrankheiten hervor. Beachten wir aber, dass von den 147 einzelnen Staubproben (133 verschiedener Provenienz) durch die Impfung in 117 Fällen irgend eine acute Krankheit, welche den im Staube vorhandenen Infectionskeimen zuzuschreiben ist, wenigstens bei dem einen oder anderen Thiere eintrat, so war also nur in 30 Fällen, resp. in 20·4 Procent der Staub unschädlich und frei von pathogenen Bacterien.[1]

Auf die einzelnen dabei zu Tage getretenen Krankheiten kann ich hier nicht näher eingehen, sondern behalte mir dies, soweit ich sie weiter verfolgt habe, für eine andere Gelegenheit vor.

a) Unter 38 in den sieben Krankenhäusern, resp. Phthisikersälen entnommenen Staubproben war der Staub ganz frei von pathogenen Mikroorganismen nur . . . . 4 mal
b) In den drei Irrenanstalten war er unter 11 Proben frei . 1 mal
c) In den zwei Gefängnissen unter 5 Proben . . . . 1 mal

[1] Die etwaigen Fälle, in denen ein Thier durch innere Verletzungen zu Grunde gegangen ist, können wir bei ihrer verschwindenden Zahl unberücksichtigt lassen.

d) Unter 62 Staubproben bei Privatphthisikern nur . . . 5 mal
e) In den Polikliniken, dem Waisenhause etc. unter 12 Proben 2 mal
f) In chirurgischen Sälen unter drei Fällen frei . . . . . 2 mal
g) Auf der Strasse, dem hyg. Institut u. s. w. unter 14 Fällen frei 5 mal
unter letzteren befanden sich aber zwei von Menschen nicht benutzte Räumlichkeiten.

Was die injicirten Thiere anlangt, die bezüglich der Gefährlichkeit des Staubes einen noch richtigeren Eindruck als die obige Liste zu geben scheinen: so ergiebt sich:

Nummer	Aufenthaltsort.	Zahl der geimpft. Thiere überhaupt	Davon starben: an Tuberculose	an andern Infectionskrankheit.	Also starben an Infectionskrankheiten: a) überhaupt	b) in Proc. z. d. geimpften Thieren	Gesund blieben überh.
1	In den 7 Krankenhäusern	94	20	52	72	76·6	22
2	In den 3 Irrenanstalten	33	3	16	19	57·5	14
3	In 2 Gefängnissen	14	0	6	6	42	8
4	Inhalat.-Versuchszimmer	4	2	0	2	50	2
5	Privat-Phthisiker	170	34	91	125	73·5	25
6	Poliklinik., Waisenh. etc.	28	0	14	14	50	14
7	Chirurgische Säle	8	0	1	1	12·5	7
8	Strassen u. hyg. Institut	41	0	16	16	39	25
9	Strassen allein					55	
		392	59	196	255	65·05	137

Ferner würde, nach den längere Zeit am Leben gebliebenen Thieren zu urtheilen, die Gefahr, tuberculöses Virus anzutreffen

in Krankenhäusern . . . . 47·6 %,
in Irrenanstalten . . . . 17·6 %,
in Privatwohnungen von Phthisiker 43·6 %

sein, während diese Gefahr auf der Strasse, in chirurgischen Sälen und in sonstigen, von Phthisikern möglicherweise vorübergehend benutzten Räumlichkeiten so gering ist, dass sie sich bei den hier vorhandenen, relativ kleinen Zahlen der Berechnung entzieht.

Betrachten wir vorerst die pathogenen Mikroorganismen überhaupt, so sprechen obige Zahlen, glaube ich, deutlicher als viele Worte. Ist der Umfang der Beobachtung auch numerisch relativ klein, so ist er doch immerhin gross genug, um gewissermassen als essentieller Beweis dafür zu gelten, dass heutzutage die Infectionskrankheiten in gut geleiteten chirurgischen Sälen kein Heim mehr haben, denn diese prangen an der Spitze aller anderen Orte mit 12·5 %, als mit der geringsten Gefahr, Infectionen zu vermitteln.

An keinem anderen Orte, selbst in freier Luft, wenigstens in verkehrsreichen Strassen, ist die Gefahr einer Infection so gering. Das ist der Triumph der modernen Chirurgie, die ihr Ziel nicht in der Antiseptik, sondern in der Aseptik sucht.

Darnach kommen die Strafanstalten[1] mit 42 %; während beide, die chirurgischen Säle und Strafanstalten früher geradezu als die Brutstätten der Infectionskrankheiten galten — man braucht nur die schaurigen Zahlen in den alten Statistiken sich in's Gedächtniss zu rufen — überragen sie heute, nachdem man das Wesen jener Krankheiten erkannt hat und sie fern zu halten und zu zerstören weiss, alle anderen Orte an Sicherheit.

Was die Tuberculose in den Gefängnissen betrifft, so werde ich darauf an anderer Stelle kommen.

Sache der Strafanstaltsdirectionen wird es sein, zu erwägen, ob und durch welche Mittel sie die noch immer hohe Ziffer von 42 % erniedrigen können. Freilich, auf die gleiche Stufe mit den chirurgischen Sälen zu kommen, dürfte bei den anders gelagerten Verhältnissen wohl schwer sein.

Es folgen dann beliebige Räumlichkeiten, Polikliniken u. s. w., in denen Kranke und Gesunde sich zeitweise aufhalten, mit 50 %. — Dann kommen die verkehrreichsten Strassen der Grossstadt mit 55 %, oder inclusive des von Menschen seit langer Zeit nicht betretenen Dachbodens, der insofern gewissermassen den ländlichen Verhältnissen verglichen werden kann, mit 39 %.

Dann reihen sich die Irrenanstalten mit 57·5 % an. Nach einem bedauerlichen Sprunge auf 73·5 % repräsentirt die Privatwohnung der mittleren und ärmeren Classen schon oft die grösste Gefahr, pathogene Mikroorganismen zu acquiriren, die nur noch von den internen Stationen der Krankenhäuser mit 76·6 % übertroffen wird.

Es würde zu weit führen, an diese Zahlen einen Commentar zu knüpfen; aber die Frage ist, wenn wir das Verhältniss der chirurgischen Stationen zu den internen Stationen, von **12·5 : 76·6** % betrachten, sicher nicht unberechtigt, ob dieser Unterschied eine innere Nothwendigkeit ist, oder ob ihm Verhältnisse zu Grunde liegen, die wir ändern können, so gut wie wir sie in den chirurgischen Sälen geändert haben. Diese Zahlen bedeuten zugleich eine ernste Warnung vor chirurgischen Eingriffen in internen Stationen, wenigstens unter den derzeit bestehenden Verhältnissen.

---

[1] Wenn die Untersuchung in den Strafanstalten in Folge der veränderten Untersuchungsmethode (s. S. 34) auch keine brauchbaren Resultate bez. der Tuberculose ergeben hat, so habe ich hier die betreffenden Zahlen doch eingeschaltet als ungefähren Ausdruck der Infectiosität des Staubes daselbst überhaupt, um so mehr, als bei anderen Infectionskeimen die Klebrigkeit nicht in dem hohen Maasse die Resultate stört wie gerade bei den Tuberkelbacillen.

Nun noch einen Blick auf die, bezüglich der Tuberculose erlangten Resultate.

Unter 21 Phthisikersälen in sieben Krankenhäusern war in 15, also in mehr als $^2/_3$, virulentes, tuberculöses Virus vorhanden. — Dass wir in Sälen, in denen Phthisiker wochen- und monatelang liegen, dem Tuberkelbacillus begegnen würden, das kann wohl Niemand wundern, es war vielmehr zu erwarten.

Wie kommt es aber, dass in fast $^1/_3$ der ebenso mit Phthisikern belegten Säle sich die Luft von tuberculösen Infectionskeimen frei gehalten hat, obwohl doch diese Phthisiker ebenso gehustet und gespuckt haben wie die anderen?

Den etwaigen Einwurf der Unzulänglichkeit der Untersuchungsmethode habe ich schon an anderer Stelle zurückgewiesen; denn wenn, wie ich zeigte, der in nächster Nähe der Phthisiker auf 1 ^{qm} abgelagerte und von mir entnommene Staub die Infectionskeime von mindestens 51,000 Liter Luft repräsentirt, also mehr Luft als vier Menschen in einem Tage verbrauchen, nnd mehr als ein Mensch in 102,000 Athemzügen einathmet, so kann man doch nicht von geringen Quantitäten sprechen.

Das Ergebniss ist nur erklärlich, wenn wir die Hypothese von der Ubiquität des Tuberkelbacillus aufgeben, wenn wir den Phthisiker nur dann als eine wirkliche Infectionsquelle betrachten, wenn er Gelegenheit giebt, dass das Sputum in einen zur Infection geeigneten Zustand kommt, dass es trocknet, pulverisirt und zerstäubt wird.[1]

Ich kann hier mein Befremden nicht unterdrücken, dass in einem der damals untersuchten und als sehr bacillenreich befundenen Krankenhäuser trotz Polizei- und Ministerialerlasse bis jetzt noch Alles beim Alten geblieben ist.

Die Möglichkeit, durch einige, richtig angewandte Vorsicht, die Infectionsgefahr bedeutend zu vermindern, vielleicht gänzlich zu beseitigen, ist im Grossen gerade durch diejenigen Krankenräume bewiesen, in welchen sich keine Bacillen fanden. Der Umstand, dass Phthisiker bei sehr quälendem Reizhusten, manche sogar beim Sprechen oft kleine Partikelchen Schleim in die Luft schleudern, kommt deshalb weniger in Betracht, weil dies meist an den Gaumenbögen, Zähnen und Lippen hängender Mundspeichel ist, der in den allerseltensten Fällen Bacillen enthält. Haben wir doch oft sogar Mühe, im eitrigen Sputum, sofern es aus den Bronchien stammt, Bacillen zu finden und sind in solchen Fällen auf die käsigen Pfröpfe bei der Untersuchung angewiesen.

Jedenfalls ist die Zahl der auf diese Weise zu Tage geförderten Tuberkelbacillen und damit die entstehende Gefahr, so sehr sie berück-

[1] Auch hier lasse ich die verschwindende Anzahl von Fällen der Infection durch Verimpfung auf die Haut u. s. w. ausser Acht.

sichtigt werden soll, nicht im Entferntesten zu vergleichen mit einem einzigen, unachtsam ausgeworfenen Sputum.

Eigenthümlicher Weise waren es gerade zwei Krankenhäuser, in denen überhaupt keine virulenten Bacillen in der Luft nachgewiesen wurden, trotzdem dort stark hustende und spuckende Phthisiker lagen.

Es frägt sich nun, ob nicht ein unreinlicher Phthisiker event. den ganzen Saal verpesten kann, indem die verstäubten Bacillen nicht an Ort und Stelle bleiben, sondern überall hin verbreitet werden. Die Möglichkeit ist nicht abzuleugnen; einige meiner Beobachtungen aber deuten darauf hin, dass sie nicht einen all' zu grossen Verbreitungskreis bilden. Wenigstens war es auffallend, dass in dem Krankenhause 1, wo ich in sämmtlichen Sälen virulente Bacillen fand, in dem einen Saale, in dem gerade die schwerst erkrankten Phthisiker lagen, zwar an einer Stelle, direct hinter einem Phthisiker, aber nicht einmal auf dem 3 ^{m} vom nächsten Bette abstehenden Spinde Bacillen sich fanden. Ferner, dass in dem Separatzimmer, in dem ich mit fein gepulverten Tuberkelbacillen experimentirte, zwar unmittelbar an meinem Arbeitstisch sich sehr viele Bacillen gefunden haben, nicht aber an einer, mehrere Meter entfernten, weit grösseren Fläche.

Ich vermag das noch nicht recht zu deuten, vielmehr werden künftige Versuche darüber Aufschluss geben müssen.

Krüger (in seiner weiter oben citirten Dissertation) kam übrigens zu dem gleichen Resultate. In einem Saale, in welchem er an einer vor directer Verunreinigung geschützten Stelle in der Nähe eines Phthisikers Bacillen nachgewiesen hatte, entnahm er von der mit dickem, gleichmässigem Staube belegten Oberfläche des in ziemlicher Entfernung stehenden Schrankes Staub in der Ausdehnung von ca. $^1/_4$ ^{qm} und injicirte denselben zwei Meerschweinchen und einem Kaninchen, welche alle am 38. Tage getödtet und als gesund befunden wurden. Der Staub war also frei von Bacillen gewesen.

Würde es sich ergeben, dass die Verbreitung in relativ beschränkten Kreisen stattfindet, besonders wenn nicht bedeutendere Luftströmungen stattfinden, wie im Freien oder bei Zugluft, so wäre das darauf zurückzuführen, dass die Tuberkelbacillen in Folge ihres ausserordentlich zähen Menstruums meist nur als relativ grosse Körperchen, zusammen oder mit anderen Gegenständen verklebt, vorkommen.

Den Einwand, dass doch alle Phthisiker in einem geordneten Krankenhause in's Glas spucken, also hier die Gelegenheit zur Verstäubung überhaupt nicht gegeben sei, kann ich um so weniger gelten lassen, als ihn auch einer jener Herren, deren Liebenswürdigkeit ich die Möglichkeit meiner Untersuchungen verdanke, mir entgegenhielt, mit der festen Versicherung, dass in seinem Krankenhause alle Phthisiker in's Glas spuckten.

Wenige Augenblicke darauf war ich in der Lage, bei einer mir zur Untersuchung überwiesenen Patientin, trotz des ziemlich reichlichen Auswurfes im Spuckglase, aus dem Bette ein total vollgespucktes und halb vertrocknetes Taschentuch dem Herrn Director ad oculos zu demonstriren, worauf ich von der $^1/_2$ ^{m} vom Bette entfernten Wand Staub nahm und, wie ich voraus gesagt hatte, durch Verimpfung desselben Tuberculose erzeugte.

Wenn also da nicht Aerzte und Wärter und Kranke Hand in Hand gehen, wenn nicht das Personal und der Kranke genau instruirt und der letztere controlirt wird, dann beseitigt das Spuckglas allein die Gefahr allerdings nicht im Mindesten.

Der Einfluss aber, den die Vorsicht des Phthisikers auf die event. Verbreitung der Bacillen hat, trat noch viel deutlicher und klarer und unwiderlegbarer bei den phthisischen Privatpatienten hervor, wo es möglich war, eine genauere Anamnese festzustellen und wo die Beobachtung sich auf den einzelnen Infectionsherd beschränkte. Dort war es auch, wo ich zuerst auf die hohe Wichtigkeit gerade dieser Verhältnisse aufmerksam wurde.

Nur ein flüchtiger Blick auf die Tabelle II A und B (S. 84 u. 85) zeigt uns, dass stets da, wo der Tuberkelbacillus zu finden war, die Patienten sich niemals auf die Entleerung des Auswurfes in den Spucknapf beschränkten, sondern entweder auf den Boden oder in's Taschentuch spuckten, während es mir in keinem einzigen Falle, wo wirklich das Bodenspucken und das Taschentuchspucken in bestimmter und vor Allem glaubhafter Weise in Abrede gestellt wurde, gelungen wäre, auch nur einmal ein Thier durch Verimpfung des Staubes tuberculös zu machen. Ab und zu suchen die Leute ihre üblen Gewohnheiten zu beschönigen und werden dann durch die vorgezeigten Taschentücher der Lüge überführt. Erst dann, wenn die Leute unbespuckte und gleichwohl die Spuren des Gebrauches an sich tragende Taschentücher vorweisen konnten und auch der Boden oder das Betttuch nirgends verdächtige Spuren aufwies, glaubte ich ihren Worten.

Wenn wir aber die Tabelle weiter betrachten, so scheint es doch gar nicht so wenige Leute zu geben, welche auf diese gefährliche Art ihr Sputum aufzubewahren bewusst oder unbewusst verzichten. (Ich habe in der Liste absichtlich des Ueberblickes wegen die gefährlichen den ungefährlichen Phthisikern vorangestellt.) Damit schwindet aber auch das Räthselhafte, wenn in einer Familie alle Angehörigen einer nach dem anderen an Phthisis zu Grunde geht und in einer anderen ein Fall vereinzelt bleibt oder auf wenige Familienglieder sich beschränkt.

Es erscheint vielleicht manchem zu weit gegangen, dass ich auf diese Kleinigkeit, ob der Patient in's Taschentuch und auf den Boden spuckt oder nicht, solchen geradezu entscheidenden Werth lege.

Eigentlich ist es ja für den ersten Augenblick auch sonderbar, dass so unscheinbare Unterschiede so grosse Wirkungen hervorrufen können, und doch, müssen wir nicht den Thatsachen gegenüber uns beugen, um so mehr, wenn sie durch die Ueberlegung so gut gestützt werden wie hier?

Giebt es einen geeigneteren Weg, Sputum zu pulverisiren, als das Bodenspucken und insbesondere das Taschentuchspucken? Ausdrücklich muss hier noch hervorgehoben werden, dass die Vorsicht des Phthisikers, die hygienische Reinlichkeit, wie ich sie in Ermangelung eines besseren Ausdruckes bei anderer Gelegenheit genannt habe, absolut nichts oder sehr wenig zu thun hat mit der ästhetischen Reinlichkeit, die durch das Aeussere des Menschen und seiner Wohnung bekundet wird, denn wir sehen in unserer Tabelle genug Fälle, wo trotz der penibelsten Sauberkeit, trotz günstiger socialer Verhältnisse bei Boden- und Taschentuchspucken Bacillen gefunden wurden, wo sie trotz des ekelhaftesten Schmutzes, wenn nur in einen Topf gespuckt wurde, fehlten.

Bis zu einem bestimmten Grade wird ja die hygienische Reinlichkeit mit der ästhetischen freilich Hand in Hand gehen, und ist es, sehe ich von anderen Verhältnissen ganz ab, auch dadurch erklärlich, dass die niederen Volksschichten noch in höherem Grade ihren Tribut dieser Krankheit zahlen, als die besser Situirten.

Wie wenig manchmal die Hygiene mit der Aesthetik zu thun hat, zeigen unter anderem auch die Petri'schen Versuche, nach denen die Luft in den Abzugscanälen der Abfallstoffe der Stadt Berlin weit reiner und freier von Mikroorganismen war als an anderen, ästhetisch gewiss bevorzugteren Orten. Trotz der Nähe von Milliarden von Bacterien konnten dieselben von der feuchten Oberfläche nicht in die Luft übertreten: Resultate, die uns auf den ersten Augenblick frappiren, weil unsere Anschauungen noch viel zu sehr miasmatisch angehaucht sind, weil wir noch vielfach zu wenig die Consequenzen der körperlichen Eigenschaft der Infectionsstoffe uns vergegenwärtigen.

Es sei mir noch gestattet, die Erinnerung an eine junge, sehr feine und äusserlich reinliche Dame aus den höchsten Kreisen der Aristokratie des Auslandes hier wieder zu geben, weil sie so recht das oben Gesagte illustrirt. Wiederholt hatte mir meine Patientin schon gesagt, sie fühle, „dass ihre Tuberkeln weicher werden“, ohne mir auf meine Fragen genügende Auskunft zu geben. Einmal war ich ihr, offenbar ohne von ihr bemerkt zu werden, näher getreten und konnte beobachten, wie sie zwischen den — Fingern den in ihr Taschentuch entleerten Auswurf zerrieb. — Daher also ihre Beobachtung, dass die Tuberkeln weicher werden. — So ging die Patientin kurz darauf zu Tisch, ohne vorher ihre Hände zu reinigen.

Solche Patienten, wenn auch nicht gerade in diesen extremen Verhältnissen, giebt es aber in allen Ländern und allen Gesellschaftskreisen und mehr als man bei dem flüchtigen, ärztlichen Besuche sich oft vorstellt.

Vor Allem in Anstalten, wo der Arzt stets um den Patienten ist, wo er mit ihm speist, ihn auf der Promenade trifft, mit ihm lebt, hat er reichlich Gelegenheit, solche Fälle zu sammeln und ich könnte aus der Zeit, wo ich in Görbersdorf Assistent war, manch' derartige Beobachtung mittheilen.

Was das Untersuchungsergebniss in den drei Irrenanstalten betrifft, in deren jeder ich wenigstens einmal tuberculöses Virus nachweisen konnte, so stimmt das mit der Erfahrung überein, dass die Tuberculose in den meisten Irrenanstalten zahlreiche Opfer dahinrafft, ja in einzelnen Anstalten geradezu fast regelmässig die Phthisis die Schlussscene der geistigen Umnachtung bildet.

Es steht mir zur Zeit leider die diesbezügliche reiche Litteratur nicht zur Verfügung, doch kann ich nicht unterlassen, wenigstens auf Grund der in der kgl. preuss. Statistik des Jahres 1875 (Irrenanstalten im Jahre 1875) angegebenen Zahlen die allgemeine Sterblichkeit, bezw. die Sterblichkeit an Tuberculose nach dem Procentsatze der lebenden Personen kurz zu berechnen:

	Im ganzen Staate (118 Anstalten)	In Procent zu den Lebenden	In den 46 Staats-Anstalten	In Procent zu den Lebenden	In den 72 Privat-Anstalten	In Procent zu den Lebenden
Bestand am 1. Januar 1875 . .	12788	—	8970	—	2918	—
„ „ 31. Decbr. 1875 . .	13505	—	10288	—	3217	—
Durchschnittsbestand	13146	—	10079	—	3067	—
Davon gestorben überhaupt . .	1519	11·55	1249	12·39	270	8·80
An Tuberculose gestorben . . .	289	2·19	223	2·21	66	2·15

während unter den geistig Gesunden im Staate nur etwa 0·48 % an Tuberculose starben.

Um ein ungefähres Bild zu erhalten, in wie weit die einzelnen Geisteskrankheiten ihr Contingent zur Mortalität an Tuberculose stellen, vergleiche man folgende Tabellen, die ich aus der mir zu Gebote stehenden Statistik des Jahres 1875 berechnete:

	Melancholie	Manie	Secundäre Seelenstörung	Paralytische Seelenstörung	Seelenstörung mit Epilepsie	Idiotie und Kretinismus	Imbecillität	Delirium potatorum
Durchschnittszahl der Geisteskranken im Staate	1054	1532	6811	538	1033	1330	768	50
Davon gestorben im Laufe des Jahres an Tuberculose . . .	36	34	116	17	24	26	13	3
Oder in Procent zur Gesammtzahl der an dieser betreffend. Geistes-Krankheit Leidenden	3·41	2·21	1·70	3·16	2·32	1·95	6·0	—

Wie wir aus diesen kleinen Statistiken ersehen, weisen die Geisteskranken nicht nur eine im Verhältnisse zur geistesgesunden Bevölkerung abnorm hohe Mortalität auf, sondern es zeigt sich auch, wie insbesondere die Tuberculose das Leben der Geisteskranken bedroht und vernichtet. Vergegenwärtigen wir uns, dass unter den meist in grösserer Anzahl zusammen wohnenden Geisteskranken stets sich der eine oder der andere Phthisiker befindet, der seinen Auswurf auf den Boden oder in sein Taschentuch entleert oder gar, wie es die sog. „Schmierer“ zu thun pflegen, mit demselben die Hände, das Gesicht und den Bart, die Wände und die Kleider besudelt, so bietet uns das häufige Vorkommen der Tuberculose in den Irrenanstalten, auch ohne die Annahme einer besonderen Disposition, nichts Räthselhaftes und Unerklärliches. Thatsächlich ist es bei meinen Versuchen, wie oben ersichtlich, auch gelungen, in den von mehreren Geisteskranken zugleich benützten Sälen virulente Tuberkelbacillen nachzuweisen, und es wäre nicht einzusehen, warum nicht von den Tuberkelbacillen einige ebenso gut in die Lungen gesunder, in diesen Räumlichkeiten stets sich aufhaltender Personen eindringen könnten, wie sie sich an den Wänden abgelagert haben. Ohne Zweifel würden sich die Tuberkelbacillen in noch grösserer Verbreitung in den Irrenanstalten finden, wenn nicht bekanntlich ein grosser Theil der geisteskranken Phthisiker, vielleicht die allermeisten, ihren Auswurf verschluckten. Die Differenzen, welche die verschiedenen Geisteskranken bezüglich der Sterblichkeit an Tuberculose, wie aus der zweiten Tabelle ersichtlich ist, zeigen, Differenzen, auf die auch frühere Autoren, wenn auch auf Grund relativ weniger Zahlen aufmerksam gemacht haben (in letzter Zeit Snell),[1] sind wohl grössten Theils auf eine mehr oder minder herabgesetzte Reflexthätigkeit des Flimmerepithels zurückzuführen. Sehe ich hier von den Deliranten ihrer geringen Anzahl wegen ab, so sind es insbesondere die Melancholiker, welche die höchste Sterblichkeit an Phthise aufweisen. Sie[2] aber sind es zugleich, deren Puls klein und abnorm verlangsamt, deren Appetit gering oder aufgehoben, deren Ernährung ungenügend, deren Wärmeproduction und Wärmeabgabe vermindert, deren Temperatur häufig dauernd unter der Norm, deren Extremitäten meist cyanotisch sind. Ist da anzunehmen, dass das Flimmerepithel der Respirationsorgane allein in seiner ursprünglichen, normalen Kraft functionire? Werden da nicht kleinste Bacillenhaufen, die von dem kräftigen Epithel noch herausbefördert werden, bei der Schwäche einerseits, der Reactionslosigkeit andererseits ruhig liegen bleiben und sich weiter entwickeln und also unter sonst gleichen

[1] Dr. O. Snell, Die Lungenschwindsucht bei Geisteskranken. Sep.-Abdr. aus der *Zeitschrift für Psychiatrie*. Bd. XLIV.

[2] Siehe Kräpelin, *Psychiatrie*.

Verhältnissen von der einen Kategorie von Geisteskranken mehr der Schwindsucht zum Opfer fallen als von den anderen, auch mehr als die Wärter und die nur vorübergehend in den Krankensälen sich aufhaltenden Aerzte?

Gelegentlich einer Besprechung meiner Arbeiten im ärztlichen Bezirksverein München bestätigt Grashey, dass auch in Bayern die Sterblichkeit an Tuberculose in den Irrenanstalten viermal so gross ist als ausserhalb der Irrenanstalten. Wenn Grashey aber fortfährt: „Die Disposition spielt hier eine ungeheure Rolle, die bewegungs- und arbeitsfähigen Kranken, welche an die Luft gehen und ordentlich essen, erkranken nicht häufiger an Tuberculose als Gesunde, das Hauptcontingent liefern die Blöden und Paralytiker in den letzten Stadien, die unbeweglich sind und mangelhaft essen," so hat er offenbar übersehen, dass eben bei der Bewegung im Freien, wie ich oben des Weiten und Breiten auseinandergesetzt habe, auch die Infectionsgefahr eine weit geringere ist als in geschlossenen Räumen und desshalb geringeres Vorkommen von Tuberculose bei Leuten, die viel im Freien sind im Vergleich zu solchen, die ceteris paribus wenig herauskommen, keineswegs wie Grashey glaubt, für eine vermehrte Widerstandskraft sprechen muss, sondern zum Wenigsten mit ebensoviel Recht auf die verminderte und möchte ich sagen verdünnte Ansteckungsgelegenheit zurückzuführen ist. In wie weit eine verminderte Widerstandskraft ausserdem noch ihren Antheil haben mag, habe ich oben auseinandergesetzt. Was aber die Durchführbarkeit prophylaktischer Maassregeln in Irrenanstalten anlangt, so glaube selbstverständlich auch ich nicht, dass man einen Tobsüchtigen zum steten Gebrauche des Spucknapfes bringen wird, und die Befürchtung Grashey's, dass die kranken Irren sich nicht zur Reinlichkeit anhalten lassen, mag zweifellos für einen Theil zutreffen, für einen grossen Theil aber ist sie wohl unberechtigt. Diejenigen aber, welche sich nicht dazu anhalten lassen, müssten unbedingt, im Interesse der Gesunden, separirt werden.

Gerade der Umstand, dass die Aerzte nicht eine erschreckliche Phthisismortalität zeigen, wird so gerne als Beweis für die relative Unschädlichkeit der Tuberkelbacillen angesehen. Es ist aber bis jetzt keineswegs ausgemacht, dass wirklich die Sterblichkeit der Aerzte an Phthisis nicht die der anderen Bevölkerung bedeutend übertrifft und sind die bisher darüber bekannt gewordenen Zahlen theils nicht massgebend, weil sie sich auf ein viel zu kleines Gebiet beschränken, theils aber widersprechen sich die Angaben. Und selbst wenn die Sterblichkeit keine überwiegende wäre, ist die Zahl der tuberculösen Aerzte, die doch Dank ihrer Kunst frühzeitiger ihr Leiden erkennen und demselben Herr zu werden vermögen, wirklich eine so unbedeutende? Finden wir doch, von allen anderen Orten abgesehen, in den Kurorten, sowohl in den deutschen, als in den italienischen, französischen, afrikanischen u. s. w. fast nur Collegen, die durch ihr Leiden veranlasst an diesen Orten ihre Praxis ausüben.

Ist denn überhaupt der Arzt wirklich so sehr der Ansteckung durch Tuberculose ausgesetzt, wie es immer angeführt wird? So gut im Krankenhause, wenn der Arzt den Saal betritt, bereits gescheuert und gefegt sein muss und er nicht etwa während des Bettmachens, wo der meiste und der gefährlichste Staub aufgewirbelt wird, seine Besuche macht, so wird auch in der Privatpraxis die Reinigung des Zimmers nicht gerade vorgenommen, wenn der Arzt zugegen ist. Im Gegentheil, während seiner Anwesenheit verhält sich ja gerade alles schon der Untersuchung wegen ruhig, so dass von einer hervorragenden Gefährdung zu reden gar kein Grund vorliegt.

Dass aber dieser Umstand gewissermassen ausschlaggebend ist, das haben die Untersuchungen Neumann's zur Genüge bewiesen, denn während die Luft zur Zeit der Reinigung früh Morgens ausserordentlich reich an Keimen war, nahm der Keimgehalt schon bald darauf rasch ab und wenige Stunden darauf hatten sich dieselben zum grössten Theile aus der Luft niedergesetzt und waren also, soweit die Athmung in Betracht kommt, unschädlich. Was aber hier von allen Keimen gilt, hat auch selbstverständlich seine Geltung für die Tuberkelbacillen. In erhöhtem Maasse hingegen sind die Krankenwärter und Wärterinnen und natürlich auch die Kranken gefährdet, welche sich während der morgendlichen Reinigung im Zimmer befinden, und thatsächlich fallen sie auch, wie die weiter unten mitgetheilte Statistik ergiebt, meist früher oder später der Tuberculose zum Opfer.

Bekanntlich ist auch in Gefängnissen sowohl die Sterblichkeit überhaupt, als die an Tuberculose eine enorm grosse im Verhältniss zur freien, gleichaltrigen Bevölkerung. Sehe ich hier von den anderen Todesursachen ab, so spielt trotz verbesserter Einrichtungen und hygienischer Maassnahmen aller Art, trotz qualitativ und quantitativ verbesserter Ernährung, gleichwohl die Phthisis noch eine bedeutende und überwiegende Rolle.[1] Ich zog diese Verhältnisse um so mehr in den Kreis meiner Untersuchungen, als die meist aufgeführten Gründe — Entziehung der freien Luft, der bohrende Wurm der Reue, Kummer und Sorge um die Angehörigen, Verzweiflung u. s. w. — doch heutzutage nicht mehr das Auftreten der Tuberculose erklären können und dieselbe entweder in das Gefängniss schon mitgebracht sein muss oder durch die dort vorhandenen Bacillen unreinlicher Phthisiker acquirirt wird.

[1] Siehe Baer, Vorkommen von Phthisis in Gefängnissen. *Zeitschr. für klin. Medicin.* Bd. VI. Hft 6.

Leider ergaben meine Versuche aus dem schon oben erwähnten, rein technischen Grunde kein positives Resultat, das anderen Falles ohne Zweifel eingetreten wäre. Vielleicht wird dieser noch ausstehende Nachweis demnächst von anderer Seite erbracht werden.

In Räumlichkeiten, in denen Phthisiker nur vorübergehenden Aufenthalt hatten oder wo durch die Art der Localisation des tuberculösen Virus eine Verbreitung desselben kaum denkbar ist, wie bei Lupösen und Skrophulösen, fanden sich in keinem Falle Tuberkelbacillen und ist also eine Gefahr der Infection wohl nicht leicht gegeben.

Für uns Aerzte ergiebt sich nun die ernste Aufgabe, der Prophylaxis der Tuberculose näher zu treten, als es bisher geschehen. Der leitende Gedanke dabei muss aber der sein, den Koch am Schlusse seiner denkwürdigen Aetiologie der Tuberculose ausgesprochen hat:

„Bei der grossen Ausdehnung dieser Krankheit werden alle Schritte, welche gegen dieselbe gethan werden, mit den socialen Verhältnissen zu rechnen haben und es wird deswegen sorgfältig zu erwägen sein, in welcher Weise und wie weit man gehen darf, ohne dass der gestiftete Nutzen durch unvermeidliche Störungen und andere Nachtheile wieder beeinträchtigt wird.“

Prophylaktische Massnahmen.

Nachdem wir im Vorhergehenden die einzelnen Verhältnisse des Phthisikers, durch welche eine Infection der Umgebung stattfinden kann, näher in's Auge gefasst haben und als obersten Grundsatz anerkennen müssen, dass der Phthisiker an sich fast absolut ungefährlich ist und erst durch üble Angewohnheiten gefährlich wird, so gestaltet sich auch die Prophylaxis wesentlich anders als sie bisher vielfach aufgestellt wurde.

Ich will hier nicht die Verirrungen Einzelner, welche in medicinischen Vereinen sogar ernsthaft erörtert wurden, nennen, die ein staatliches Verbot der Heirath phthisischer Personen verlangen und den Heirathsconsens von einem Gesundheitsattest abhängig machen wollen, nicht die Absurdität, welche am liebsten alle Phthisiker auf eine Insel des Stillen Oceans bringen möchte. Es mögen diese Vorschläge ja recht gut gemeint sein, eine praktische Folge werden sie wohl nie haben können. Aber auch jenen Forderungen, die nur eine Trennung der Kinder von den tuberculösen Eltern, Unterbringung derselben in Anstalten, Abstinenz des Küssens derselben, Vermeidung des Verkehres mit Phthisikern, Entlassung phthisischer Arbeiter aus den Fabriken u. s. w. beanspruchen, stellen sich in der Praxis so viel Schwierigkeiten entgegen, dass sie einfach undurchführbar sind. Selbst den Comfort des Lebens, die Culturstufe, die wir einmal erreicht zu haben glücklich sind, wollen wir nicht aufgeben, sondern lieber manche traurige Consequenz derselben tragen. Nur wenn der Hygieniker damit rechnet, wird er nicht der Prediger in der Wüste bleiben. Soviel auch gegen die Teppiche und Vorhänge als Staubfänger, als Infectionsträger gepoltert wurde, deshalb ist noch nicht ein Teppich, ein Vorhang weniger geworden; soviel über die Desinfection des Sputums geschrieben wurde (deren Werth zu verkennen ich der Letzte bin), so wenig habe ich bis heute in dem Hause eines Phthisikers eine Carbol- oder Sublimatflasche zu diesem Zwecke gefunden. Also damit kommen wir nicht zum Ziele und es war nicht zu verwundern, dass die Frage der Prophylaxis in den letzten Jahren einigermassen in's Stocken kam, dass man sich wieder begnügte, Bacillen zu färben, als ob damit Koch's Entdeckung, die folgenschwerste in der Medicin, vielleicht während des Jahrhunderts, auch erschöpft sei.

Haben nicht andere Gebiete unserer Wissenschaft, hat nicht die Chirurgie uns gezeigt, wie viel sich durch energisches Wollen und Wirken erreichen lässt. Einen Träumer, einen Schwärmer hätte man den gescholten, der vor 20 Jahren die Erfolge, die wir heute in der Beschränkung des Puerperal-Fiebers, des Erysipelas und der reichen Gefolgschaft der accidentellen Wundkrankheiten erreicht haben, vorhergesagt hätte. Ist es doch schon so weit gekommen, dass heutzutage der Director einer chirurgischen Klinik fast als eine persönliche Beleidigung, als einen Vorwurf der Unsauberkeit es betrachtet, wenn man ihn nach den im Hause acquirirten Pyämieen und Wundrosen frägt, die früher die Gespenster unserer chirurgischen Anstalten waren, ja dass der Arzt, die Hebamme sogar vor Gericht gezogen werden, die an diesen Krankheiten durch Ausserachtlassung der Vorsichtsmassregeln Schuld tragen.

Die Prophylaxis gegen die Tuberculose scheidet sich in zwei Gesichtspunkte, deren einer darauf ausgeht, den Menschen selbst zu feien gegen alle ihm vom Bacillus drohenden Gefahren, deren anderer in der Beschränkung und Vernichtung der Gefahr selbst sein Ziel findet.

So wünschenswerth es schon vom allgemeinen Standpunkt aus ist, geschwächte Organismen zu heben und ihren labilen Gesundheitszustand zu festigen, so sehr ein derartig gekräftigtes Individuum vielleicht schon aus rein mechanischen Gründen durch eine kräftigere Action der Flimmerhaare des Respirationstractus u. s. w. einer Infection auch mit Tuberkelbacillen weniger zugänglich ist, so ist es doch kaum zweifelhaft, dass man bei gegebener Gelegenheit einem Feinde viel besser die Waffen und Munition wegnimmt, als sich dem Schutze eines zudem unsicheren Panzers anvertraut.

Am besten freilich wird es sein, wenn die individuelle und allgemeine Prophylaxis Hand in Hand gehen.

Indem ich hier die individuelle Prophylaxis, ohne auf sie in der Praxis verzichten zu wollen, unberücksichtigt lasse, gehe ich auf die Skizzirung der allgemeinen Prophylaxis über, eine ausführliche Bearbeitung mit Angabe der verdienstvollen Arbeiten auf diesem Gebiete einer anderen Gelegenheit vorbehaltend.

Selbst diejenigen, welche der Disposition und Heredität eine wichtigere Rolle eingeräumt wissen wollen, als ihnen auf Grund der oben ausgeführten Thatsachen zukommt, werden der Durchführung der allgemeinen, der antibacillaren Prophylaxis ihre Hand nicht versagen dürfen. Denn einerseits sind die eine Ansteckung eventuell befördernden und disponirenden Momente in ihrem Wesen viel zu wenig bekannt und aufgeklärt als dass von einer zielbewussten Besserung und Beseitigung derselben die Rede sein könnte; andererseits sind die Tuberkelbacillen doch auch für die strengsten Anhänger der Disposition eine nothwendige Voraussetzung der Infection und kann daher eine Beschränkung derselben nicht ohne günstigen Einfluss auf die Zahl der Neuinfectionen bleiben.

Der Phthisiker soll vor Allem sich bewusst werden, dass, wenn er je eine Gefahr, die grösste Gefahr stets für sich selbst bildet. Als ich mich in einem Zellengefängnisse wunderte, dass verschiedene Gefangene Licht in den Zellen haben, und befürchtete, es könne dadurch doch leicht eine Brandstiftung vorkommen, entgegnete mir der Director: „Da können Sie beruhigt sein, die werden sich hüten, denn sie wissen zu gut, wenn sie etwas anzünden, sind sie selbst die Ersten die verbrennen, bevor wir ihnen noch helfen können.“ Ist es beim Phthisiker anders?

Es ist ja klar, dass der immer im Centrum der von ihm producirten Bacillen-Staubwolke Befindliche auch am meisten von diesem Staube einzuathmen bekommt, mehr als jeder andere, der ihm noch so nahe ist. Freilich sind dabei noch verschiedene Möglichkeiten zu berücksichtigen. Von dem reinlichen Phthisiker spreche ich hier nicht, denn durch Inhalation des eigenen Sputumstaubes ist der wohl nicht gefährdet. Bei dem unreinlichen kommt es aber wieder auf die Menge des Auswurfes an: producirt er viel, so verstäubt er viel und inhalirt er auch viel, wobei ihm allerdings wieder die Reichlichkeit des Auswurfes insofern zu Statten kommt, als die grösste Menge der inhalirten Bacillen wieder herausbefördert wird. Wir dürfen dabei nicht ausser Acht lassen, dass für den Phthisiker auch noch eine andere Gefahr der Infection besteht, welche bereits Koch und Ziegler erwähnten, nämlich die Aspiration des tuberculösen Sputums in bisher gesunde Luftwege. Auch dies ist einer der Hauptgründe für den verschiedenen Verlauf der Krankheit. Diese Aspiration kann unter allen möglichen Verhältnissen stattfinden, welche eine rasche Inspiration und eine mangelhafte Exspiration bedingen: z. B. Erschrecken, Treppensteigen u. s. w.; dieser Punkt scheint noch zu wenig gewürdigt. Alle die Mittel, welche eine rasche Entleerung des Auswurfes herbeiführen, besonders manche Inhalationen, sowie diejenigen, die die Secretion vermindern, z. B. Creosot, sind daher ohne Zweifel, so wenig sie auf den eigentlichen Krankheitsprocess vielleicht einwirken, doch von diesem Standpunkte, zum Schutze gegen die Autoinfection, hoch anzuschlagen und können auf den Krankheitsverlauf geradezu bestimmend wirken.

Schon an anderer Stelle habe ich hervorgehoben, wie unrichtig es wäre, zu meinen, dem Phthisiker schaden ein paar Bacillen mehr oder weniger nicht. Gerade diese paar Bacillen, an einer neuen Stelle einen neuen Herd bildend, können entscheidend für den ganzen Verlauf sein. Es braucht nicht erwähnt zu werden, dass der etwaige Vergleich mit Syphilitischen und Pockenkranken, denen eine weitere Infection, wie man annimmt, nichts schadet, absolut falsch ist, denn das Ueberstehen der Tuberculose verleiht niemals Immunität, wie wir täglich uns überzeugen können. Es mussten daher auch alle Versuche, gegen die Tuberculose eine Art Schutzimpfung zu finden, fehlschlagen. Wenn der Phthisiker also in erster Linie um seiner selbst willen, um nicht zum Selbstmörder zu werden, vorsichtig sein muss, muss er es auch seiner Familie, seiner Kinder, seiner Umgebung wegen sein, die ihn pflegt.

Er hat aus diesen beiden Rücksichten auf's Aenglichste zu meiden, dass sein Sputum trocknet. Er soll, wenn er zu Hause ist, nie und unter keinen Umständen auf den Boden, nie, unter keinen Umständen in's Taschentuch spucken, sondern in einen Spucknapf, indem ihm die feste Beruhigung gegeben werden kann, dass er, wenn er sich daran genau hält, sich nicht schädigt und Niemand von seiner Umgebung gefährdet.

Was die Wahl des Spucknapfes anlangt, so sind für das Zimmer natürlich die mit Deckel[1] versehenen Handspucknäpfe, die vor den Mund gehalten werden können, allen anderen vorzuziehen, weil hier eine Verstreuung undenkbar ist, und es wird, wenn die Industrie sich einmal

[1] Ein Deckel auf dem Spuckgefäss ist nicht etwa mit Rücksicht auf die Verdunstung und einer daraus entstehenden Gefahr wünschenswerth, sondern weil bei unbedeckten Gefässen eine Verschleppung der Infectionskeime durch Mücken denkbar ist und thatsächlich auch von Spillmann und Haushalter (*Compt. rend.* 1887. t. CV. p. 352) nachgewiesen wurde. So bemerkenswerth dieser Nachweis ist, so dürfen wir doch diese Gefahr auch nicht für zu bedeutend anschlagen.

dieser Sache annimmt, ohne Zweifel leicht sein, Spucknäpfe von so eleganter, aber zugleich praktischer Form und Aussehen zu fabriciren, dass sie gut auf jedem Schreibtische Platz finden können. Bis jetzt ist denen aus weissem Porzellan der Vorzug zu geben. Weniger empfehlenswerth als die Handspucknäpfe sind die auf den Fussboden zu stellenden, da sie immerhin, wie früher erwähnt, eine gewisse Treffsicherheit mit dem Auswurf voraussetzen und daher eine Verunreinigung des Bodens leicht zulassen. Sollte der Boden wirklich benetzt werden, so hat man sich jedenfalls zu hüten, darauf zu treten, da hierdurch nur eine Propagation der Bacillen stattfindet. Man sorge vielmehr für schleunige Entfernung mittelst Wassers.

Da der grösste Theil der Brustleidenden keineswegs an das Bett oder Zimmer gefesselt ist, sondern monate- und jahrelang seinem Berufe nachgeht und sich an allen möglichen Orten in Geschäftsräumen, Schule, Kirche, in Gasthäusern, auf der Reise u. s. w. aufhält, wo möglicherweise nicht sofort ein Spucknapf vorhanden ist, so hat der um die Behandlung der Phthisis hochverdiente Geheimrath Dettweiler in Falkenstein einen recht handlichen und hübsch aussehenden Taschenspucknapf für Hustende durch die Firma Gebr. Noelle in Lüdenscheid fertigen lassen. Auf diese Weise ist der Phthisiker und überhaupt der Hustende unter allen Verhältnissen in der Lage, statt auf den Boden oder in's Taschentuch zu spucken, seinen Auswurf in einer für ihn und die Umgebung unschädlichen Weise zu entfernen und möchte ich daher die Einführung dieses Taschenspuckglases auf's Dringendste empfehlen.

Es kommt nun eine sehr wichtige Frage: was sollen wir in den Spucknapf hineinthun? Sollen wir das Sputum desinficiren oder ist Sand, sind Sägespähne in dem Spucknapf zulässig? Die Desinfection des Auswurfes ist offenbar und ohne Zweifel nicht zu verwerfen, ob zu empfehlen, ist freilich eine andere Frage. Folgende Bedenken lassen sich gegen die Desinfection des frischen Sputums geltend machen. Erstens — geschieht sie doch nicht, wenn wir sie auch empfehlen, oder sie geschieht wenigstens nicht in der Mehrzahl der Fälle, und zwar, weil sie zu umständlich ist, weil die Familie nicht tage-, monate- und jahrelang in die Apotheke geht und Carbolsäure zur täglichen Desinfection holt, und weil sie — Geld kostet, das zum Mindesten der unbemittelte Schwindsüchtige besser verwendet. Ausserdem gehört auch der stete Carbolgeruch nicht gerade zu den Annehmlichkeiten, während Sublimat nichts nützt. Wenn wir nicht bei unseren hygienischen Vorschlägen der grössten Einfachheit uns befleissen, erreichen wir eben gar nichts.

Betrachten wir auch nur den Werth der Desinfection des Sputums mit Chemikalien. Schill und Fischer haben nachgewiesen, dass

5procentige Carbolsäure in 24 Stunden die Bacillen im Sputum vernichtet, aber nur wenn sie in gleichen Theilen dem Sputum beigesetzt ist, während $2^1/_2$ procentige Carbolsäure selbst nach 24 Stunden die Virulenz ebenso wenig vernichtet, als eine Sublimatlösung 2:1000 āā partes mit Sputum. Es ist aber doch bedenklich, Patienten tagtäglich mit Carbol über 5 Procent und Sublimat über 2‰ hantiren zu lassen, um dann zu sehen, dass es in 24 Stunden eine zweifelhafte Wirkung ausübt. Von meinen Patienten verlange ich, dass sie überhaupt nicht 24 Stunden die Desinfection des Auswurfes abwarten, sondern diesen früher den Weg aller Stoffwechselreste gehen lassen.

Entleert man aber das Sputum sammt dem Desinfectionsmittel früher in den Abort, so wird dort das Desinfectionsmittel wieder so sehr verdünnt, dass von einer weiteren erheblichen, keimtödtenden Wirkung keine Rede mehr sein kann.

In den Abwässern gehen nach den bisherigen Beobachtungen die Bacillen wohl bald durch Fäulniss zu Grunde, jedenfalls ist ihnen kaum mehr Gelegenheit geboten, die Inhalationsluft zu verunreinigen.

In Krankenhäusern hingegen, Anstalten u. s. w., wo viel Auswurf zusammenkommt, ist eine Desinfection desselben durch je nach der Quantität andauerndes Kochen nicht wohl zu umgehen.

Uebrigens hat jede Flüssigkeit im Spucknapf noch den Nachtheil, dass sie gerade der besten Eigenschaft des Auswurfes, der Klebrigkeit entgegenwirkt und, falls ein Zufall den Napf umschüttet, eine viel schwerer entfernbare Menge Infectionsstoffes ausfliesst als sonst. Trockener Sand oder Sägespähne verbieten sich aber deshalb, weil sie bis zu einem gewissen Grade eine Verstäubung zulassen. Ausserdem verdecken sie vor dem Auge den Auswurf und begünstigen nur die Unreinlichkeit. Kenne ich doch sogar eine Heilanstalt für Lungenkranke, in der nur alle acht Tage von den Dienstmädchen die Sägespähne erneuert wurden.

So wenig wir also die schlechte Luft eines Krankenhauses parfümiren, sondern sie vielmehr erneuern, so wenig wollen wir hier irgend ein Verdecken oder Vertuschen zulassen. Um vielleicht die Aesthetik nicht all' zu sehr zu belästigen, mag ja in den offenen Spucknäpfen ein gelbgrün gesprenkelter Boden gewählt werden. Der leichteren Reinigung wegen ist höchstens eine ganz dünne Schicht Wasser, die kaum den Boden des Napfes bedeckt, zulässig. Sand und Sägespähne sind auch deshalb zu verwerfen, weil ihre spätere Entfernung, besonders wenn sie, wie vielfach üblich ist, zum Kehricht kommen, eine Verbreitung darin enthaltener Tuberkelbacillen ermöglicht, während das Wasser einfach in den Abort entleert und damit unschädlich gemacht wird. Der alte Schlendrian, Sand und Sägespähne einzufüllen, kann auch darin keine Entschuldigung finden, dass in dem betr. Hause angeblich keine Phthisiker verkehren, weil dies bei der allgemeinen Verbreitung dieser Krankheit geradezu undenkbar ist. Der Spucknapf soll ferner, besonders wenn er auf dem Boden steht, auch gross genug und mit weiter Oeffnung versehen, sowie so construirt sein, dass er nicht umgestossen werden kann.

Im Nothfall werden Blumentopfuntersätze, die bereits für 5 Pfennige zu haben sind, denselben Zweck erfüllen, so dass Niemand mit Mittellosigkeit sich entschuldigen kann, wenn er nicht in jeder der von ihm benützten Räumlichkeiten wenigstens einen Spucknapf hat. Der Phthisiker hat also in seinem eigensten Interesse und in dem seiner Umgebung, soweit an ihm liegt, dafür zu sorgen, dass nicht nur in seiner Wohnung, sondern auch in den Bureaus, Werkstätten u. s. w., wo er sich aufhält und arbeitet, in der nächsten Nähe seines Arbeitsplatzes ein Spucknapf stehe.

Wenn der Phthisiker von plötzlichem Husten befallen wird, so halte er ein Tuch vor, um eine möglichst rasche Fixirung des ausgehusteten, fein zertheilten Nebels, so wenig derselbe auch für gewöhnlich bacillenhaltig ist, zu erreichen und trage Sorge, das benützte Tuch möglichst rasch reinigen zu lassen. Es kann dies nicht als Inconsequenz gelten, wenn ich für diese Ausnahmefälle das Tuch zulasse, denn es ist ein grosser Unterschied, ob man damit das Sputum mit viel Millionen Bacillen auffängt oder den meist bacillenlosen Mundspeichel, der auf diese Weise ausgehustet wird.

Der Phthisiker vermeide auch seiner Familie gegenüber möglichst das Küssen. Lässt es sich nicht umgehen, so küsse er auf die Stirne und Wange, und lasse sich auch nur dahin küssen. Ebenso vermeide er Gegenstände mit seinem Munde zu berühren, die möglicherweise später andere Personen, beziehungsweise Kinder in den Mund stecken, z. B. Trompeten, Spielzeug u. s. w. (Ich erinnere an das bekannte von Ewald mitgetheilte Beispiel.)

Von ihm benützte Gläser und Löffel dürfen erst nach einer sorgfältigen Reinigung in heissem Wasser von anderen Personen benützt werden.

Urin und Fäces, die in den meisten Fällen nicht infectiös sind, sollen gleichwohl möglichst rasch ihrem Bestimmungsorte zugeführt und die betreffenden Gefässe mit heissem Wasser nachgespült werden. Der Schweiss des Phthisikers ist nach den bisherigen Untersuchungen als zuverlässig ungefährlich zu betrachten. Die Wäsche des Phtisikers werde, soweit möglich, getrennt von der übrigen Wäsche gewaschen. Taschentücher und Hemden müssen unbedingt sorgfältig ausgekocht werden. Wo es möglich ist, erscheint ein 1 Stunde langes Einsetzen derselben in strömenden Wasserdampf in Apparaten, wie sie derzeit für 20 bis 24 Mark zu beschaffen und auf dem Küchenherde leicht unterzubringen sind, allem Anderen vorzuziehen. In Anstalten u. s. w. ist eine derartige Desinfection der Taschentücher und Hemden stets durchzuführen. Zeitweise ist in der Wohnung eines Phthisikers, mehr noch als in jeder anderen, eine gründliche Reinigung, Abreibung der Wände mit Brod u. s. w. zu empfehlen, um einer Anhäufung etwaiger Infectionsstoffe vorzubeugen. Der Arzt möge der Hygiene der sich ihm anvertrauenden Familien in dieser Richtung sein ernstliches Augenmerk zuwenden.

Ist ein Phthisiker gestorben, so sollen die Angehörigen sich vor Allem hüten, wie es in vielen Gegenden Brauch ist, den Abschiedskuss auf den Mund zu geben und ist derselbe nur auf Wange oder Stirne zulässig.

Während in der letzten Zeit vor dem Tode sowohl von Seite des Patienten als der Angehörigen die Sauberkeit meist etwas vernachlässigt wurde, wird nun gewöhnlich an eine gründliche Reinigung gegangen, die zwar stets zu billigen ist, aber gewisse Vorsichtsmassregeln erheischt. Es werde, wenigstens aus dem Zimmer, in dem der Verstorbene sich gewöhnlich viel aufhielt, zunächst das Bett, die Decke, Sophakissen, kurz alle nicht mit Holz oder Leder verbundenen Möbelstücke, sowie Teppiche und Vorhänge, Kleider und Wäsche des Verstorbenen, ohne sie zuvor viel aufzurütteln, in einer Desinfectionsanstalt mit strömendem Dampfe desinficirt. (Das Reinigen in Bettfedernreinigungsanstalten genügt absolut nicht, s. S. 151—154.) Man unterziehe dieser Procedur auch jene Gegenstände (Kleider oder Wäsche), die man zu verschenken willens ist, da nicht desinficirte Gegenstände die Krankheit weiter verbreiten können, und es also gewissenlos wäre, dazu wissentlich beizutragen. Mehrkosten werden dadurch kaum veranlasst. Leder und Pelzwerk hält die Desinfection nicht aus und soll daher im Freien ordentlich ausgeklopft werden. Alle desinficirten Gegenstände können ohne irgend einen Schaden für die Gesundheit wieder in Gebrauch genommen werden, was also gegen die frühere Anschauung, wo man das Verbrennen solcher Gegenstände für nothwendig hielt, in wirthschaftlicher Beziehung ein grosser Fortschritt ist.

Die Wände, Oefen, Bilderrahmen des Sterbezimmers sowohl, als des von dem Verstorbenen sonst öfter benützten Zimmers sind nicht mit dem Besen abzukehren, wie es vielfach geschieht, sondern mit frisch gebackenem Schwarzbrod fest abzureiben, eine Procedur, die nach diesbezüglichen Untersuchungen v. Esmarch's sowohl ungefährlich für den, der es macht, als absolut genügend ist, um alle an der Wand hängenden Infectionskeime wegzunehmen. Die Brodabreibung ist übrigens bereits vom Polizeipräsidium zu Berlin als Desinfectionsmassregel eingeführt.

Auch sonstige Möbelstücke sind, soweit es angeht mit Brod zu reinigen, worauf die zerstreuten Brosamen durch sorgfältige Reinigung des Bodens mit Bürsten, Lauge, Seife und Wasser zu entfernen sind.

In welcher Weise aber kann sich nun eine bisher intacte Familie vor dem Eindringen des unheimlichen Gastes, der Tuberculose, schützen?

Die Prophylaxis muss schon bei dem neugeborenen Kinde beginnen, indem eine phthisische Mutter sich sowohl zu hüten hat, ihrem Kinde die Brust zu reichen, als auch die Amme sorgfältig auf Tuberculose zu untersuchen ist. Wird Kuhmilch verwendet, so hat man dieselbe nur von thierärztlich controlirten Ställen der Milchkuranstalten zu entnehmen und nie anders als in am besten im Soxhlet'schen Apparate frisch gekochtem Zustande zu verabreichen, sowohl der Tuberculose, als verschiedener anderer infectiöser Krankheiten wegen. Man hat stets sorgfältig darauf zu achten, dass nicht Kindermädchen oder fremde Leute die Kinder küssen. Am allerwenigsten lasse man natürlich die Kinder, wie es häufig geschieht, von Hunden, die den Auswurf auf dem Boden mit Vorliebe beschnuppern, ablecken. Brustkranke und überhaupt katarrhalisch Afficirte dürfen natürlich auch nicht Löffel, mit denen die Kinder ihre Nahrung bekommen, zuerst in den Mund nehmen oder anblasen, wie es Kinderfrauen und Mütter meist machen.

Man suche aber auch das Küssen von Verwandten möglichst einzuschränken und nöthigenfalls nur Wange und Stirne küssen zu lassen, da man deren Gesundheitszustand in Folge blühenden Aussehens oft verkennt. Manche Fälle von Skrophulose werden auf diese Weise vermieden werden. Man überwache den Umgang und die Gesellschaft (Kinderspielplatz) der Kinder möglichst und lasse sie nicht in fremde Häuser, ohne sich zuerst über die dortigen Gesundheitsverhältnisse der Familie einigermassen orientirt zu haben.

Man lasse die Gesundheit des Dienstmädchens durch den Hausarzt constatiren, s. S. 69 (Marie M., Dienstmädchen).

In der Schule hat der Lehrer dafür Sorge zu tragen und Controle zu üben, dass nicht auf den Boden gespuckt werde, resp. die Anschaffung eines Spuckgefässes an dem Platze des betreffenden hustenden Schülers zu veranlassen.

Derartige Gefässe sind auch in den Corridoren u. s. w. — natürlich so, dass sie bei etwaigem Unfuge nicht umgeschüttet werden können (etwa in schrägen Holzrahmen) — aufzustellen. Sehr beherzigenswerth dürften die weiteren Ausführungen Dettweiler's[1] über diesen Punkt sein.

[1] Zur Prophylaxis der Phthisis in den Schulen von Dr. phil. P. Dettweiler, a. o. Professor d. Philol. an der Universität Giessen. *Zeitschrift f. Schulgesundheitspflege.* 1889. Nr. 7.

Die Reinigung des Zimmers hat nicht nur bei Brustkranken, sondern auch in den Wohnungen Gesunder, sowie in öffentlichen Localen, etwa eingeschleppter Krankheitskeime wegen, stets auf feuchtem Wege zu geschehen, indem entweder feucht hinausgewaschen wird oder wenigstens durch einen Wasserspray (Gartenspray) soviel Feuchtigkeit auf den Boden kommt, dass kein Verstäuben möglich ist. Aufstreuen von Sand auf den Zimmerboden, wie es in manchen Gegenden Brauch ist, ist absolut zu unterlassen. Vorheriges trockenes Auskehren ist niemals zulässig, weil dadurch die etwa auf dem Boden befindlichen Bacterien nur aufgewirbelt werden und sich dann an den Wänden u. s. w. wieder ablagern, also stets im Zimmer zurückbleiben.

Die Furcht, als ob das feuchte Hinausfegen dem Patienten schaden könnte, als ob es Erkältung herbeiführe (wie es vom Volke oft geglaubt wird), ist grundlos. — Den Zimmerkehricht verbrenne man. — Während der Reinigung des Zimmers und des Bettmachens halte man sich nicht unnöthig in demselben auf. Ist Jemand schwer krank und daher eine Entfernung selbst in's nächste Zimmer unmöglich, so dürfte es sich empfehlen, nach dem Aufbetten durch einen feinen Wasserspray die aufgewirbelten Bacterienkeime möglichst rasch zum Absitzen zu bringen.

Man sorge für möglichst ausgiebige und wiederholte Ventilation der Wohnung, besonders zur Zeit der Reinigung. Hand in Hand damit geht der seit alter Zeit ertheilte Rath, sich viel im Freien aufzuhalten, da die Erfahrung feststeht, dass Menschen, die stets in schlecht ventilirten, geschlossenen oder gar überfüllten Räumen, z. B. Gefängnissen verweilen, mehr von der Tuberculose dahingerafft werden, als andere. In gleicher Weise fordert die Tuberculose in dichtbevölkerten Gegenden zahlreichere Opfer als in dünnerbewohnten. Lange Zeit hat man diesen Umstand auf eine Anhäufung giftiger Stoffe, welche durch die Nebenmenschen ausgeathmet werden und die Kärperconstitution verschlechtern, zurückgeführt. Schliesslich glaubte man in der vermehrten Kohlensäure der Luft die Materia peccans gefunden zu haben, bis sich alsbald herausstellte, dass der Mensch auch einen weit reicheren Kohlensäuregehalt in der Luft noch ohne jeden Schaden vertragen könne, als er je in den dichtest überfüllten Zimmern vorkommt. Heute nun steht wenigstens die eine Erklärung fest, dass in dicht bewohnten Stuben, bei wenig Bewegung in freier Luft, falls ein Phthisiker zugegen und mit seinem Auswurfe unreinlich ist, und — wo wäre dies bis heute nicht der Fall — mehr Menschen Gelegenheit und der einzelne Mensch reichlichere Gelegenheit haben wird, Bacillen einzuathmen und tuberculös zu werden, als wenn er z. B. im Freien sich aufhält, wie wir dies weiter oben an den Strassenarbeitern ausgeführt haben. Viele Autoren sind freilich von ihrer chemisch physiologischen Auffassung so sehr eingenommen, dass sie diese einfache, auf der Infectiosität beruhende, bacteriologische Erklärung ganz übersehen und auf ihre unvermeidliche Disposition zurückgreifen zu müssen glauben. Damit will ich keineswegs das Vorhandensein giftiger Stoffe in der Ausathmungsluft bestritten haben, ich kenne sie nicht, so wenig wie Diejenigen, welche ihr Vorhandensein behaupten; ihre Existenz muss also erst bewiesen werden. Die vermehrte Infectiosität in dichtbevölkerten Häusern aber ist eine logische Folge physikalisch-bacteriologischer Thatsachen, die wir ganz genau kennen, und es ist daher sehr erklärlich, dass z. B. in einer Strafanstalt, in welcher die Gefangenen den grössten Theil des Tages im Freien arbeiten, weit weniger Ansteckungsmöglichkeit gegeben ist, weniger Tuberculose vorkommen wird, als wenn dieselben bei ihrer Arbeit auf enge, überfüllte Räume angewiesen sind.

Man vermeide auf alle mögliche Weise den Verkehr mit Menschen, von denen man beobachtete, dass sie auf den Boden oder in's Taschentuch spucken.

Man suche in deren Beisein und in deren Wohnung nicht tief ein-, wohl aber fest auszuathmen.

Man sorge aber andererseits in der eigenen Wohnung, durch das Aufstellen von Spucknäpfen an geeigneten und hinlänglich in's Auge fallenden Stellen dafür, dass etwaige Besuche nicht genöthigt sind, anders wohin, als in den Spucknapf ihren Auswurf zu entleeren. In einer geordneten Wohnung befinde sich in jedem bewohnten Raume, sowie auf dem Corridor und in der Küche u. s. w. mindestens ein Spucknapf, ein Postulat, dem bei dem niederen Preise dieser Gefässe leicht entsprochen werden kann.

Falls man eine neue Wohnung bezieht, so lasse man die Wände, gleichviel ob früher Gesunde oder Kranke dort gewohnt haben, mit frischem Brod abreiben, da auch, wenn Monate vorher ein Phthisiker daselbst gelebt hat, wie wir an Fall 9 der Privatpatienten (S. 41—42) gesehen haben, noch virulente Bacillen (oder auch sonstige Infectionsstoffe) vorhanden sein können. Ausstäuben der Vorhänge, Möbel u. s. w. soll nur ausserhalb der Wohnung, am besten natürlich im Freien geschehen.

Das etwas seltenere Vorkommen der Phthise auf dem Lande mag vielleicht zum Theil damit auch zusammenhängen, dass die dortige Bevölkerung weniger oft die Wohnung wechselt und somit weniger oft Gelegenheit hat, inficirte Wohnungen zu beziehen, als in den Städten. Ist doch gerade ein Todesfall in der Familie oft die Ursache, eine andere neue, vielleicht kleinere Wohnung zu nehmen.

Nachdem wir wissen und durch den Versuch gezeigt haben, dass derartige Wohnungen noch lange nachher als Infectionsherde wirken können, ist durch das Umziehen offenbar einer Weiterverbreitung Thür und Thor geöffnet.

Eigenthümlich ist auch die geringere Sterblichkeit an Tuberculose in England, selbst in den grossen Städten wie London.

Vielleicht nicht der geringfügigste Grund hierfür ist, dass der Engländer es vorzieht, ständiges Quartier, womöglich sein eigenes kleines Haus zu besitzen, dass er kein Freund vom Umziehen ist, welches er dem Abbrennen in wirthschaftlicher Beziehung nach dem bekannten Sprüchworte fast gleich achtet. In den Städten hingegen, wo durchweg Fabrikbevölkerung, die kein stabiles Heim besitzt, sich aufhält, steigt auch die Phthisismortalität wieder zu der Höhe anderer Länder und übertrifft sie sogar. So sterben auf 1000 lebende Personen:

in London . . .	2·9	in Paris . . .	4·1
„ Wiesbaden . .	2·9	„ Glasgow . .	7·0
„ Berlin . . .	3·8	„ Liverpool . .	6·4

Natürlich wirken dazu auch noch viele andere Umstände mit.

Man enthalte sich der Benutzung der Leihbibliotheken, da diese Bücher gerade vielfach von Kranken gelesen und angehustet werden, also eine Verbreitung von Infectionskeimen dadurch möglich ist.

Ist man genöthigt, auswärts in einem Gasthause zu wohnen (s. Fall Nr. 3 der Privatpatienten, S. 35—36), so vermeide man möglichst während des Reinmachens des Zimmers zugegen zu sein und dringe in jedem Falle auf feuchte Reinigung. Man weise den Gebrauch bereits benutzter Servietten zurück. — In Gasthöfen und Kurorten ist der Gebrauch von Teppichen und Bettvorlagen möglichst einzuschränken und abzulehnen.

Sowohl in Häusern, die dem allgemeinen Verkehre zugänglich sind, als in Privathäusern hat man möglichst auf den Corridoren, Stiegenhäusern u. s. w. Spucknäpfe aufzustellen, denn durch das Treppensteigen wird Husten ausgelöst und insofern die Expectoration befördert, also muss man Gelegenheit geben, ordentlich auszuspucken. Die Treppen und Corridore selbst sind event. mit Linoleum zu belegen, Teppiche möglichst zu beseitigen.

Da heutzutage feststeht, dass nicht die Beschäftigung mit diesem oder jenem Handwerke, nicht die Staubinhalation in Fabriken an sich Tuberculose hervorruft, sondern nur, insofern der mit Staubentwickelung verbundene Geschäftsbetrieb das Vertrocknen und Verstäuben eines daselbst ausgeworfenen tuberculösen Sputums begünstigt, so haben sowohl die Fabrikvorsteher oder Meister, als auch die Arbeiter dafür zu sorgen, dass Niemand von ihnen unter irgend welchen Verhältnissen auf den Boden oder in's Taschentuch spuckt. Ein diesbezüglicher Anschlag in dem Arbeitslocale sowohl, als die Controle der Mitarbeiter und die unentgeltliche Ueberlassung eines Spucknapfes für jeden, der desselben bedarf, werden das Ihrige thun. Man wird doch nicht einwenden, es sei eine Beschränkung der persönlichen Freiheit, wenn man verbietet, hinzuspucken wo der Einzelne will, da dies doch nur die Freiheit bedeutet, die Seuche zu verbreiten, welche einzuschränken die Gesellschaft die Möglichkeit, das Recht und die Pflicht hat. Es wird ferner zu erwägen sein, ob nicht in einzelnen Fabriken, um die Arbeit selbst nicht zu stören und zur grösseren Bequemlichkeit (denn nur dann hat man auch auf freiwillige Einhaltung des Verbotes zu hoffen), nicht ähnlich gewissen italienischen Pissoirs, ein im Winkel gebogenes, etwa drei Fuss hohes Blech mit kleinem Napfe an dem Arbeitsplatze anzubringen ist, um so mehr als der etwaige Preis im Verhältniss zu den dadurch ersparten Krankenkassengeldern kaum in Betracht kommt. Je bequemer die Einrichtung, um so eher wird sie benutzt. Böswillig Zuwiderhandelnde müssen gestraft event. entlassen werden.

Da Jemand bekanntlich Monate lang Auswurf haben, Monate lang Phthisiker sein kann, ohne dass er oder die Umgebung es ahnen, so dürfen schon dieser rein praktischen Erwägung willen alle Massregeln, die gegen das Boden- und Taschentuchspucken, sei es in Fabriken, Comptoirs, Werkstätten, Anstalten u. s. w. und im öffentlichen Leben zu ergreifen sind, sich niemals auf den Phthisiker und den tuberculösen Auswurf allein beschränken, sondern müssen ausgedehnt werden auf jeglichen Auswurf und auch jeden vorübergehenden Katarrh, denn nur so wird den Massnahmen das Odium gewonnen, das sonst den Phthisiker unvermeidlich treffen würde, und ihn zu einem gemeingefährlichen Subjecte stempeln und gewissermassen in den Augen seiner Umgebung schädigen könnte.

Geht aber einmal das Gefühl in succum et sanguinem des Volkes über, dass es entweder aus sanitären oder ästhetischen Rücksichten unstatthaft sei, auf die vielerwähnte Weise seinen Auswurf zu entleeren, so wird man nichts daran finden, wenn Jemand eben einen „langwierigen Katarrh“ hat. Werden wir übrigens mit diesen Massregeln nicht auch in Wirklichkeit mancher Pneumonie, mancher Diphtherie, manchem infectiösen Katarrhe vorbeugen?

Kurze Zeit nach dem ersten Erscheinen dieser Arbeit hat Mosler[1] in Greifswalde eine sehr interessante Beobachtung über ansteckende Formen von Lungenentzündung veröffentlicht, wobei von einem Manne, der auswärts eine Lungenentzündung acquirirt hatte, seine Frau sowohl, als zwei erwachsene Kinder inficirt worden waren. Drei der Er-

[1] Ueber ansteckende Formen von Lungenentzündung von Fr. Mosler. Sep.-Abdr. aus der *Deutschen medicinischen Wochenschrift*. 1889. Nr. 13 u. 14.

krankten starben. „Das Contagium scheint“, wie Mosler sagt, „dadurch begünstigt worden zu sein, dass sämmtliche Kranke ihre Sputa in Taschentücher entleert haben.“ Derartige Beobachtungen aber werden sich häufen, wenn wir nur erst unser Augenmerk darauf richten.

Ebenso wie in Fabriken haben für die Aufstellung einer genügenden Anzahl Spucknäpfe auch die Vorsteher von Bureaus, Kanzleien u. s. w. zu sorgen. Sehen wir uns doch einmal um, wie es da in den meisten Bureaus bestellt ist. Oft für 10 bis 20 Personen in irgend einer versteckten Ecke ein Spucknapf mit Sägespähnen, der vier Mal im Jahre gereinigt, benützt aber gewöhnlich gar nicht wird.[1] Denn es ist doch erklärlich, dass weder der Bronchitiker, noch weniger der Phthisiker, der meist für gesund gelten will, jedesmal, wenn er das Bedürfniss hat, auszuspucken, aufsteht und einige Schritte zum Napfe geht. Er ist förmlich angewiesen, auf den Boden oder in's Tuch zu spucken. Also auch hier sind durch Entgegenkommen und Vorsorge der Vorgesetzten, aber auch durch Controle der Mitarbeitenden bessere Verhältnisse zu schaffen.

Für die Orte vorübergehenden Aufenthaltes, Gastlocale, Verkaufsläden u. s. w. gelten dieselben Erwägungen, ganz ebenso für viel besuchte Promenaden, besonders in Kurorten. In dem einen Falle ist die Gefahr natürlich grösser, in dem anderen wieder nur kleiner, aber bei diesem entsetzlichen Uebel dürfen wir nicht versäumen, alle uns zugänglichen Quellen der Infection zu verstopfen und keine für gering zu achten.

Die Gesellschaft nun als solche hat dahin zu wirken, dass die Prophylaxis der Respirationskrankheiten, wie ich sie fast nennen möchte, möglichst bald alle Schichten der Bevölkerung durchdringe. Heute, wo wir nicht mehr mit scheelen Augen den Phthisiker als Pestbeule ansehen müssen, der unsere Athemluft vergiftet, heute, wo wir wissen, was inficirt und wie es zu meiden ist, heute brauchen wir nicht mehr zu besorgen, mehr Schaden als Nutzen anzurichten, wenn wir das Uebel an der Wurzel anfassen. Da wir Aerzte von einem Phthisiker aus Unverstand, theils aber auch aus inneren Gründen leider meist erst dann consultirt werden, wenn er bereits wochenlang Gelegenheit hatte, seine Umgebung zu inficiren, so genügt es nicht, dass der Arzt allein die prophylaktischen Massregeln kenne, sondern diese müssen ein Eigenthum des Volkes, der höchsten

[1] Ist mir doch erst aus Beamtenkreisen die Mittheilung zugegangen, dass die Bitte eines Subaltern-Beamten um einen Spucknapf für sein Bureau von dem Director abgelehnt wurde mit dem Bemerken, wenn er hektisch sei, könne man ihn nicht brauchen, dann müsse er fort, und wenn er nicht hektisch sei, brauche er keinen Spucknapf. Der betreffende Beamte verblieb, war aber genöthigt, in's Taschentuch zu spucken und seine Collegen event. zu inficiren.

ebenso wie der niedersten Classen, der Jugend und des Alters werden. Wir aber müssen sie dem Volke zu vermitteln suchen, denn die Hygiene soll auch dem Volke gehören, die Heilkunde den Aerzten reservirt bleiben.

Gerade gegen die Massregel der allgemeinen Publicirung der Prophylaxis sträuben sich viele Collegen — doch ist sie absolut nicht zu umgehen, wenn wir die Tuberculose vermindern wollen. Der Arzt kommt zu spät, kommt manchmal gar nicht in die Familie und kann daher nicht der alleinige Vermittler der Prophylaxis bleiben. Wenn er gerufen wird, weil der lästige Katarrh nach Monaten nicht weichen will, können längst andere Glieder der Familie angesteckt sein. Manche fürchten von einer Popularisirung der prophylaktischen Massregeln eine sociale Revolte; sie fürchten, es würden die Phthisiker dann als Parias ausgestossen und mit grellen Farben malen sie das Loos, das den Schwindsüchtigen dann bevorstände. Das sind aber Phantasiegebilde. Weiss heute nicht die ganze Welt, dass Diphtherie, dass Typhus ansteckend ist, und doch ist mir nirgends eine Inhumanität gegen Diphtheritische oder Typhöse bekannt. Und bei der Tuberculose wird es nicht anders. Zudem spricht man hier nicht von der Gefahr allein, die der Tuberculöse bringt, sondern man giebt ja zugleich die Mittel bekannt, wodurch diese Gefahr vermindert event. beseitigt werden kann. Mit dem Verbote nicht auf den Boden, nicht in's Taschentuch zu spucken, soll und darf auch nicht der Tuberculöse allein getroffen werden, sondern, wie bereits oben begründet wurde, Jeder, der hustet und spuckt, womit jeder demonstrative Beigeschmack wegfällt. Ein grosses Verdienst erwirbt sich Jeder, der die Prophylaxis der Tuberculose in's Volk trägt, sei es durch Vorträge, durch populär gehaltene Artikel in den Journalen und in der Tagespresse, besonders auch in jenen Zeitungen, welche gerade von den unbemittelten Classen, vom Arbeiter u. s. w. gelesen werden, und möchte ich daher zu dieser Unterstützung, die Prophylaxis populär zu machen, alle Collegen auf's Dringendste auffordern.

Auch der Pariser Congress zum Studium der Tuberculose sprach sich dahin aus, man solle einfache Belehrungen, wie man sich vor Tuberculose schützen kann, verfassen und in der Stadt und auf dem Lande verbreiten.

Bis heute wurde von ärztlicher Seite, wenige Ausnahmen abgerechnet, die Prophylaxis der Schwindsucht ohne Frage gar sehr stiefmütterlich behandelt. Ich habe seit einiger Zeit bei 250 phthisischen Patienten, die zum Theile ein, zwei und mehr Jahre schon in ärztlicher Behandlung standen, in discreter Weise Umfrage gehalten, ob sie auf die eventuelle Gefahr ihres getrockneten Auswurfes aufmerksam und zur zweckmässigen Beseitigung derselben angehalten worden seien. Eine grosse Anzahl dieser

Patienten hatte nun wohl von der Gefährlichkeit des Auswurfes „gelesen“ oder auch „gehört“, von den behandelnden Aerzten aber waren nur „sieben“ über die event. Gefahren und deren Beseitigung in entsprechender Weise belehrt worden. Wird den Arzt, der dies künftig unterlässt, nicht derselbe schwere Vorwurf treffen, wie, wenn er es verabsäumt, einen Tripperkranken zu warnen, sein Secret in's Auge zu bringen, oder wenn er einen Scharlachkranken nicht möglichst separirt? Wird er mit seiner Warnung und seiner jedesmal wiederholten Warnung der Umgebung des Patienten und durch Beschränkung und Verhinderung weiterer Autoinfection auch diesem selbst nicht tausendmal mehr nützen als durch das freilich einfachere Verschreiben von Decoctum Althaeae und anderer derartiger Arcana gegen Tuberculose?

Um eine möglichst rasche und allgemeine Verbreitung der prophylaktischen Massregeln herbeizuführen, dürfte es am geeignetsten sein, wenn die Aerzte in der Sprechstunde jedem Patienten, ob hustend oder nicht, eine gedruckte Anweisung mittheilten, welche in kurzen und leicht verständlichen Worten das Wesentlichste zusammenfasst. Verf. giebt seinen Patienten folgende Anweisung mit, welche sich auch zur Vertheilung von Seiten der Krankenkassen u. s. w. an ihre Mitglieder eignen dürfte:

„Schutz vor Schwindsucht.

„Die verheerendste Krankheit des Menschengeschlechtes ist die Schwind- „sucht (Tuberculose). Ein Siebentel aller Menschen fällt ihr zum Opfer. „In Deutschland allein sterben jährlich daran nahezu 150,000 Menschen.

„Diese Krankheit wird, wie man jetzt weiss, durch die Einathmung „eines Krankheitskeimes, eines sogenannten Bacillus erzeugt. Sie ist an- „steckend, d. h. sie kann von einem Menschen auf den anderen übertragen „werden. Aber nicht die ausgeathmete Luft, nicht die Ausdün- „stung solcher Kranken ist etwa gefährlich, wie man bisher glaubte, „sondern die Ansteckung findet in der Regel durch den Auswurf „statt und zwar nach den neuesten Untersuchungen insbesondere dadurch, „dass der Auswurf von den Brustkranken auf den Fussboden oder in's „Taschentuch gespuckt wird, wo er dann trocknet und verstäubt „und der eine oder der andere von den darin enthaltenen zahlreichen „Krankheitskeimen von gesunden Menschen eingeathmet wird.

„Auf ähnliche Weise können auch noch manche andere Krankheiten, „z. B. Diphtherie, Lungenentzündungen, manche Katarrhe übertragen werden.

„Durch Vertrocknen ihres Auswurfes bringen Brustkranke nicht nur „ihre Umgebung, sondern auch sich selbst in die grösste Gefahr, weil „sie zumeist ihre ausgeworfenen und vertrockneten Bacillen wieder ein- „athmen und auf diese Weise bisher gesunde Theile ihrer Lunge anstecken.

„Solche Ansteckungen sind aber zu vermeiden, wenn die Brustkranken, „wenn diejenigen, welche überhaupt an Auswurf leiden, diesen Auswurf „stets feucht halten, wenn sie denselben nicht auf den Boden oder „in's Taschentuch, sondern in irgend ein Spuckgefäss spucken, das „in den Abort entleert wird.

„Ueberall also, wo es nöthig erscheint, überall in geschlossenen Räum-„lichkeiten, wo Menschen verkehren, müssen Spucknäpfe aufgestellt werden, „die am besten nicht mit Sand oder Sägespänen gefüllt werden, sondern „ganz leer bleiben, oder in welche man sehr wenig Wasser giesst. Sie „sollen sowohl in jedem Zimmer, als auch in den Arbeits- und Fabriks-„räumen, in Bureaus, Schulen, Amtsstuben, öffentlichen Localen, in Corri-„doren und Treppenhäusern in reichlicher Menge vorhanden sein, um „Jedermann bequeme Gelegenheit zu geben, obige Vorschriften zu beobachten.

„Auf diese Weise werden Gesunde, welche sich mit Schwindsüchtigen „in einem Raume aufhalten müssen, fast sicher vor Ansteckung geschützt.

„Gedruckte Anschläge in den Fabriken und Werkstätten u. s. w. „sollen auf's Strengste verbieten, daselbst auf den Boden oder in's Taschen-„tuch zu spucken.

„Auf der Strasse, wo das Bodenspucken fast unvermeidbar ist, ver-„mindern gewisse andere Umstände die Ansteckungsgefahr.

„Jeder Mensch entleere seinen Auswurf, also selbst bei ein-„fachen Hustenkrankheiten, nicht auf den Fussboden, nicht in's „Taschentuch, sondern stets in ein Spuckgefäss.

„Die Milch werde besonders von Kindern, Kranken und Reconvales-„centen möglichst nur in gekochtem Zustande genossen.

„Bei strenger Beobachtung dieser Vorschriften ist der Schwindsüchtige „auch für seine nächste Umgebung fast ungefährlich und ist, um so mehr „als die Bacillen ausserhalb des Körpers nur etwa $^1/_2$ Jahr leben können, „zu hoffen, dass bei Befolgung dieser Regeln von Seite der Kranken die „Schwindsucht im Allgemeinen abnehmen wird.“

Wir Aerzte müssen endlich die unselige Diagnose Lungenspitzen-katarrh aufgeben, denn sie wiegt den Phthisiker in einen Traum der Sicherheit ein, aus dem er meist erst zur entsetzlichen Wirklichkeit erwacht, wenn alle Hülfe umsonst, eine Rettung unmöglich ist, sie bildet den Hemmschuh prophylaktischer Massregeln für den Patienten selbst, wie für die Umgebung.

Ohne Zweifel haben wir Aerzte die erste Pflicht, dafür Sorge zu tragen, dass wir nicht selbst die Vermittler der Infectionsstoffe werden. Bei der Tuberculose wird allerdings eine derartige Uebertragung auf gewöhnlichem Wege auszuschliessen sein, doch wäre diese immerhin durch Instrumente vielleicht möglich. Nach der Häufigkeit der localen Lungen- und Kehlkopfphthise wäre zunächst der Verdacht der Uebertragung auf die Kehlkopfinstrumente, besonders auf die Spiegel zu richten, wenn ich von den Pinseln absehe, deren doch heutzutage selbst in Polikliniken meist jeder Patient seinen eigenen hat. Gelegentlich einer Untersuchung in der Poliklinik des Herrn Dr. Lublinski trat diese Frage an mich heran, und spreche ich demselben an dieser Stelle für die freundliche Ueberlassung des Materiales und Betheiligung an der Untersuchung meinen besten Dank aus.

Die Versuche wurden in folgender Weise vorgenommen:

I. Versuch.

13./I. 1888. Es wurden die zu therapeutischen Eingriffen bei drei Phthisikern verwendeten Larynxpinsel (jeder Patient hatte seinen eigenen Pinsel) in sterilisirtem Wasser durchgeschwenkt und der nach sechs Stunden abgesetzte Bodensatz des Wassers drei Thieren unter bacteriologischen Cautelen in die Bauchhöhle injicirt.

39 Tage nach der Injection wurden die drei Thiere getödtet und sie zeigten sämmtlich weit vorgeschrittene Tuberculose des Peritoneums, des Netzes, der Milz und Leber. Beginnende Tuberculose der Lunge und der Bronchialdrüsen.

II. Versuch.

13./I. 1888. Es wurden von Herrn Dr. Lublinski sechs Larynxphthisiker, nachdem man dieselben hatte aushusten lassen, in gewöhnlicher Weise untersucht, und der Kehlkopfspiegel jedesmal in sterilisirtem Wasser ordentlich ausgewaschen. Nach sechs Stunden injicirte ich den in einem Spitzglas abgesetzten Bodensatz des Wassers, der eine leichte Trübung zeigte, zwei Meerschweinchen mit sterilisirter Koch'scher Spritze in die Bauchhöhle.

Nach 39 Tagen wurden beide Thiere getödtet und zeigten eine vorgeschrittene Tuberculose des Netzes, der Milz und der Leber, sowie des Peritoneums, während Lungen und Bronchialdrüsen gesund waren.

III. Versuch.

21./IV. 1888. Es wurden in gleicher Weise wie oben vier Larynxphthisiker untersucht, der Spiegel diesmal in 5 proc. Carbolsäure ausgewaschen, die in der Carbolsäure sich zeigenden kleinsten Sputumpartikelchen mit geglühter Platinöse oder einer feinsten Pincette nach einigen Minuten (während der Untersuchung des nächsten Kranken) entnommen — in sterilisirtes Wasser gebracht und der Bodensatz desselben zwei Meerschweinchen in die Bauchhöhle injicirt.

Nach 38 Tagen wurden beide Thiere getödtet; das eine davon war gesund, das andere zeigte eine ausgesprochene Tuberculose des Netzes und beginnende Tuberculose der Milz. Die Lungen und Bronchialdrüsen waren normal.

IV. Versuch.

24./IV. Diesmal wurden ceteris paribus die Spiegel statt in Carbolsäure in 2 ‰ Sublimatlösung, der nach Laplace's Vorgang zur Verstärkung der Wirkung noch 5 ‰ Salzsäure zugesetzt war, ausgewaschen, die kleinsten Sputumpartikelchen darauf in sterilisirtes Wasser gebracht u. s. w. Zwei Meerschweinchen in die Bauchhöhle injicirt.

Nach 38 Tagen beide Thiere getödtet. Das eine Thier zeigte keine tuberculöse Veränderung, das andere Thier hatte Tuberculose des Netzes, der Milz und beginnende Tuberculose der Leber. Bronchialdrüsen waren normal.

Diese Versuche, welche den natürlichen in der Praxis vorkommenden Fällen vollkommen entsprechen, zeigen, dass nicht nur an den benutzten Spiegeln, Instrumenten u. s. w. Tuberkelbacillen sitzen bleiben, sondern dass auch eine flüchtige Desinfection derselben absolut ungenügend ist, die daran sitzenden Bacillen zu tödten, vielmehr durch die Waschflüssigkeit sogar Gelegenheit zur weiteren Propagation gegeben ist. Es wird Niemand die Möglichkeit bestreiten, dass kleine Partikelchen am Spiegel, auch wenn er abgewaschen und getrocknet wird, hängen bleiben können und dann den Patienten, der darnach untersucht wird, an den Gebilden der Mundhöhle inficiren können. Thatsächlich ist die Tuberculose der Mund- und Rachenhöhle gar nicht so selten, wie man vielfach angenommen hat, und mehren sich in der neueren Zeit die diesbezüglichen casuistischen Mittheilungen in der Litteratur, sei es nun, dass früher diese Erscheinungen falsch gedeutet wurden oder dass mit dem verallgemeinerten Gebrauche des Larynxspiegels wirklich auch Infectionen dieser Art hervorgerufen werden. Zur Behebung dieser Infectionsgefahr müssen wir möglichst darauf dringen, dass jeder Patient nicht nur seinen Pinsel, sondern auch seinen eigenen Spiegel, die derzeit ja im Preise schon ziemlich billig sind, besitze, und dass die Spiegel nur nach sorgfältigster Desinfection bei anderen Patienten in Gebrauch genommen werden.

Erinnern wir uns auch hierbei, dass Carbolsäure (5 Procent) Sputum erst nach 24 Stunden vollständig desinficirt und das Sublimat in seiner Wirkung auf Tuberkelbacillen relativ noch schwächer ist.

Auch der Gemeinde erwachsen aus der Prophylaxis der Tuberculose mancherlei neue Pflichten.

Vor Allem muss in jedem Gemeinwesen, sowohl der Tuberculose, als der anderen Infectionskrankheiten wegen ein vollkommen sicher arbeitender Desinfectionsofen mit strömendem Dampfe, der Grösse des Gemeinwesens entsprechend, vorhanden sein und was die Hauptsache ist, zur unentgeltlichen Benutzung auf ärztliche Bescheinigung der Nothwendigkeit zur Verfügung stehen. Ueber die Unabweisbarkeit der Anschaffung eines solchen Ofens brauche ich wohl keine Worte zu verlieren, umsomehr, als es heutzutage feststeht, dass eine Desinfection grösserer Gegenstände mittelst chemischer Stoffe theils undurchführbar, theils ungenügend ist. Zudem sind derartige Oefen ja auch mit Rücksicht auf die anderen Infectionskrankheiten, wie Typhus, Cholera, Diphtherie, Masern, Scharlach u. s. w. dringend geboten. Was aber das zweite Postulat, die unentgeltliche Benutzung anlangt, so hat die tausendfältige Erfahrung bewiesen, dass nicht nur der conscribirte Arme, sondern auch der Mittelstand jede Ausgabe für hygienische Massnahmen, die einige Pfennige überschreiten, scheut. Wir werden daher wohl kaum je zum Ziele kommen, wenn wir nicht zwangsweise, aber vollkommen unentgeltliche Desinfection einführen.

Die Nothwendigkeit der Desinfection wäre bei der Tuberculose dem Ermessen des behandelnden Arztes anheimzustellen. — Sind übrigens die Ausgaben hierbei für die Gemeinde wirklich so gross? Werden sie nicht reichlich in's Gleichgewicht gebracht durch die daraus folgende Verminderung der Unterstützungen für Hinterbliebene, für Arbeitsunfähige, Dahinsiechende u. s. w.

Man hat ja auch gegen die theure Antiseptik angekämpft, man glaubte in den Krankenhäusern die Mittel nicht mehr erschwingen zu können, und lohnte sich die Ausgabe nicht reichlich durch die kürzere Verpflegungsdauer? — Solche Desinfectionsapparate sind bereits für wenige Hundert Mark zu haben und die Betriebskosten unbedeutend. Kleinere Gemeinden können sich zur Anschaffung eines transportablen Desinfectionsapparates, sogenannten Desinfectionswagens, vereinigen.

Dass heutzutage so viele Städte und auch noch einzelne Kurorte ohne solche Vorkehrungen existiren, ist eigentlich unverantwortlich. — Worauf die Desinfection sich auszudehnen hat, ist bereits weiter oben ausgeführt.

Aus dem Vorhergesagten geht von selbst hervor, dass auch die **Gemeinden** und der **Staat** in den ihm **untergeordneten Gebäuden, Amtslocalen** u. s. w. für Aufstellung von Spucknäpfen, wenn auch der billigsten Sorte, Sorge zu tragen und das Gleiche von Seite der untergeordneten Behörden zu veranlassen hat. Leider ist in den bisher erschienenen Verordnungen diesem Umstande noch nicht Rechnung getragen. Kraft des dem Staate zustehenden Aufsichtsrechtes hat derselbe auch in den Krankenhäusern, Gefängnissen, Irrenanstalten, Erziehungsinstituten, Schulen u. s. w. die hier ausgeführten Massregeln, sowie möglichste Separirung der Phthisiker anzuordnen und die Durchführung zu überwachen.

Da wir weiter oben gesehen haben, von welch' hohem Werthe eine zweckmässige, stets auf nassem Wege bewerkstelligte Strassenreinigung für die Beseitigung des auf die Strasse geworfenen, Tuberkelbacillen (und andere Infectionsstoffe) enthaltenden Sputums ist, so ist diesem Punkte von dem Gemeinwesen eine grössere Aufmerksamkeit zuzuwenden, als dies bisher vielfach geschah.

Es braucht nicht erwähnt zu werden, dass eine Strassenreinigung, wie ich sie beispielsweise in einer süditalienischen Stadt beobachtete, wo zuerst gekehrt und dann gespritzt wurde, ebenso unzweckmässig ist, wie eine ähnliche Procedur in der Wohnung, da hierdurch nur die Keime erst recht in die Luft gelangen. Ferner hat man aber bei trockenem Wetter und besonders auch bei austrocknenden Winden eine ausgiebige und mehrmals des Tages wiederholte Besprengung der Strassen vorzunehmen.

Die grösseren Gemeinden, resp. der Staat wird aber auch der Aufgabe sich nicht entziehen können, Anstalten für Schwindsüchtige einzurichten, wie sie in England schon lange Zeit bestehen und derzeit auch in Berlin in's Auge gefasst sind. Da in der Stadt einem der Hauptpostulate der Phthisiotherapie, „viel Luft", niemals genügt werden kann, so sind diese Anstalten möglichst ausserhalb der Stadt, am besten auf dem Lande in gesunder Gegend, anzulegen. Wenn diejenigen, welche selbst heute noch das Bedürfniss einer Anstalt für Schwindsüchtige bestreiten, einmal von Verhältnissen, wie ich sie besonders in Fall 12, 17, 18 und 19 der oben untersuchten Privatpatienten getroffen habe, aus eigener Anschauung sich überzeugen wollten, so würden wohl ihre Stimmen zum Schweigen kommen. Wird der Schwindsüchtige zweckmässig behandelt, wie es in den meisten derzeitigen Krankenhäusern bei dem engbeschränkten Raume kaum möglich ist, so werden die etwaigen Mehrausgaben durch kürzere Verpflegungsdauer und frühere Arbeitsfähigkeit mehr als gedeckt.

Die Frage, ob es der Contagiosität wegen erlaubt ist, Schwindsüchtige in Anstalten zusammenzubringen, scheint sich mir, nachdem ja der Schwindsüchtige an sich keine Gefahr bedingt, wenn er mit seinem Sputum vorsichtig ist, von selbst zu bejahen, umsomehr als doch, von anderen Vortheilen nicht zu reden, gerade in der Anstalt durch das speciell darauf geschulte Personal, sowie durch den gleichsam in der ganzen Anstalt herrschenden Geist viel mehr Garantie für Einhaltung der diesbezüglichen Vorschriften gegeben ist, als anderswo. Zeigten sich doch sogar sechs engbelegte Phthisikersäle bei meinen Untersuchungen frei von Bacillen.

Eine Nichtbeachtung der vorgeschriebenen Vorsicht müsste eine kategorische Ahndung, resp. die Entlassung nach sich ziehen, so gut auch der Patient entlassen wird, der sich der Hausordnung nicht fügt, z. B. im Krankenzimmer raucht u. s. w.

Freilich kann all' das nur für Anstalten gelten, deren Directoren und Leiter vollkommen auf contagionistischem oder, besser gesagt, wissenschaftlichem Standpunkte stehen und die aus der Contagiosität folgenden Consequenzen mit eiserner Strenge durchführen.

Es müsste bei Separatzimmern wenigstens nach jedem Zimmerwechsel oder Sterbefalle nicht nur gründlich gereinigt, sondern in der oben für Privatwohnungen angegebenen Weise desinficirt werden. Eine solche Anstalt ohne Desinfectionsofen und ohne dass derselbe gleichzeitig ausgiebig benutzt wird, erscheint natürlich undenkbar. Auch die Wände der gemeinsam benützten Speisesäle und Unterhaltungszimmer sollen etwa alle 4 bis 10 Wochen einer Abreibung mit frischem Brod unterworfen werden. Auf den Hauptpromenaden sind zahlreiche Spucknäpfe aufzustellen u. s. w.

Eine andere Frage ist die, ob wir in allgemeinen internen Stationen die Phthisiker unter die Nichtphthisiker legen dürfen, oder ob wir ihnen separate Säle reserviren müssen.

Auch darauf giebt die Thatsache, dass in 15 von Phthisikern benutzten Sälen Tuberkelbacillen gefunden wurden, Aufschluss, insofern wenigstens unter der derzeit herrschenden Krankenhaushygiene eine Vereinigung der Phthisiker mit Nichtphthisikern, soweit man nicht die Garantie für deren absolute zweckmässige Secretbeseitigung zu übernehmen im Stande ist, sich verbietet. Jedenfalls sind solche, die sich der Hausordnung nicht fügen, auf's Strengste in eigene Zimmer und Säle zu bringen, ohne Rücksicht darauf, ob diese Phthisikerzimmer dann als Todtenkammern verschrieen werden oder nicht, denn derjenige, welcher die Rechte der Gesellschaft, der Mitmenschen aus Bosheit oder Trägheit missachtet, hat kein Recht auf sie.

Der scheinbare Widerspruch, dass in dem ersten Falle die Phthisiker zusammengelegt werden dürfen, ohne sich gegenseitig zu schaden, in dem letzteren aber gleichwohl eine gewisse Aengstlichkeit zu Tage tritt, es möchte anderen Kranken durch Uebertragung des Bacillus geschadet werden, findet darin seine Erklärung, dass ein mit dem nämlichen Kranken stets umgehendes Personal auf die zu berücksichtigenden Verhältnisse ein schärferes Auge hat, als andere Wärter.

Wenn Bollinger meint, dass sowohl von Seite der Aerzte Privatpatienten gegenüber, als in den Krankenhäusern bisher schon in genügender Weise die Prophylaxis berücksichtigt sei, so dürfte das Irrthümliche dieser Anschauung, abgesehen von der auf S. 144 gemachten Ausführung, gerade durch meine Untersuchung zur Evidenz bewiesen sein; denn unter 21 Krankensälen war in 15 derselben mit dem tuberculösen Sputum eben nicht mit der gehörigen Vorsicht verfahren worden, so dass die Bacillen in der Luft und an den Wänden in reichlichem Maasse sich vorfanden, während doch andererseits die Möglichkeit, durch entsprechende Vorsichtsmassregeln und Reinlichkeit die Verbreitung der Infectionsstoffe zu hindern, gerade durch jene zwei Krankenhäuser und durch die zahlreichen Privatwohnungen genügend dargethan ist, in welchen sich in unmittelbarster Nähe der Phthisiker keine Bacillen fanden.

Solche haltlose Behauptungen aber, welche mit dem Bestehenden sich bereits zufrieden geben, dürften, falls sie weitere Berücksichtigung finden, die Prophylaxis der Schwindsucht in hohem Grade schädigen und hindern, und muss ihnen deshalb mit aller Entschiedenheit entgegengetreten werden.

In den allermeisten Fällen begnügt sich der Arzt heutzutage damit, dass jeder Patient mit Auswurf sein Spuckglas hat. Thatsächlich ist damit aber noch gar nichts geschehen, noch nichts bewiesen, sondern der Arzt muss Kranke und Wärter auf die Gefahren aufmerksam machen und auf die Einhaltung der Reinlichkeitsvorschriften auf's Rigoroseste dringen.

Da und dort aber ist eine stete Inspection der zur Wäsche gegebenen Taschentücher (das Bodenspucken wird wohl in den Krankenhäusern fast durchgängig vermieden) durch einen verlässigen Wärter, event. bei der Wichtigkeit der Sache dessen zeitweilige Controle durch einen Arzt nicht zu versäumen.

Gedruckte Verhaltungsmassregeln sind in den einzelnen Zimmern und Corridoren anzuschlagen etwa des Inhaltes:

„Um eine **Vertrocknung** des **Auswurfes** und die daraus für „den Patienten selbst und für die Umgebung entstehenden **Gefahren** zu **hindern**, wird hiermit auf's Strengste, bei Strafe, „verboten auf den Boden, in's Taschentuch oder in die Wäsche „zu spucken, sondern man bediene sich **stets** der **Spuckgefässe**. „Das Wartepersonal hat die Durchführung dieser Vorschrift zu „überwachen, Zuwiderhandelnde sofort zu melden.“

Denn manche Menschen gewöhnen sich nur dann an eine Veränderung ihrer Lebensgewohnheiten, wenn sie täglich und stündlich gemahnt werden.

(Da im Barte besonders in dem die Lippen weitüberschattendem Schnurrbart leicht Sputumreste hängen bleiben, so ist den Phthisikern anzuempfehlen, den Bart kurz zu tragen.) —

Eine weitere Pflicht erwächst dem Staate aber auch noch in der Beschränkung der Rindertuberculose und event. der Schweinetuberculose. Wenn auch die Uebertragung durch diese gegenüber der durch Inhalation von menschlichem Sputum zurücktritt, so weist sie doch immerhin, wie die Mortalität der an Darmtuberculose verstorbenen Kinder ergiebt, bedenklich hohe Ziffern auf. Der Staat, der in neuerer Zeit nicht mehr in starrem Bureaukratismus diesen Fragen der Hygiene gegenübersteht, sondern neben dem besten Willen auch ein hohes Verständniss den Aufgaben der Volkshygiene entgegenbringt, möge in ernstliche Erwägung ziehen, ob und wie weit die Tuberculose der Thiere durch baldige Tödtung derselben zu beschränken sei.

Wir dürfen uns die Schwierigkeiten solcher Massregeln nicht verhehlen. Es würde den Rahmen dieser Skizze überschreiten, wollte ich alle die diesbezüglichen Vorschläge zu dieser Frage besprechen, deren nationalökonomische Bedenken sich ohne Zweifel durch Begründung einer freiwilligen oder Zwangsversicherung der Landwirthe in staatlich oder privat geleiteten Kassen wohl am leichtesten werden heben lassen. Der materielle Verlust frühzeitiger Schlachtung wird zudem durch den auch derzeit schon bestehenden Minderwerth tuberculöser Rinder, durch die schlechte Futterverwerthung derselben u. s. w., freilich nur zum Theile äquilibrirt.

Bevor jedoch derartige, vielseitige Erhebungen voraussetzende Gesetzesvorschläge zu Stande kommen, ist auf dem einfacheren Wege sanitätspolizeilicher Vorschriften für den Marktverkehr alles dem Consum unterworfene Fleisch, sowie die Milch nach Aussehen sowohl, wie bezüglich der Provenienz einer scharfen thierärztlichen Controle zu unterwerfen.

Verdächtiges Fleisch, sowie die Milch überhaupt, falls nicht deren Reinheit absolut erwiesen ist, soll besonders von Kindern und geschwächten Individuen nie anders als in gekochtem Zustande genossen werden.

Was die Beschränkung der Thiertuberculose anlangt, dürften aber auch die Landwirthe ihrerseits ein sorgsameres Auge darauf haben, dass ausser der an sich nothwendigen ausgiebigen Lüftung und Reinlichkeit die den Stall betretenden Leute (Knechte, Dirnen und Angehörige) nicht herumspucken. Für einen groben Unfug aber halte ich es, wenn, wie es in manchen Milchkuranstalten, besonders in Kurorten der Brauch ist, die kurgebrauchenden Phthisiker und Nichtphthisiker den Stall betreten. Der einzige Vortheil: die Sicherheit, eine wirklich reine, unverfälschte Milch zu erhalten, kann ebenso leicht erreicht werden, wenn man von einem Nebenraum aus durch ein Fenster die Entnahme der Milch controlirt. Man denke nur, dass gerade im Stalle die Leute recht tief athmen (träumen sogar manche von einer Heilsamkeit dieser Luft), wodurch die Exspectoration angeregt und das Sputum nicht selten sogar in den Futtertrog geworfen wird. Es hat daher nichts Befremdendes, in der Litteratur

Fälle zu finden, dass gerade in solchen Milchkuranstalten eine enorme Zahl von Rindern tuberculös wurde. Also Vorsicht! Gerade die Kurorte müssten da endlich ordentliche Zustände schaffen, denn nirgendwo anders wird mehr rohe Milch getrunken, wie dort, und zwar meist in blindem Vertrauen auf die Güte, resp. Reinheit derselben. Die Milchcuranstalten daselbst müssen stets unter thierärztliche Controle gestellt werden.

Im Eisenbahnwaggon und auf Bahnhöfen sind Teppiche und Matten zu entfernen, resp. durch Linoleum zu ersetzen, ebenso haben an Stelle der Vorhänge in den Waggons Holzjalousien zu treten. Die prophylaktischen Massregeln sind besonders in den Schlafwagen sorgfältig durchzuführen. Die Anbringung von Spucknäpfen in den Coupées, etwa unter den Sitzen, ist in Erwägung zu ziehen. Sowohl die Wagen als die Bahnhoflocalitäten müssen stets feucht, nie trocken gereinigt werden.

Zwei wunde Punkte, deren Besserung der Staat baldigst sich angelegen sein lassen möge, sind auch der Handel mit getragenen Kleidern und die sogenannten Bettfedernreinigungsanstalten. Durch Beide findet ohne Zweifel eine Uebertragung in manchen Fällen statt. Bezüglich der letzteren habe ich einige Versuche gemacht, die ich hier mittheilen will.

Bis jetzt nahm man vielfach die Betten der Verstorbenen, nachdem sie etwas gesonnt und frisch überzogen waren, nach einiger Zeit wieder in Gebrauch oder wenn man sehr vorsichtig war, wurden sie in sogen. Bettfedernreinigungsanstalten geschickt, dort, wie vom Publikum vielfach geglaubt wird, „chemisch“ gereinigt und dann weiter verwendet. In gut situirten Familien wurden sie wohl auch — verschenkt.

Es erschien mir wünschenswerth, zu erfahren, inwieweit in derartigen Bettfedernreinigungsanstalten, die in manchen Gegenden sogar, soviel ich erfuhr, einer amtlichen Concession bedürfen und welchen damit ein gewisser Schein der Zuverlässigkeit verliehen wird — inwieweit in derartigen Anstalten wirklich von einer Reinigung der Federn, von einer Vernichtung der infectiösen Keime die Rede sein könne. Zur Untersuchung dieser Frage kaufte ich ein altes Bett an, nahm daraus 100 Federn, die ich durch einen kleinen Farbstrich am Kiele zeichnete, inficirte darauf diese Federn am 3. März 1888, indem ich sie mit tuberkel-bacillenhaltigen Sputum in Berührung brachte und darauf trocknete. Diese hundert Federn wurden alsdann in das Bett zurückgebracht und mit den anderen vermischt.

In Berlin existiren zur Zeit etliche dreissig Bettfedernreinigungsanstalten, deren Betrieb, soweit ich ihn persönlich kennen lernte, mit geringen unwesentlichen Modificationen derselbe ist. Meist nämlich werden die Federn in eine mit heisser Luft gefüllte Blechtrommel entleert, in deren Axe sich verschiedene Schaufelräder befinden, welche durch eine Curbel gedreht werden und den Staub aus den Federn gleichsam herausschlagen. Am Boden, resp. auf der unteren Seite der Trommel finden sich zahlreiche kleine Oeffnungen, durch welche der Staub in eine Art Schublade fällt. Nachdem durch Drehen der Curbel bezw. der Schaufelräder die Federn ordentlich durcheinander geschüttelt und der Staub nach etwa 15—25 Minuten genügend entfernt scheint, wird noch heisser Wasserdampf in die Blechtrommel durch eine bisher verschlossene Zuleitungsröhre gelassen, nochmals durch Curbeldrehung die Federn ordentlich geschüttelt, und dann nach etwa weiteren 15—25 Minuten ist die ganze Procedur beendet.[1] Dem Zuschauer wird gleichsam als Beweis der gelungenen Reinigung die meist grosse Menge des herausgebeutelten Staubes vorgezeigt, worauf die Besitzerin des Bettes beruhigt die Federn in ein frisch gewaschenes Bettgefäss füllt, in dem festen Glauben, wieder ein reines Bett zu besitzen, das ohne Sorge in der Familie oder wenigstens — als Gastbett und Dienstbotenbett weiter verwendet werden kann. Sehen wir nun zu, wieweit dieser Glaube der Wirklichkeit entspricht, wie weit er auf Täuschung beruht.

1. 6./III. 1888. Das in der oben ausgeführten Weise vorbereitete Bett wurde in einer Bettfedernreinigungsanstalt (A) gereinigt, die Federn darauf in einen vorher in strömendem Dampf sterilisirten Ueberzug gebracht und im Laboratorium fünf durch ihr Zeichen als vorher inficirt kenntlich gemachte Federn mit sterilisirter Pincette ausgewählt, in 8 ccm keimfreier Bouillon weiter oben abgebildeten Platinrolle in sterilisirter Glasschale ausgewaschen und mit sterilisirter Koch'scher Spritze zwei Meerschweinchen je 4 ccm in die Bauchhöhle injicirt.

2. 7./III. 1888 wurde das nämliche Bett mit den noch restirenden 95 gezeichneten und am 3./III. inficirten Federn in einer anderen Bettfedernreinigungsanstalt gleichfalls gereinigt. Auf die gleiche Weise wie oben wurden wieder zwei Meerschweinchen inficirt.

3. 13./III. Das nämliche Bett (darunter noch 90 am 3./III. inficirte Federn) in einer dritten Bettfedernreinigungsanstalt gereinigt und nach dem oben mitgetheilten Verfahren zwei Meerschweinchen inficirt.

4. 20./III. Das nämliche Bett in einer vierten Bettfedernreinigungsanstalt „gereinigt“ und wie oben zwei Meerschweinchen inficirt.

5. 23./III. Das nämliche Bett in einer fünften Bettfedernreinigungsanstalt gereinigt und davon zwei Meerschweinchen inficirt.

6. 25./III. Das nämliche Bett in einer sechsten Bettfedernreinigungsanstalt gereinigt und davon zwei Meerschweinchen inficirt.

[1] In einzelnen Anstalten wird die Sache noch bedeutend vereinfacht.

Das Resultat dieser Reinigungen war nun folgendes:

1. Reinigung. Thier A 21 Tage nach der Injection getödtet. Im Omentum zahlreiche kleine, theils in beginnender Verkäsung begriffene Knoten; Milz und Leber makroskopisch normal. Am Peritoneum einige kleine Pünktchen. Lunge und Bronchialdrüsen normal.

Thier B 39 Tage nach der Injection: Netz strangförmig verbildet mit zahlreichen, theils verkästen Knoten; ferner Tuberculose der Leber und Milz. Lunge normal, Bronchialdrüsen unbedeutend vergrössert.

2. Reinigung. Thier A 24 Tage nach der Injection getödtet. Sehr kleines Thier. Das ganze Peritoneum mit Tuberkeln übersät. Das Netz beginnt wurstförmig sich zu rollen. Tuberculose der Milz und Leber. Lunge makroskopisch vollkommen normal. Bronchialdrüsen unbedeutend vergrössert. (?)

Thier B 38 Tage nach der Injection getödtet. Ausgedehnte Tuberculose des Netzes, Peritoneums, der Milz und Leber. Kolossale Knötchenbildung am Uterus. Kleine Knötchen auch an den Lungen.

3. Reinigung. Thier A sechs Tage nach der Injection gestorben an Peritonitis.

Thier B 32 Tage nach der Injection getödtet. Tuberculose des Peritoneums, Netzes und der Milz. Lunge frei.

4. Reinigung. Thier A 25 Tage nach der Injection getödtet. Tuberculose des Netzes und der Milz. Peritoneum fast frei. Lunge frei.

Thier B 35 Tage nach der Injection getödtet. Tuberculose des Peritoneums, des Netzes, der Milz und der Leber. Die Lungen makroskopisch normal.

5. Reinigung. Thier A 3 Tage nach der Injection gestorben an Peritonitis.

Thier B 32 Tage nach der Injection getödtet. Einige Tuberkelknötchen im Peritoneum und im Netze. Tuberculose der Milz und Leber.

6. Reinigung. Thier A 2 Tage nach der Injection getödtet. Peritonitis.

Thier B 30 Tage nach der Injection getödtet. Geringe Tuberculose des Netzes und Peritoneum und der Milz.

Ich brauche an dieser Stelle nicht zu wiederholen, dass unter den oben angeführten tuberculösen Veränderungen stets nur solche zu verstehen sind, in denen auch der Tuberkelbacillus wenigstens in einem Organe nachgewiesen worden ist. Auch die Deutung des Befundes, sowie der Ausschluss einer spontanen Tuberculose bedarf wohl nach dem am Eingange dieser Arbeit Gesagten keiner Weiterung.

Aus den Resultaten geht soviel klar hervor, dass weder die einzelne Reinigung in einer der sechs beliebig gewählten Bettfedernreinigungsanstalten genügt hatte, die vorhandenen Krankheitsstoffe zu vernichten oder zu entfernen, noch auch sogar die sechsmalige Wiederholung der Procedur in den verschiedensten Anstalten die Gefährlichkeit des Bettes, die Ansteckungsmöglichkeit durch dasselbe herabgesetzt hatte.

Ebensowenig wie der Tuberkelbacillus werden wohl auch andere Bacterien durch die übliche Reinigungsprocedur vernichtet. Sind doch nach der dritten, fünften und sechsten Reinigung je ein Thier an acuter Peritonitis gestorben, hervorgerufen durch Mikroorganismen, die also gleichfalls die Reinigung, ohne irgendwie in ihrer Virulenz geschädigt zu werden, überstanden.

Wer die Lebensbedingungen der Tuberkelbacillen und der Bacterien studirt hat, für den bringt zwar dieses Resultat nichts Neues, gleichwohl dürfte es nicht unwichtig sein, solche Verhältnisse bei ihrer praktischen Bedeutung gleichsam ad oculos klar zu legen, damit endlich die im Publikum herrschende Sorglosigkeit in solchen Dingen einem rationellen Vorgehen Platz macht.

Curorte für Lungenkranke werden nur dann ohne alle Gefahr von Kranken und Gesunden besucht werden, wenn die dortigen Aerzte und Verwaltungen die hier geforderten Massregeln mit rigoroser Strenge durchführen; dann freilich wird man in solchen Orten sogar noch sicherer vor Ansteckung sein als sonstwo, wo gleichwohl Phthisiker hinkommen aber keine Vorsichtsmassregeln getroffen sind. (S. die Beobachtung in dem Berliner Hôtel Seite 35.)

In Meran und Sanremo hat man, wie aus den weiter unten mitgetheilten Verordnungen ersichtlich ist, die Prophylaxis mit allem Ernste bereits in Angriff genommen und wird diesem Beispiele hoffentlich auch anderswo baldigst Folge geleistet. In erster Linie freilich wird es nothwendig sein, dass die Aerzte die Auswahl eines Curortes für ihre Patienten ganz besonders auch von den dort getroffenen Vorsichtsmaassregeln zum Schutze von Gesunden und Kranken abhängig machen und dadurch den an sich schwierigen Standpunkt ihrer dortigen Collegen wesentlich unterstützen.

An dieser Stelle dürfte zu erwähnen sein, dass der Referent über die Prophylaxis der Tuberculose in der 15. Versammlung des deutschen Vereins für öffentliche Gesundheitspflege, Prof. Heller aus Kiel, gleichfalls den vom Verfasser eingenommenen Standpunkt bez. der Prophylaxis vertrat, und auch die Academie der Medicin zu Paris in letzter Zeit einen mit meinen Ausführungen sich deckenden Beschluss über diesen Gegenstand fasste.

Selbstverständlich soll mit der vorliegenden Prophylaxis keineswegs der ganze Gegenstand erschöpft sein und alle eventuellen Möglichkeiten der Ansteckung vermieden werden, denn wollte man dies, müsste man dickleibige Bände schreiben. Vielmehr sind hier nur die Hauptquellen der Infection genannt, welche die hohen Zahlen der Sterblichkeit verursachen und die Tuberculose zum Schrecken der Menschheit machen. Vermindern sich erst diese, so wird die Minderzahl der noch bleibenden Infectionsmöglichkeiten von selbst verschwinden.

Nachdem also die Annahme von der Ubiquität des Tuberbelbacillus, die bisher wie ein schwerer Druck auf der Prophylaxis lastete, durch Ueberlegung und Experiment sich als grund- und haltlos erwiesen hat, nachdem der Phthisiker, wie die Untersuchung in 20 Wohnungen, wie selbst einzelne Krankensäle zeigten, die frei von Bacillen waren, als ungefährlich anzusehen ist und erst gefährlich wird durch einen leicht zu beseitigenden Unfug, so ist es an der Zeit, mit allem Ernste, mit vereinten Kräften und mit Opferwilligkeit an die Bekämpfung dieses entsetzlichsten Würgengels des Menschengeschlechtes zu gehen, der weder die Hütte des Armen, noch den Palast des Königs verschont. Die Prophylaxis der Phthise ist eine Frage, welche alle Gesellschaftsclassen mit gleicher Wichtigkeit berührt.

Wo ist der Mensch, der nicht einen theuren Freund, wo die Familie, die nicht einen geliebten Angehörigen als Opfer dieser Seuche zu beweinen hätte?

Und wenn die Krankheit in diesem Falle sich hätte vermeiden lassen?

Lassen wir die ehedem ungeahnten Triumphe der modernen Chirurgie uns ein leuchtendes Vorbild sein, wieviel sich durch ernstliches Streben erreichen lässt.

Haben wir nicht hier in mancher Beziehung noch leichteres Spiel, wo die in Betracht kommenden Mittel, wie wir oben gesehen haben, so einfach sind: man darf nur nicht auf den Boden oder in's Taschentuch spucken, sondern in einen Spucknapf. Das Volk muss zur Reinlichkeit erzogen werden. Freilich mit drei Gegnern, die jeden Fortschritt aufhalten, hat auch die Prophylaxis der Tuberculose zu kämpfen: die Unwissenheit, die Indolenz und die Böswilligkeit.

Hoffen wir, dass sie dieselben besiegen wird, und bedenken wir, dass, selbst wenn nur ein Theil der Infectionsquellen verstopft wird, schon ein entsprechender Ausfall in Neuerkrankungen unsere Bemühungen ebenso sicher als reichlich belohnt.

II

DIE

STERBLICHKEITSVERHÄLTNISSE IN DEN KRANKENPFLEGEORDEN.

Wenn auch heutzutage dank der classischen Arbeit Koch's über die Aetiologie der Tuberculose, sowie auf Grund des geradezu riesenhaften Beweismaterials, das seit dessen Entdeckung von allen Seiten beigebracht wurde, die Contagiosität dieser Krankheit, die Ansteckungsfähigkeit derselben von keiner Seite mehr, die ernst zu nehmen ist, bestritten werden kann und bestritten wird, so unterschätzt man doch noch fast allgemein die Gefahr der Ansteckung.

Weit entfernt, die naturgemässen, strengen Consequenzen der Aetiologie zu ziehen und die Tuberculose ebenso, und zwar mit demselben Erfolge, wie andere bacterielle Krankheiten, z. B. die Wundinfectionen, prophylaktisch zu bekämpfen, herrscht ihr gegenüber, obwohl sie die Hauptrolle unter allen Todesursachen spielt, ein durch Nichts gerechtfertigter, ein geradezu verhängnissvoller Indifferentismus.

Ohne auf die Gründe des letzteren hier eingehen zu wollen, erschien es mir, um einen Massstab für die Grösse der Infectionsgefahr zu gewinnen, am zweckmässigsten, die Gesundheits- bezw. Sterblichkeitsverhältnisse derjenigen Personen zu studiren, deren Beruf einen steten, engen Verkehr mit tuberculösen Kranken mit sich bringt, nämlich der Krankenpfleger.

Bei dem Mangel diesbezüglicher, statistischer Anhaltspunkte und bei der Schwierigkeit und Unmöglichkeit, solche auf privatem Wege zu beschaffen, wandte ich mich an das königlich preussische Ministerium der geistlichen, Unterrichts- und Medicinal-Angelegenheiten mit einer diesbetreffenden Bitte und beehre ich mich Sr. Excellenz dem Hrn. Staatsminister Dr v. Gossler für die durch hohen Erlass vom 28. Febr. v. J. verfügte statistische Erhebung und für Ueberlassung des dadurch geschaffenen Materials zur Bearbeitung meinen verbindlichsten Dank auszusprechen.

Der Gedanke, das Pflegepersonal der Kranken für die Beurtheilung der vorliegenden Frage passiv heranzuziehen, ist insofern nicht neu, als schon da und dort ein Kliniker seine Erfahrung für oder gegen die Gefahr der Ansteckung in die Wagschale geworfen hat, in dem Sinne, dass die unter seiner Leitung stehenden Wärter und Wärterinnen nie oder nach der gegentheiligen Erfahrung sehr häufig inficirt wurden. Zahlen jedoch für diese oder jene Behauptung wurden nicht angegeben. Ausserdem wurde eine Statistik aus dem Brompton Hospital zu London veröffentlicht, welche, über eine kleine Anzahl von Beobachtungen sich erstreckend, eine erhöhte Phthisissterblichkeit unter Wärtern nicht wahrnehmen liess. Weitere Arbeiten sind meines Wissens nicht erschienen.

Was nun das Krankenpflegepersonal in Preussen anlangt, so diene die kurze Bemerkung, dass sich dasselbe nach der letzten Feststellung des kgl. statistischen Bureaus[1] vom Jahre 1885 derart zusammensetzt;

Ueberhaupt waren

Krankenpflegerinnen vorhanden	11048	
darunter		
katholische Krankenschwestern (barmh. Schwestern)	5470	49·51 Proc.
evangelische Krankenschwestern (Diakonissen) . .	2496	22·59 „
Angehörige anderer Genossenschaften und Vereine (rothes Kreuz)	352	3·19 „
Sonstige	2730	24·71 „
Krankenpfleger waren vorhanden	3162	
darunter		
barmherzige Brüder	383	12·11 „
Diakonen	205	6.45 „
Sonstige Krankenpfleger	2474	81·44 „

Die Frage, ob die Statistik über sämmtliche Krankenpfleger im Staate sich auszudehnen habe, oder ob und welche Schranken ihr zu setzen seien, entschied sich nach folgenden Gesichtspunkten.

Die ausserhalb jeder religiösen oder weltlichen Gemeinschaft stehenden sogenannten freien, selbstständigen Wärter und Wärterinnen sind nach Zahl und Persönlichkeit von Jahr zu Jahr ausserordentlich wechselnd und überhaupt nicht genau bestimmbar. Nur zum geringsten Theile systematisch ausgebildet, treiben sie bei zeitweiligem Mangel an sonstiger Beschäftigung die Krankenpflege und wenden sich dann bei geeigneter Gelegenheit einem ihnen zusagenderen Berufe zu. Denn „die rein gewerbliche Seite des Krankendienstes übt, wie Guttstadt an der oben citirten Stelle statistisch nachweist, keine ausreichende Anziehungskraft aus. Es muss vielmehr neben der Gelegenheit zur Ausbildung in

[1] Siehe *Krankenhaus-Lexikon für das Königreich Preussen.* Herausgegeben v. königl. statist. Bureau. Bearbeitet von Prof. Guttstadt. Berlin 1886. Th. II. S. 182.

diesem Dienste auch die Anlehnung an eine Vereinigung geboten werden, deren Grundsätze der Ausübung der Krankenpflege ein ideales Gepräge verleihen.“ Die selbstständigen Wärter und Wärterinnen waren daher, wollte man nicht auf jede Zuverlässigkeit der gewonnenen Zahlen verzichten, von vorneherein auszuschliessen.

Auch die weltlichen Verbänden angehörigen Pflegerinnen stehen zu denselben nur in einem mehr oder weniger lockeren Zusammenhange. Sei es nun, dass sie die Freiheit und Ungebundenheit dem mit dem Vereinsleben nothwendig verknüpften Zwange und der Unterordnung vorziehen, dass sie sich also selbstständig machen wollen oder dass sie die Krankenpflege ganz aufgeben, um sich z. B. zu verheirathen, oder aus sonstigen Gründen, die sie nicht einmal darzulegen brauchen, steht ihnen jederzeit frei, aus dem Verbande auszuscheiden. Bedenken wir vollends, dass der Krankendienst ein mühevoller und aufreibender ist, der die ganzen und vollen Kräfte einer gesunden Person erheischt und absorbirt, so ist es leicht begreiflich, wenn manche Pflegerinnen nach einigen Jahren ihrem Berufe nicht mehr ganz gewachsen, ohne deshalb schon eigentlich krank zu sein und das Gnadenbrod der Anstalt, das ihnen zudem erst nach einer längeren Reihe von Dienstjahren gewährt wird, in Anspruch nehmen zu können oder zu müssen, einer leichteren Beschäftigung sich widmen und nach kürzester Zeit dem Gesichtskreise und der Beobachtung der Anstalt entrückt sind.

Krankheits- und Sterbetafeln, welche sich auf diese Classe von Wärtern oder Wärterinnen beziehen, bieten also, soweit die Tuberculose in Frage kommt, keine so genügende Gewähr auf Richtigkeit, als dass sie als Grundlage für eine wissenschaftliche Untersuchung benutzt werden könnten. Denn wir müssen immer daran festhalten, dass die Tuberculose meist nicht von heute auf morgen ihre bedenklichen Symptome äussert, sondern dass, von den Ausnahmen einer miliaren Eruption abgesehen, die ersten Zeichen erst Monate lang nach dem factisch erfolgten Eintritte des Tuberkelbacillus in den Organismus auftreten und, dem Laien und in der ersten Zeit oft sogar noch dem Arzte zur Täuschung, unter dem Bilde allgemeinen Unbehagens, Unlust zur Arbeit, Müdigkeit u. s. w. sich äussern, bis hinzukommende physikalische Symptome oder sich einstellender Husten die Situation klären.

Während sich also z. B. die Ansteckungsfähigkeit des Typhus, der Diphtherie bei ihren fast wenige Tage nach der Infection erscheinenden, untrüglichen Kennzeichen ohne Mühe constatiren lässt, während es relativ leicht ist, hier die Quellen der Ansteckung zu erforschen, stellen sich dem bei der Tuberculose ganz ausserordentliche Schwierigkeiten entgegen. Von diesem Gesichtspunkte aus sind auch alle die gegen die Grösse der Ansteckungsgefahr vorgebrachten Einwände und Beispiele zu beurtheilen und auf ihren Werth zu prüfen.

So strenge Anforderungen nun auch an eine in dieser Hinsicht brauchbare Statistik gestellt werden müssen, so sind sie doch gerade hier zu erfüllen, da die grösste Zahl der in der Krankenpflege Thätigen religiösen Gemeinschaften angehört und sich diesem Berufe nicht des Lebensunterhaltung und der Versorgung wegen, sondern aus religiösen, idealen Motiven, aus Herzensneigung und dem edlen Wunsche, des kranken, hilflosen Mitmenschen Schicksal zu erleichtern, gewidmet haben.

Zunächst also konnten nur die weiblichen und männlichen katholischen Orden in Betracht kommen, da diese entweder ein feierliches Gelübde für das ganze Leben bindet, im Orden zu bleiben, und weder durch Krankheit, noch durch irgend welche andere Verhältnisse ein Austritt erfolgen kann oder wenigstens die ganze Art und Fassung ihrer Ordensregeln eine spätere Ausscheidung geradezu als etwas Unerhörtes erscheinen lässt.

In zweiter Linie war noch die Zuziehung der evangelischen Diakonissen zu erwägen. Da jedoch hierbei der Austritt einzelner Mitglieder in Folge Krankheit oder sonstiger Verhältnisse, Heirath u. s. w. nicht nur möglich ist, sondern auch thatsächlich erfolgt, so erschien es im Interesse der Sicherheit der zu gewinnenden Resultate geboten, auch diese auszuschliessen.

Man konnte sich um so eher auf die katholischen Orden beschränken, als sie, in deren Händen Jahrhunderte hindurch die ganze Krankenpflege allein lag, auch heute die bedeutende Mehrzahl der Pfleger und Pflegerinnen bilden und in stetem Wachsthum begriffen schon im Jahre 1885, wie wir oben gesehen, fast 6000 Personen ausmachten.

Um bei der jedoch für eine Statistik immerhin noch geringen Zahl zu möglichst zuverlässigen Ergebnissen zu gelangen, musste man, was in der Breite der Beobachtung fehlte, durch die Tiefe ersetzen und war deshalb eine Ausdehnung der Forschung auf die letzten 25 Jahre geboten. Die an die einzelnen Klöster gerichteten Fragen bezogen sich auf die Zahl der während jedes der 25 Jahre eingetretenen Todesfälle, die jeweilige Todesursache, Alter und Klosterjahre der Verstorbenen, die Krankheitsdauer, Art der Beschäftigung, sowie einige allgemeine Fragen über den jährlichen Bestand an Schwestern und Novizen und über Alter und Zahl des jährlichen Zugangs.

Zunächst sollten nur die sämmtlichen Mutterhäuser der Krankenpflegeorden des preussischen Staates, wie sie im Krankenhauslexikon[1] aufgeführt sind, über sich und über alle zugehörigen Arbeits-

[1] A. a. O.

felder und Filialen Berichte einsenden. Irrthümlicherweise aber schickten auch eine Anzahl Töchterhäuser Specialberichte ein, welche eine willkommene Gelegenheit boten, die Uebereinstimmung der beiderseitigen Angaben zu constatiren. Einige Male allerdings wichen die Notizen auch um ein Geringes von einander ab, besonders betreffs der Angaben der Klosterjahre und der Krankheitsdauer, und habe ich in diesen Fällen die vom Mutterhaus gegebenen Notizen für die zuverlässigeren gehalten, da deren Leitung in stabileren Händen ruht und hier schon der Direction wegen eine genauere Buchführung vorausgesetzt werden darf als in den Töchterhäusern, welch' letztere sich in ihren Angaben oft geradezu auf erstere berufen.

Die Fragebogen wurden von den meisten Klöstern ziemlich vollständig beantwortet, andere erklärten sich in Ermangelung entsprechender Aufzeichnungen ausser Stande, die gesuchten Aufschlüsse, besonders über die früheren Jahre, zu ertheilen, wieder andere vermochten nur einzelne Fragen zu beantworten. Soweit besondere Bemerkungen sich daran knüpften, sind dieselben weiter unten angeführt.

Es muss übrigens hier erinnert werden, dass vereinzelte Klöster sich ausser der Krankenpflege auch noch mit Schulunterricht und Kinderpflege beschäftigen. Von den vorliegenden zur Stastistik brauchbaren Berichten sind nur in zwei, seinerzeit benannten Klöstern die überwiegende Anzahl der Schwestern Lehrerinnen, sonst sind diese den Sterbetafeln nach bedeutend in der Minderheit. Die meisten Klöster sind überhaupt nur in der Krankenpflege thätig.

Nach Sichtung des Materials erwiesen sich die Berichte von 38 Klöstern (incl. eines bayerischen mir privatim zu Händen gekommenen) in der Mehrzahl der Antworten für verwerthbar und repräsentiren dieselben bei einer jährlichen Durchschnittszahl von 4028·80 Schwestern resp. Brüdern und bei einer Gesammtsumme von 87,450 beobachteten Personenjahren eine Anzahl von 2099 Gestorbenen. Von einer Verarbeitung der Krankheitsdauer wurde, da die diesbezüglichen Angaben sehr unbestimmt gehalten waren, ganz abgesehen.

Um einen allgemeinen Ueberblick zu gewähren, schalte ich an dieser Stelle eine tabellarische Darstellung der einzelnen Krankenpflegeorden (oder Congregationen) ein, deren jeder aus einem Mutterhause, gewissermassen der Centralstelle, und einer Reihe über verschiedene Orte und Provinzen verbreiteter Arbeitsfelder oder Filialen sich zusammensetzt. Namen und Wohnsitz der betreffenden Orden habe ich aus naheliegenden Gründen weggelassen, beziehungsweise durch Nummern ersetzt. Die vorliegende Tabelle I enthält die jährliche Durchschnittszahl der Klosterangehörigen, die Gesammtsumme der Gestorbenen in denselben, die Vertheilung derselben auf die einzelnen Krankheiten, das Procent-

Tabelle I. Die Sterblichkeit nach Todesursachen in

	Jährliche Durchschnitts-Frequenz	Gestorben überhaupt	Es starben während der 25							
			Tuberculose	Typhus	Pocken	Cholera	Erysipel	Krebs	Wassersucht	Apoplexie
1	2	3	4	5	6	7	8	9	10	11
1. Krankenpflegeorden	515·60	272	198	15	6	1	3	7	5	3
2. „	298·96	175	114	23	1	7	—	—	1	—
3. „	74·52	81	57	—	—	—	1	3	—	1
4. „	350·92	187	124	26	—	2	—	2	6	4
5. „	48·32	39	28	5	—	—	—	—	—	—
6. „	479·48	194	142	13	1	2	—	8	3	1
7. „	98·21	64	41	7	3	—	—	—	2	1
8. „	54·48	60	40	1	—	—	—	—	2	—
9. „	118·08	59	41	2	1	—	—	—	1	2
10. „	50·72	34	26	5	—	—	—	—	1	—
11. „	254·84	119	72	14	1	—	—	—	3	—
12. „	8·36	13	4	1	—	—	—	—	—	1
13. „	64·61	15	7	—	—	—	—	—	4	—
14. „	42·76	10	5	—	1	—	—	—	—	—
15. „	13·72	5	2	—	—	—	—	—	—	1
16. „	43·32	28	16	1	—	1	—	—	2	1
17. „	27·40	10	7	—	—	—	—	1	—	—
18. „	43·56	18	13	3	1	—	—	—	—	1
19.[1] „	37·72	10	10	—	—	—	—	—	—	—
20. „	141·36	57	24	6	1	—	—	1	2	—
21. „	27·00	11	5	2	—	—	—	—	1	—
22. „	18·90	13	5	—	—	—	—	—	—	2
23. „	56·12	27	13	1	—	—	—	4	1	1
24. „	69·84	37	18	2	—	1	2	3	—	—
25. „	77·20	49	27	5	—	—	—	—	5	1
26. „	60·68	14	5	1	—	—	—	—	1	—
27. „	147·96	71	29	2	—	2	—	4	4	—
28. „	49·20	24	16	1	—	—	—	2	—	1
29.[2] „	8·76	6	3	—	—	—	1	—	—	1
30. „	63·60	25	11	1	1	—	—	4	1	—
31. „	25·68	10	4	—	2	—	—	—	—	—
32. „	77·32	42	12	8	—	—	—	1	2	2
33. „	64·40	15	6	—	—	1	—	—	—	—
34. „	442·15	232	155	25	1	—	—	4	5	1
35. „	50·00	27	15	4	—	—	—	3	1	4
36.[1] „	16·00	11	2	1	—	—	—	2	1	1
37. „	7·05	2	2	—	—	—	—	—	—	—
38.[3] „		33	21	2	—	—	2	1	—	—
Summe	4028·80	2099	1320	177	20	17	9	50	54	30
Beobacht. Personenjahre[4]	87450									
Procentverhältniss d. einzelnen Todesursachen z. Gesammtsterblichkeit			62·88	8·23	0·95	0·81	0·42	2·38	2·57	1·43

[1] Die Berichte von Nr. 19 und 36 dehnen sich über 22 Jahre aus.
[2] Nr. 29 bis 33 sind männliche Krankenpflegeorden.

einzelnen Krankenpflegeorden während der letzten 25 Jahre.

in nebenstehenden Orden an:											Procent-Verhältniss der überhaupt Gestorbenen zu sämmtlichen Lebenden	Procent-Verhältniss der an Tuberculose Gestorbenen zu sämmtlichen Lebenden	Procent-Verhältniss der an Tuberculose Gestorbenen zu sämmtl. Gestorbenen
Herz-krankheiten	Gehirn-krankheiten	Nieren-krankheiten	Magen- und Darmleiden	Leber-krankheiten	Rheumatische Leiden	Rückenmarks-leiden	Gicht	Unterleibs-leiden	Allgem. u. Altersschwäche	Sonstige Krankheiten			
13	14	15	16	17	18	19	20	21	22	23	24	25	26
8	5	2	4	1	1	1	—	1	1	3	2·11	1·54	72·79
6	2	—	1	—	2	1	2	—	2	9	2·34	1·53	65·14
3	1	2	2	2	—	1	—	—	—	6	4·35	3·06	70·37
6	2	3	1	2	—	1	—	2	—	5	2·13	1·41	66·31
1	—	1	3	—	—	—	—	1	—	—	8·23	2·32	71·79
7	3	1	—	1	1	1	—	5	—	1	1·62	1·18	73·20
1	1	—	—	3	—	—	—	1	—	1	2·72	1·74	64·06
2	1	4	—	—	—	1	—	4	—	2	4·41	2·94	66·66
3	—	—	2	1	—	—	—	1	—	4	2·00	1·39	69·49
1	1	—	—	—	—	—	—	—	—	—	2·68	2·05	76·47
—	2	—	2	1	1	—	—	3	4	8	1·87	1·13	60·50
1	—	—	2	1	—	—	—	—	—	1	6·22	1·91	30·77
—	—	—	1	—	—	—	—	—	1	—	1·29	0·61	46·67
1	—	—	1	—	—	1	—	—	—	—	0·94	0·47	50·00
—	—	—	1	—	—	—	—	1	—	—	1·46	0·58	40·00
—	—	1	1	—	—	1	—	—	2	—	2·59	1·48	57·14
—	—	—	—	—	—	1	—	—	1	—	1·46	1·02	70·00
—	—	—	—	—	—	—	—	—	—	—	1·65	1·19	72·22
—	—	—	—	—	—	—	—	—	—	—	1·20	1·20	100·00
4	—	2	1	1	1	—	—	—	—	7	1·61	0·68	42·11
—	—	—	—	—	1	—	—	—	—	2	1·85	0·84	45·45
1	—	—	1	—	—	—	—	—	4	—	3·44	1·32	38·46
1	—	—	1	—	—	—	—	2	—	2	1·92	0·93	48·14
1	1	—	1	—	—	—	—	5	—	3	2·12	1·03	48·64
1	2	—	—	1	—	2	—	—	2	2	2·54	1·39	55·10
—	—	1	—	—	1	1	—	1	—	2	0·92	0·33	35·71
5	3	—	1	2	2	—	1	—	5	5	1·92	0·78	40·84
1	1	—	—	—	—	—	—	1	—	—	1·95	1·30	66·67
—	—	—	—	—	—	—	—	—	1	—	2·74	1·37	50·00
1	1	—	—	—	—	—	—	—	—	3	1·57	0·69	44·00
—	—	—	—	—	—	—	—	—	—	2	1·56	0·62	40·00
3	1	4	—	—	—	—	—	—	3	5	2·17	0·62	28·57
3	—	—	—	—	—	—	—	—	1	2	0·93	0·37	40·00
14	—	—	1	1	—	5	—	3	—	9	2·01	1·35	66·81
—	—	—	—	—	—	—	—	—	—	—	2·16	1·20	55·56
—	—	—	—	—	—	—	—	—	1	1	3·13	0·57	18·18
—	—	—	—	—	—	—	—	—	—	—	1·42	1·42	100·00
2	—	—	—	1	—	—	2	1	—	1			63·64
77	27	21	27	18	10	17	5	32	28	86			
3·67	1·28	1·00	1·28	0·85	0·47	0·81	0·24	1·52	1·33	4·09			62.88

[3] Bei Nr. 38 liess sich eine Durchschnittszahl nicht feststellen.

[4] Unter Personenj. verstehe ich, wie schon d. Name andeut., 1 Lebensjahr Einer Person.

verhältniss der überhaupt und der an Tuberculose Gestorbenen zu den Lebenden, das Procentverhältniss der an Tuberculose Gestorbenen zur Gesammtsterblichkeit, endlich die Summe der den einzelnen Krankheiten in sämmtlichen Klöstern während der Zeit der Beobachtung Erlegenen.

Schon ein flüchtiger Blick auf Tabelle I lässt die Thatsache ganz unzweifelhaft erkennen, dass die Gruppirung der Todesursachen, ihr numerisches Verhältniss zu einander ein ganz ungewöhnliches ist. Denn während wir gewöhnt sind, die Tuberculose unter gewöhnlichen Verhältnissen als die Ursache von $^1/_7$—$^1/_5$ aller Todesfälle anzusehen, macht sie hier in der unten angegebenen Gesammtsumme der Todten von 2099 fast zwei Drittel (1320) oder 62·88 Procent aus, ein Verhältniss, das, wie wir aus Rubrik 26, welche das Procent der Todesfälle an Tuberculose zu der Gesammtsterblichkeit in jedem Kloster angiebt, ersehen, in fast der Hälfte der Klöster noch übertroffen wird und in einzelnen sogar bis zu $^3/_4$ aller Todesfälle steigt, wenn ich von ein paar kleineren Mutterhäusern (Nr. 19 und Nr. 37) absehe, in denen geradezu jeder Todesfall der Tuberculose zur Last fällt. Eine genaue Vergleichung der Tuberculose als Todesursache in den einzelnen Altersclassen im Staate sowohl wie in den Krankenpflegeorden, ist auf Tabelle V gegeben.

Derjenige, der die einschlägigen Verhältnisse nicht kennt oder nur oberflächlich beurtheilt, möchte sich vielleicht wundern, dass die einzelnen Klöster nicht unerhebliche Differenzen zeigen, denn während in der überwiegenden Zahl derselben die Tuberculose 60—70 Procent aller Todesfälle verursacht, spielt sie in anderen eine viel bescheidenere Rolle und hat nur 40—50 Procent auf ihrem Gewissen, ja es könnte sogar der voreilige Schluss gezogen werden, es gehe gerade aus dieser Ungleichartigkeit hervor, dass nicht die doch allen Klöstern gemeinsame Pflege der Kranken und also der Tuberculösen — denn wo fehlten diese in einem Krankenhause — Schuld an der erhöhten Phthisismortalität der Pflegerinnen trage, sondern diese in anderen Umständen zu suchen sei.

Wir brauchen aber dem Gegenstande nur einige Aufmerksamkeit zuzuwenden, um die Gründe obiger Differenzen klar zu erkennen.

Für's Erste sind es nur kleinere Klöster, also über eine kleinere Anzahl von Personen sich erstreckende Beobachtungen, in denen wir die Phthisismortalität minder hoch finden, und kommt somit diesen Beobachtungen auch eine geringere Bedeutung zu. Andererseits dürfen wir aber nicht vergessen, dass ja auch eine nicht unbeträchtliche Anzahl von chirurgischen Stationen der Schauplatz der Thätigkeit und Pflege der Krankenschwestern ist, Stationen also, in denen erfahrungsgemäss wenige oder keine Phthisiker sich aufhalten, also auch dementsprechend keine Tuberkelbacillen vorhanden sind und folglich keine Ansteckungsgefahr besteht, wie dies auch experimentell vom Verfasser schon nachgewiesen wurde.[1]

Ausserdem aber fällt noch ein sehr wesentlicher Umstand in's Gewicht, dass nämlich die Pflege der Schwindsüchtigen keineswegs unter allen Umständen die gleichen Gefahren der Ansteckung mit sich bringt. Denn nicht der Verkehr mit Phthisikern als solcher, nicht seine Dauer und Intensität bestimmt die Grösse der Ansteckungsgefahr, sondern den Ausschlag hierfür giebt die Art und Weise, wie die betreffenden Kranken mit dem von ihnen producirten Ansteckungsstoffe umgehen. Verhindern sie sorgfältig dessen Vertrocknung und Verstäubung, so liegt auch kein irgend haltbarer Grund vor, den Verkehr mit ihnen, ihre Pflege als besonders gefährlich zu bezeichnen.

Es wird aber Niemand leugnen, dass diese Verhältnisse in den verschiedenen Krankenhäusern recht verschieden gehandhabt werden.

Während der Arzt, der durchdrungen ist von der Contagiosität der Tuberculose, ein sorgsames Auge auf die zweckmässige Beseitigung der Ansteckungsstoffe haben wird und es nicht unter seiner Würde erachtet, die Einhaltung der gegebenen Vorschriften durch eigene Controle zu überwachen, beschränkt sich der andere — und das ist, wie mir Niemand bestreiten wird, leider bis heutigen Tages die weitaus grösste Mehrzahl — darauf, dem Kranken ein Spuckglas geben zu lassen, und ist schon zufrieden, wenn er sich in demselben ab und zu von der Beschaffenheit des Sputums überzeugen kann. Ob aber der Kranke all' seinen Auswurf dorthin entleert oder einen nicht unbeträchtlichen Theil in's Taschentuch wirft, die Bettwäsche damit beschmutzt und damit die Möglichkeit der Verstäubung und Ansteckung giebt, darüber gehen die Meisten gleichgiltig hinweg.

Brauche ich doch nur zu erinnern, dass bei einer einschlägigen Untersuchung[2] unter sieben Krankenhäusern in fünfen virulente Tuberkelbacillen zu wiederholten Malen (in 15 Proben) an der Wand und den Bettgestellen nachgewiesen wurden, dass aber in zwei Krankenhäusern, in zwei mit zahlreichen Phthisikern belegten Sälen sich auch in unmittelbarer Nähe der Schwindsüchtigen keine Tuberkelbacillen fanden. Während also in ersteren Krankenhäusern die Pfleger und Pflegerinnen offenbar der Gefahr der Infection in hervorragendem Grade ausgesetzt waren, haben wir kein Recht, eine solche Gefahr auch

[1] S. oben: Die Verbreitung der Tuberkelbacillen ausserhalb des Körpers.
[2] A. a. O.

in den letzten zwei Krankensälen trotz der Anwesenheit zahlreicher Schwindsüchtiger anzunehmen.

Gerade aus diesen beiden Krankenhäusern ist in den allerletzten Wochen eine freilich statistisch noch sehr anfechtbare Zusammenstellung veröffentlicht worden, nach der thatsächlich die betr. Pflegerinnen sehr wenig Tuberculose zeigen sollen, was meine im vorigen Jahre hier zuerst ausgesprochene Ansicht bestätigen würde.

So erklärt sich ohne Zwang die Differenz, dass die Schwestern bestimmter Krankenhäuser und damit bestimmter Orden ganz besonders gefährdet sein können und der Tuberculose noch öfter erliegen, als in anderen.

Nächst der Tuberculose tritt noch der Typhus durch eine aussergewöhnlich hohe Zahl hervor. Auch der Krebs erscheint etwas vermehrt. Die übrigen Krankheiten erhalten sich ungefähr auf dem Niveau des Normalen.

In Rubrik 24 ist das Procentverhältniss der Gestorbenen überhaupt und in Rubrik 25 das der an Tuberculose Gestorbenen zu den Lebenden berechnet, Angaben, die jedoch lediglich einen allgemeinen Ueberblick bieten sollen, sonst aber nur eine sehr discrete Verwendung finden dürfen.

Denn es wäre absolut falsch, diese Verhältnisszahlen mit den gleichnamigen der ganzen Bevölkerung des Staates oder auch der gleichaltrigen desselben in Vergleich zu bringen, ein Fehler, dem man vielfach in statistischen Erörterungen begegnet. So hat z. B. die gleichaltrige Bevölkerung (von 15 bis über 80 Jahre) im Staate eine Sterblichkeit von etwa 1·81 Procent, würde also kaum ein Drittel weniger als die Klostersterblichkeit betragen. Gleichwohl wäre ein solcher Schluss total ungerechtfertigt und der Wirklichkeit geradezu widersprechend. Denn die beiden Menschengruppen unterscheiden sich ganz wesentlich in der Art ihrer Zusammensetzung, insofern in den Klöstern die jüngeren Jahrgänge, wie wir weiter unten sehen werden, im Verhältniss weit stärker vertreten sind als im ganzen Staate und durch den frühzeitigen Eintritt des Todes nur wenige überhaupt in ein höheres Alter gelangen, während gerade die höheren Jahrgänge den Procentsatz der Sterblichkeit im Staate bedeutend erhöhen. Wir würden also vollständig Ungleichartiges mit einander in Parallele bringen und unwahre Ergebnisse erhalten.

Bei Nr. 3 der oben angeführten Krankenpflegeorden ist eine Fehlerquelle insoweit nicht ausgeschlossen, als sich die Angabe der jährlichen Frequenz und der Todesfälle auf das Mutterhaus allein beschränkt, dort aber ein Zusammenströmen von invaliden Schwestern immerhin denkbar und sogar wahrscheinlich ist und die Sterbeziffer über das richtige Maass erhöht haben kann.

Tabelle II. Die Sterblichkeit an Tuberculose und den anderen Krankheiten in den einzelnen Krankenpflegeorden in den verschiedenen Altersclassen.

	über 15—20 Jahre		über 20—25 Jahre		über 25—30 Jahre		über 30—40 Jahre		über 40—50 Jahre		über 50—60 Jahre		über 60—70 Jahre		über 70Jahr.		Absolute Zahlen	
	Gestorben an Tuberculoe	an anderen Krankheiten	an Tuberculose	an anderen Krankheiten	an Tuberculose	an anderen Krankheiten	an Tuberculose	an anderen Krankheiten	an Tuberculose	an anderen Krankheiten	an Tuberculose	an anderen Krankheiten	an Tuberculose	an anderen Krankheiten	an Tuberculose	an anderen Krankheiten	Summe der Todesfälle	Durchschnittsalter der Gestorbenen aus der Summe aller Lebensjahre berechnet
1	2	3	4	5	6	7	8	9	10	11	12	13	14	15	16	17	18	19
1. Krankenpflegeord.	—	—	24	4	63	12	85	31	18	13	4	13	4	—	—	1	272	33·91
2. „	6	1	21	16	34	13	42	17	9	7	2	5	—	2	—	—	175	30·75
3. „	—	—	4	—	5	4	21	1	21	8	5	4	1	6	—	1	81	41·69
4. „	1	3	15	11	39	10	49	15	19	13	1	7	—	4	—	—	187	33·57
5. „	—	—	—	1	10	3	13	3	4	2	—	1	1	—	—	1	39	34·74
6. „	—	—	9	2	31	11	72	8	26	10	4	16	—	5	—	—	194	36·24
7. „	—	—	7	4	11	4	16	9	6	4	1	2	—	—	—	—	64	32·72
8. „	—	2	6	3	12	3	16	3	4	6	2	—	—	3	—	—	60	34·29
9. „	1	2	10	2	12	4	11	2	5	4	2	3	—	1	—	—	59	32·42
10. „	—	—	2	3	5	2	15	2	3	1	1	—	—	—	—	—	34	31·94
11. „	—	—	5	4	10	6	32	12	20	12	4	6	1	6	—	1	119	38·27
12. „	—	—	—	—	1	1	—	1	—	—	—	2	1	3	2	2	13	57·07
13. „	—	—	—	—	2	—	5	—	—	1	—	1	—	5	—	1	15	47·08
14. „	—	—	1	—	—	—	3	1	1	—	—	—	—	3	—	1	10	46·20
15. „	—	—	1	—	—	—	—	1	1	—	—	1	—	1	—	—	5	45·20
16. „	—	—	1	—	2	1	5	3	6	5	2	—	—	—	—	3	28	41·60
17. „	—	—	—	—	3	1	2	—	2	1	—	—	—	1	—	—	10	37·20
18. „	—	—	2	2	5	2	5	1	1	—	—	—	—	—	—	—	18	28·88
19. „	—	—	1	—	5	—	3	—	1	—	—	—	—	—	—	—	10	29·60
20. „	—	—	1	2	1	11	16	13	5	4	1	2	—	1	—	—	57	35·05
21. „	1	—	—	2	2	1	2	2	—	—	—	1	—	—	—	—	11	30·63
22. „	—	—	2	—	—	—	2	1	—	—	—	—	—	3	1	4	13	57·46
23. „	—	—	2	1	5	—	5	4	1	4	—	2	—	1	—	2	27	38·00
24. „	—	—	3	7	2	2	9	4	4	3	—	2	—	1	—	—	37	33·54
25. „	—	—	4	1	9	2	8	5	3	3	—	5	3	5	—	1	49	40·77
26. „	—	—	1	2	3	1	—	6	1	—	—	—	—	—	—	—	14	30·00
27. „	1	—	2	—	6	1	10	4	1	8	3	6	3	10	3	13	71	51·88
28. „	—	—	4	1	4	2	4	1	3	3	1	—	—	—	—	1	24	34·66
29. „	—	—	—	—	1	—	—	—	1	1	1	—	—	1	—	1	6	50·33
30. „	—	—	2	—	1	1	2	4	5	2	1	4	—	2	—	1	25	43·68
31. „	—	—	—	—	—	—	1	1	2	3	1	1	—	1	—	—	10	46·30
32. „	—	—	2	—	1	4	4	4	4	5	—	6	1	6	—	5	42	47·14
33. „	—	—	1	—	3	—	1	—	—	3	1	1	—	4	—	1	15	48·06
34. „	4	1	31	9	52	20	45	23	18	14	3	9	2	1	—	—	232	32·03
35. „	—	—	—	—	2	—	8	2	1	3	3	4	1	1	—	2	27	46·33
36. „	—	—	—	—	—	—	—	1	1	1	—	—	1	2	—	5	11	62·72
37. „	—	—	—	—	—	—	2	—	—	—	—	—	—	—	—	—	2	37·00
38. „	—	—	—	2	6	2	11	1	4	2	—	3	—	2	—	—	33	36·51
39.[1] „																	4	47·50
40. „																	158	34·38
	14	9	164	79	348	124	525	186	201	146	43	107	19	81	6	47	2261	36·27
	23		243		472		711		347		150		100		53			

[1] Bei Nr. 39 und 40 war nur das Alter der Gestorbenen angegeben, die anderen Angaben so unvollständig, dass sie sich der weiteren Verwerthung entziehen mussten.

Auch bei Nr. 4 findet sich eine wenn auch nur kleine Anzahl Schwestern ausserhalb der Provinz und kehren dieselben bei Krankheit zurück. Ausserdem kann bei diesem Kloster für die Angaben bis zum Jahre 1873 nicht die volle Garantie übernommen werden.

Immerhin dürften diese kleinen Mängel die Richtigkeit des Ganzen in keiner Weise beeinträchtigen.

Bemerkt sei auch gleich an dieser Stelle, dass in Nr. 9 und Nr. 27 grösstentheils Lehrerinnen sich befinden.

Wenden wir unsere Aufmerksamkeit nun der auf Tabelle II ersichtlichen Vertheilung der Todesfälle in den einzelnen Klöstern auf die verschiedenen Altersclassen zu und zwar mit Unterscheidung der beiden Hauptgruppen: der durch Tuberculose und der durch andere Krankheiten verursachten Todesfälle, so finden wir, dass fast ausnahmslos in sämmtlichen Klöstern die überwiegende Mehrzahl der Gestorbenen im zwanzigsten bis fünfzigsten Jahre stand, während in den höheren Jahrgängen nur mehr vereinzelte Todesfälle notirt sind.

Leider war es aus verschiedenen Gründen unthunlich, hier schon die Zahl der in den einzelnen Klöstern von jeder Altersclasse Lebenden beizusetzen, wie es im Interesse einer klareren Auffassung vielleicht wünschenswerth gewesen wäre. Eine dem gerecht werdende Zusammenstellung mit Bezug auf einen grösseren Theil der Klöster zugleich im Vergleich mit dem Staate findet sich weiter unten auf Tabelle IV.

Schon hier aber sei die Bemerkung gestattet, dass die an sich auffallende Thatsache, dass die grösste Anzahl der Todesfälle schon im 40. Lebensjahre eintritt und die Zahl der Gestorbenen dann abnimmt und bereits im nächsten Decennium von 711 auf 347, also um die Hälfte sinkt, während die absolute Sterblichkeit im ganzen Staate in den hier in Betracht kommenden Altersclassen bis zum 70. Jahre steigt — dass die Thatsache nicht etwa darin ihren Grund hat, dass die Krankenpflege in den späteren Jahren keine Nachtheile mehr mit sich bringt, dass die Pflegerinnen immun geworden sind, sondern sie findet ihre natürliche Erklärung in dem lawinenartigen Anschwellen der Sterblichkeit in den ersten Jahren, der zufolge, wie schon oben ausgeführt, nur wenige Personen dem Tode entgehen, nur wenige in ein mittleres oder gar höheres Alter gelangen. Daher kann auch bei der absolut geringeren Anzahl der über das 50. Jahr Lebenden die absolute Zahl der durch den Tod Entrissenen nur mehr sehr klein ausfallen. Der Tod findet keine reiche Ernte mehr, er hat schon in früheren Jahren fast alles weggenommen.

Die geringe Anzahl der Todesfälle in der Altersperiode von 15 bis 20 Jahren hat, wie dies durch die später folgende Tabelle IV erwiesen wird, ihren Gruad lediglich in der geringen Anzahl der in diesem jugendlichen Alter schon im Kloster befindlichen Personen.

Bestätigt wird übrigens obige Erklärung ausser durch die später folgende Tabelle IV auch durch das hier nebenstehende Durchschnittsalter der Gestorbenen (in Rubrik 18 und 19 Tabelle II). Da zwei Klöster (Nr. 39 und 40) mit 162 Todesfällen nur das Alter der Gestorbenen, nicht aber die Krankheiten oder sonstige Daten angegeben hatten, so waren diese Berichte in den sonstigen Tabellen nicht verwendbar, konnten aber hier bei Berechnung des Durchschnittsalters herangezogen werden, wodurch sich die Steigerung der sonst in Rechnung gebrachten 2099 Todesfälle auf 2261 erklärt. Unter diesen 2261 beobachteten Todesfällen betrug das Durchschnittsalter nur 36·27 Lebensjahre, eine Zahl, welche allein schon die bedeutend vermehrte Sterblichkeit unwiderleglich beweist und jede weitere Erörterung in dieser Hinsicht fast überflüssig erscheinen lässt.

Wir müssen aber noch beachten, dass diese 2261 im blühendsten Durchschnittsalter Gestorbenen sich nicht etwa aus von Jugend auf Schwachen und körperlich Siechen rekrutiren, sondern dass es kräftige, junge Mädchen und Männer sind, welche vom 18., die Mehrzahl erst vom 22.—30. oder 35. Jahre sich der Krankenpflege widmen, dass ihre körperliche Gesundheit, ärztlich attestirt, geradezu Aufnahmsbedingung in den Krankenpflegeorden ist, die wohl in einzelnen Fällen übersehen werden mag, die aber im Grossen und Ganzen doch eine gesunde Bevölkerung garantirt, eine anfänglich und durchschnittlich gesündere als die im ganzen Staate ist. Denn sie vereinigen sich ja nicht zu einem beschaulichen Leben, sondern zu mühevoller, ein reiches Maass von Kräften voraussetzender Arbeit. — In einzelnen Klöstern wird aber nicht einmal dieses Durchschnittsalter von 36 Jahren erreicht, sondern geht dasselbe auf 30 und 28 Jahre herunter.

Es ist kaum eine Bevölkerungsgruppe bekannt, bei der bisher auf Grund eingehender statistischer Arbeit eine so geringe Lebensdauer, ein so rapides Absterben constatirt worden wäre. Um nur ein Beispiel zu erwähnen, erreichen z. B. Feilenhauer und Metallschleifer, die nach der von Oldendorff[1] aufgenommenen Statistik anerkannt gefährdet sind, nach dem gleichen Gewährsmann ein in den mittleren Jahren um etwa 8—10 Jahre höheres Alter. Auch Merkel[2] und Hirt fanden, so weit sie sich auf zuverlässiges Material stützen konnten, bei ihren Untersuchungen keine so niederen Zahlen wie wir sie hier sich entwickeln sahen.

[1] Dr. A. Oldendorff, *Der Einfluss der Beschäftigung auf die Lebensdauer der Menschen.* Berlin 1878. Norddeutsche Verlagsanstalt.

[2] Dr. Gottl. Merkel, Die Staubinhalationskrankheiten. — Dr. Hirt, Die Gasinhalationskrankh. u. d. gewerbl. Vergiftung. v. Ziemssen's *Handb. d. Hyg.* II. Th. 4.

Nach ihnen zeigen die durch Staubinhalation gefährdeten Arbeiter folgende Verhältnisse:

	Durchschhittl. Lebensdauer	Mortalität in Procent
Grobschmiede	55·1	1·8
Schlosser	49·1	1·4
Feilenhauer	54·0	1·6
Kupferschmiede	48·6	1·89
Klempner	47·0	2·78
Töpfer	53·1	1·85
Maurer	55·6	1·59
Tischler	49·8	1·89
Müller	45·1	1·7
Tuchscheerer	57·59	1·5
Friseure	57·9	2·39
Tapezierer	—	2·39
Hutmacher	51·6	2·9
Spinner (unter günst. Verhältn.)		0·6
Weber	54·5	1·36

Suchen wir nun nach der Ursache dieser geradezu unerhörten Mortalität, so sehen wir dieselbe in der gleichen Tabelle (II. Rubrik 4—11) klar vor uns liegen.

Denn beim Vergleiche der durch Tuberculose und durch andere Krankheiten veranlassten Todesfälle zeigt es sich, dass die Tuberculose in diesen Lebensjahren nicht nur überwiegt, sondern dass sie sogar die Summe aller anderen Todesarten noch um das zwei- und dreifache, in einzelnen Klöstern sogar um das fünf- und siebenfache übertrifft.

Die Tabellen I und II ergeben also, dass zwischen den einzelnen Klöstern, sowohl was die Sterblichkeit überhaupt, als was die an Tuberculose anlangt, zwar Differenzen vorkommen, die mit der Kleinheit der Zahlen naturgemäss zunehmen, das Gemeinsame aber tragen sämmtliche Berichte an sich: Die Sterblichkeit ist in allen Krankenpflegeorden ganz ungewöhnlich erhöht, und zwar fällt der Höhepunkt, entgegen den allgemeinen Verhältnissen, in die Periode vom 20.—50. Lebensjahre und die Hauptursache dieser Steigerung beruht in dem dominirenden Auftreten der Tuberculose.

Da bei dem Auseinanderhalten der einzelnen Klöster die relativ kleinen Zahlen nur sehr reservirte Schlüsse zulassen, so habe ich in den folgenden Tabellen sämmtliche Klöster, die ja weder nach Art der Krankenpflege, noch der Lebensverhältnisse in wesentlichen Punkten differiren, zusammengezogen, wodurch ebenso die Sicherheit der Beobachtung wie die Leichtigkeit des Ueberblickes gewinnt.

Tabelle III. Die Sterblichkeit in den gesammten katholischen Krankenpflegeorden nach Todesursachen und Altersclassen. Absolute Zahlen.

Fortl. Nummer	Todesursachen	An nebenverzeichneten Todesursachen sind im Laufe der letzten 25 Jahre Personen gestorben im Alter von								Summe
		über 15 bis 20 Jahre	über 20 bis 25 Jahre	über 25 bis 30 Jahre	über 30 bis 40 Jahre	über 40 bis 50 Jahre	über 50 bis 60 Jahre	über 60 bis 70 Jahre	über 70 Jahre	
1	Tuberculose	14	164	348	525	201	43	19	6	1320
2	Typhus und Flecktyphus	5	41	54	47	19	10	1	—	177
3	Pocken	—	2	8	6	3	—	1	—	20
4	Cholera	—	2	6	7	1	1	—	—	17
5	Erysipel	—	1	3	2	2	1	—	—	9
6	Krebs	—	—	2	12	15	13	7	1	50
7	Wassersucht	—	1	2	11	9	13	12	6	54
8	Apoplexie	1	2	—	4	3	11	4	5	30
9	Lungen- u. Brustfellentzdg.	1	2	11	14	14	8	16	8	74
10	Herzkrankheiten	1	7	8	18	20	11	10	2	77
11	Gehirnkrankheiten . . .	—	3	1	11	8	2	1	1	27
12	Nierenkrankheiten . . .	—	1	2	8	5	2	2	1	21
13	Magen- und Darmleiden .	—	—	3	6	6	9	3	—	27
14	Leberkrankheiten . . .	—	1	2	5	3	4	2	1	18
15	Rheumatische Leiden . .	—	—	3	3	2	—	2	—	10
16	Rückenmarksleiden . .	—	—	5	4	5	1	2	—	17
17	Gicht	—	—	—	1	2	1	—	1	5
18	Unterleibsleiden	1	4	4	3	9	9	2	—	32
19	Allgem. u. Altersschwäche	—	—	—	1	—	—	10	17	28
20	Sonstige Krankheiten . .	—	12	10	23	20	11	6	4	86
	Summe der Gestorbenen:	23	243	472	711	347	150	100	53	2099

So sehen wir denn schon auf Tabelle III, in welcher die in allen Klöstern während der letzten 25 Jahre vorgekommenen Todesfälle nach den Todesursachen summirt und nach dem Alter rubricirt sind, noch viel klarer als auf Tabelle II das oben Gesagte veranschaulicht.

Bei den nun folgenden zwei Tabellen IV und V habe ich mich möglichst an das Schema der preussischen Statistik gehalten, denn einerseits ist dadurch eine Verwendung wesentlich erleichtert, andererseits ist auch benannte Statistik in Anordnung und Behandlung der nächstliegenden Fragen in so erwünschter Klarheit gefasst, dass eine Abweichung davon weder geboten noch überhaupt vortheilhaft gewesen wäre. Allerdings war es nothwendig, fast sämmtliche Zahlen der allgemeinen Statistik, welche alle Altersclassen berücksichtigt und zusammenfasst, auf die den Klöstern adäquate Altersperiode von 15 bis über 80 Jahre umzurechnen, sowie aus mehreren Jahren den Durchschnitt zu nehmen, um ein der 25jährigen

Tabelle IV. Die Sterblichkeit für jede Todesursache berechnet auf ganzen Staate und den

Todesursachen	Von je 10000 am Anfange des Jahres Todesursachen					
	über 15—20 Jahre		über 20—25 Jahre		über 25—30 Jahre	
	Im ganzen Staate	In den Krankenpflege-orden	Im ganzen Staate	In den Krankenpflege-orden	Im ganzen Staate	In den Krankenpflege-orden
1. Tuberculose	**18·64**	116·96	**29·99**	137·36	**36·09**	176·22
2. Typhus und Flecktyphus	**5·63**	58·48	**5·95**	40·33	**5·28**	29·14
3. Pocken	**0·02**	—	**0·04**	2·52	**0·07**	4·26
4. Cholera	—	—		2·52		4·26
5. Erysipel	—	—		—		1·42
6. Krebs	**0·10**	—	**0·19**	—	**0·43**	1·42
7. Wassersucht	**1·26**	—	**1·35**	1·26	**1·84**	1·42
8. Apoplexie	**1·45**	—	**1·94**		**2·84**	
9. Lungen- u. Brustfellentzündung	**2·13**	14·62	**3·68**	2·52	**4·11**	7·11
10. Herzkrankheiten	**1·04**	—	**1·03**	5·04	**1·04**	3·56
11. Gehirnkrankheiten	**1·34**	—	**1·21**	5·04	**1·24**	
12. Nierenkrankheiten	**0·42**	—	**0·59**	1·26	**0·87**	0·71
13. Magen- und Darmkrankheiten		—				0·71
14. Leberkrankheiten		—		1·26		0·71
15. Rheumatische Leiden		—				2·13
16. Rückenmarksleiden		—				1·42
17. Gicht		—				
18. Unterleibsleiden		14·62		5·04		2·13
19. Allgemeine und Altersschwäche		—		—		—
20. Sonstige Krankheiten	[1]	—		12·60		2·86
Summe der Gestorbenen	**48·36**	204·68	**68·32**	216·75	**81·37**	239·47
Gesammtsterblichkeit excl. der an Tuberculose Verstorbenen	**29·72**	87·72	**38·33**	79·39	**45·28**	63·25
Gesammtsterblichkeit excl. der an infectiösen Krankheiten Gestorbenen	**23·97**	29·24	**32·16**	34·02	**39·50**	22·75

Die Durchschnittszahlen für den ganzen Staat wurden aus den Jahrgängen 1879, 1880

[1] Die unausgefüllten Rubriken sind in der preussischen Statistik nicht eigens aufgeführt.

10000 Lebende in jeder Altersclasse. — Vergleichung zwischen dem Krankenpflegeorden.

Lebenden (der betreffenden Altersclasse) starben an nebenverzeichneten im Laufe des Jahres Personen im Alter von

über 30—40 Jahre		über 40—50 Jahre		über 50—60 Jahre		über 60 Jahre	
Im ganzen Staate	In den Krankenpflege-orden	Im ganzen Staate	In den Krankenpflege-orden	Im ganzen Staate	In den Krankenpflege-orden	Im ganzen Staate	In den Krankenpflege-orden
41·87	142·11	**47·92**	88·82	**66·12**	47·31	**73·02**	88·88
5·18	13·72	**5·99**	9·80	**7·65**	15·14	**7·03**	6·35
0·08	1·76	**0·09**	1·23	**0·10**	—	**0·09**	12·70
	2·11		—		—		—
	0·70		0·61		1·89		—
1·62	3·87	**5·25**	3·06	**11·19**	17·03	**17·07**	25·39
3·59	3·17	**8·27**	4·90	**19·49**	17·03	**44·79**	82·54
5·27	1·06	**10·28**	1·23	**21·85**	17·03	**41·80**	31·75
7·17	4·57	**12·52**	7·96	**22·05**	7·57	**21·60**	57·14
1·59	4·92	**2·45**	5·51	**4·27**	13·25	**7·04**	44·44
1·86	2·81	**2·34**	4·29	**3·11**	3·79	**4·21**	—
1·19	2·46	**1·60**	3·06	**2·67**	5·68	**5·75**	12·69
	2·11		3·06		13·25		12·69
	1·41		0·61		5·68		6·35
	0·70		0·61		—		12·69
	0·70		2·45		1·89		12·69
			0·61		1·89		
	0·70		4·29		13·25		12·69
	0·35		—		—	**334·48**	126·98
	6·68		7·96		11·35		38·10
106·06	194·81	**143·92**	150·08	**238·79**	193·04	**556·88**	584·13
64·19	52·70	**96·00**	61·26	**172·67**	145·73	**483·86**	495·25
57·31	30·54	**84·66**	46·56	**153·73**	111·67	**459·67**	480·81

und 1884 der preussischen Statistik und für über 60 Jahre von 1876 und 1884 berechnet

Periode entsprechendes Mittel zu erhalten. Eigentlich wäre es erforderlich gewesen, erst mit dem 18. Lebensjahre zu beginnen, da erst um diese Zeit der Eintritt in's Kloster ermöglicht ist. Da jedoch über die einzelnen Jahrgänge getrennte Angaben in der preussischen Statistik nicht gemacht sind musste ich es bei dem fünfjährigen Abschnitte belassen. Soweit dadurch die Resultate beeinflusst werden, komme ich gegebenen Falles darauf zurück.

Ein etwas modificirtes Bild gewinnen wir durch Tabelle IV, welche angiebt, wie viel von je 10000 Lebenden der verschiedenen Altersclassen im Laufe eines Jahres an der nebenbezeichneten Krankheit und wie viele insgesammt gestorben sind.

Da die Erkundigungen nach dem Alter der jährlich in's Kloster Eintretenden nicht von allen Seiten beantwortet waren, so konnte für diese Tabelle nur ein Theil der Berichte verwendet werden und zwar Nr. 1—8, 10—17, 20—26 und 29—32. Auch können die hier für die einzelnen Altersclassen in Rechnung gebrachten Zahlen der Lebenden eine absolute Zuverlässigkeit nicht beanspruchen, doch dürfte die Verschiebung nur eine unbedeutende sein. Da sich überdies die Beobachtung mit Rücksicht auf die 25jährige Dauer der Erhebung auf die nicht unbeträchtliche Summe von 74 306 Personenjahren ausdehnt, so lässt sich den daraus folgenden Schlüssen eine Bedeutung nicht absprechen.

Während die absolute Zahl der Todesfälle auf Tabelle III die Rücksicht auf die Zahl der Lebenden, also das, was die eigentlich vermehrte oder verminderte Mortalität ausdrückt, unberührt liess, tritt dies in der vorliegenden Tabelle in den Vordergrund und werden wir leicht bei einer Zusammenstellung mit dem ganzen Staate die zwischen den beiden Bevölkerungsgruppen herrschende Differenz gewahr. Ich muss dabei jedoch bemerken, dass sich der Begriff „Tuberculose" in Staat und Kloster auf den vorliegenden Tabellen insofern vielleicht nicht ganz deckt, als ich es für geboten erachtete, bei Eruirung des Einflusses des Tuberkelbacillus auf die Sterblichkeit in Klöstern, unter den Krankenpflegern auch die exquisit tuberculösen Knochenerkrankungen mitzuzählen, während diese in der allgemeinen Statistik möglicherweise nicht mitgezählt werden. Da jedoch deren Zahl (unter den 2099 Todesfällen nur etwa 10) eine sehr geringe ist, so wird das Gesammtresultat höchstens in den Bruchtheilen geringfügig verändert, was bei beiden relativ grossen Zahlen keine Rolle spielt.

Wenn wir hier also Staat und Kloster vergleichen, so ergiebt sich, dass die relative Sterblichkeit vom 15. bis 20. Lebensjahre, auf die gleiche Anzahl Lebender berechnet, im Kloster die im Staate um das Vierfache übertrifft, vom 20. bis 30. Jahre um das Dreifache, vom

30. bis 40. Lebensjahre beträgt sie noch das Doppelte und von da ab erst beginnt sie sich der des Staates ungefähr gleich zu halten.

Die Ursache dieser Erscheinung müssen wir lediglich in der enormen Zunahme der Tuberculose erblicken, welche zum Theil sogar in den Krankenpflegeorden neunmal mehr Opfer dahinrafft als in der übrigen Bevölkerung (statt 18·65:116·96). Einen geringen Antheil an den hohen Sterblichkeitsziffern hat noch der Typhus, welcher auch um das acht- bis zehnfache des normalen steigt. Ziehen wir (s. Tabelle IV unten) von der Gesammtsumme der Gestorbenen in Staat und Kloster die Tuberculösen ab, so verschwinden die grossen Differenzen, ziehen wir vollends auch noch die anderen eigens benannten Infectionskrankheiten ab, so zeigt der Rest der durch die übrigen Krankheiten erzeugten Todesfälle eine geradezu merkwürdige Uebereinstimmung bis zum 40. Lebensjahre, vom 40. bis 60. Jahre ist sogar die durch andere Krankheiten verursachte Summe der Gestorbenen im Kloster niedriger als im übrigen Staate.

Eine Erklärung dieser an sich auffallenden Verhältnisse dürfte sich unschwer ergeben, wenn wir die Art der Arbeitstheilung etwas berücksichtigen. Es ist selbstverständlich, dass diejenigen, welche in's Kloster eintreten wollen, welche ihre Prüfungszeit durchmachen, also die Novizen, auch die schwersten und die unangenehmsten Arbeiten zu verrichten haben. Sie sollen sich ja erproben, sie sollen zeigen, ob sie auch die Schattenseiten ihres Berufes, ob sie die niedersten Arbeiten mit gleicher Lust und Liebe, mit Entsagung zu verrichten im Stande sind. Auch die jüngeren Schwestern sind in der Regel wenigstens in der gleichen Lage.

Wir wissen aber andrerseits, dass die Tuberculose in den allermeisten Fällen durch die Einathmung des Tuberkelbacillus, des getrockneten und verstäubten, bacillenhaltigen Auswurfes der Phthisiker hervorgerufen wird. Gerade diejenigen also, welche mit der Reinigung der Krankensäle, mit dem Ordnen der Betten Tuberculöser täglich zu thun haben, welche die leider heutzutage noch vielfach als Spuckreservoir benutzten Taschentücher entfernen und reinigen, gerade diese sind am meisten und öftesten in Gefahr, Bacillen einzuathmen und sich zu inficiren. Daher findet in den ersten Jahren auch die grösste Anzahl der Infectionen, wie wir gesehen haben, statt. Mit dem zunehmenden Alter verbietet sich die schwere Arbeit immer mehr von selbst, sie wird auf jüngere, kräftigere Schultern übertragen und damit vermindert sich von selbst auch die Ansteckungsgefahr. Denn wie ich an anderer Stelle schon ausgeführt habe, nicht der Aufenthalt im Krankensaale, nicht der Athem

[1] Da die Pneumonie in der Statistik mit der Brustfellentzündung unter eine Rubrik gebracht ist, konnte sie nicht, wie es richtiger wäre, den Infectionskrankheiten beigezählt werden.

Tabelle V. Die Häufigkeit der einzelnen Todesursachen in

Todesursachen	An nebenbezeichneten Todesursachen starben von der gleichmässig in Betracht kommenden Altersperiode von							
	über 15—20 Jahre		über 20—25 Jahre		über 25—30 Jahre		über 30—40 Jahre	
	Im ganzen Staate	In den Krankenpflege-orden	Im ganzen Staate	In den Krankenpflege-orden	Im ganzen Staate	In den Krankenpflege-orden	Im ganzen Staate	In den Krankenpflege-orden
1. Tuberculose	**37·86**	60·87	**43·01**	67·49	**43·56**	73·73	**39·38**	73·84
2. Typhus und Flecktyphus	**12·00**	21·74	**9·13**	16·87	**6·88**	11·44	**5·07**	6·61
3. Pocken	**0·05**	—	**0·10**	0·83	**0·09**	1·69	**0·09**	0·84
4. Cholera		—		0·82		1·27		0·99
5. Erysipelas		—		0·41		0·63		0·28
6. Krebs	**0·23**	—	**0·26**	—	**0·52**	0·42	**1·58**	1·69
7. Wassersucht	**2·65**	—	**2·00**	0·41	**2·30**	0·42	**3·43**	1·55
8. Apoplexie	**2·97**	4·34	**2·79**	0·82	**3·00**	—	**4·89**	0·56
9. Lungen- und Brustfellentzündung	**4·42**	4·35	**5·41**	0·82	**5·23**	2·33	**6·84**	1·97
10. Herzkrankheiten	**2·23**	4·35	**1·53**	2·88	**1·32**	1·69	**1·51**	2·53
11. Gehirnkrankheiten	**2·85**	—	**1·78**	1·24	**1·51**	0·21	**1·73**	1·55
12. Nierenkrankheiten	**0·91**	—	**0·85**	0·41	**1·14**	0·42	**1·11**	1·13
13. Magen- und Darmleiden		—		—		0·63		0·84
14. Leberleiden		—		0·41		0·42		0·703
15. Rheumat. Leiden		—		—		0·63		0·42
16. Rückenmarkskrankheiten		—		—		1·06		0·56
17. Gicht		—		—		—		0·14
18. Unterleibsleiden		4·35		1·65		0·85		0·42
19. Allgemeine u. Altersschwäche	—	—	—	—	—	—	—	0·14
20. Sonstige unbenannte Krankheiten	**33·83**	—	**33·14**	4·94	**34·05**	2·15	**34·37**	3·24
	100	100	**100**	100	**100**	100	**100**	100

Diese Verhältnisszahlen für den ganzen Staat wurden aus der Preussischen Statistik sowie Nr. 13—18 sind in der Preussischen Statistik nicht specificirt und habe ich die-

jeder Altersclasse in den Krankenpflegeorden und im Staate.

je 100 Gestorbenen jeder der folgenden Altersclassen in den Krankenpflegeorden und 15 Jahren bis über 70 Jahre im ganzen Staate.

über 40—50 Jahre		über 50—60 Jahre		über 60—70 Jahre		über 70 Jahre		Summe der Gestorbenen	
Im ganzen Staate	In den Krankenpflege-orden	Im ganzen Staate	In den Krankenpflege-orden	Im ganzen Staate	In den Krankenpflege-orden	Im ganzen Staate	In den Krankenpflege-orden	Im ganzen Staate	In den Krankenpflege-orden
32·78	57·93	26·89	28·67	17·88	19·00	3·25	11·32	23·78	62·89
4·28	5·48	3·25	6·66	1·68	1·00	0·34	—	3·40	8·43
0·09	0·86	0·05	—	0·03	1·00	0·005	—		0·95
	0·29		0·66		—		—		0·81
	0·58		0·66		—		—		0·42
3·61	4·32	4·90	8·66	3·60	7·00	1·20	1·89	2·55	2·38
6·01	2·59	8·45	8·66	8·67	12·00	3·51	11·32	5·58	2·57
6·88	0·87	9·01	7·33	9·68	4·00	5·55	9·43	6·92	1·43
8·70	4·03	9·30	5·33	7·90	16·00	2·48	15·09	6·55	3·53
1·77	5·76	1·87	7·33	1·55	10·00	0·62	3·77	1·42	3·67
1·54	2·31	1·22	1·33	0·81	1·00	0·30	1·89	1·15	1·29
1·13	1·44	1·13	1·33	1·00	2·00	0·55	1·89	0·96	1·00
	1·73		6·00		3·00		—		1·29
	0·86		2·66		2·00		1·89		0·86
	0·58		—		2·00		—		0·48
	1·44		0·66		2·00		—		0·81
	0·58		0·66		—		1·89		0·24
	2·59		6·00		2·00		—		1·52
—	—		—	22·14	10·00	72·23	32·07		1·33
33·21	5·76	33·93	7·33	25·06	6·00	9·97	7·55		4·10
100	100	100	100	100	100	100	100	100	100

und zwar aus den Jahren 1876, 1880 und 1884 berechnet. — Die Krankheiten Nr. 4 u. Nr. 5 selben daher unter Nr. 20: sonstige, unbenannte Krankheiten, in Rechnung gebracht.

der Phthisiker ist gefährlich,[1] sondern einzig und allein sein vertrocknetes Sputum, das sich dem Staube des Fussbodens und des Bettes beimengt und bei der Morgens stattfindenden Reinigung ganz besonders aufgewirbelt und der Einathmungsluft zugeführt wird. Wir können uns daher nicht wundern, wenn die höheren Altersclassen, obwohl sie gleichfalls noch in der Krankenpflege beschäftigt sind, nicht mehr in dem hohen Maasse inficirt werden, wie ihre jüngeren Mitschwestern oder Mitbrüder.

Schema I.

Die Sterblichkeit auf 10000 Lebende in jeder Altersel.

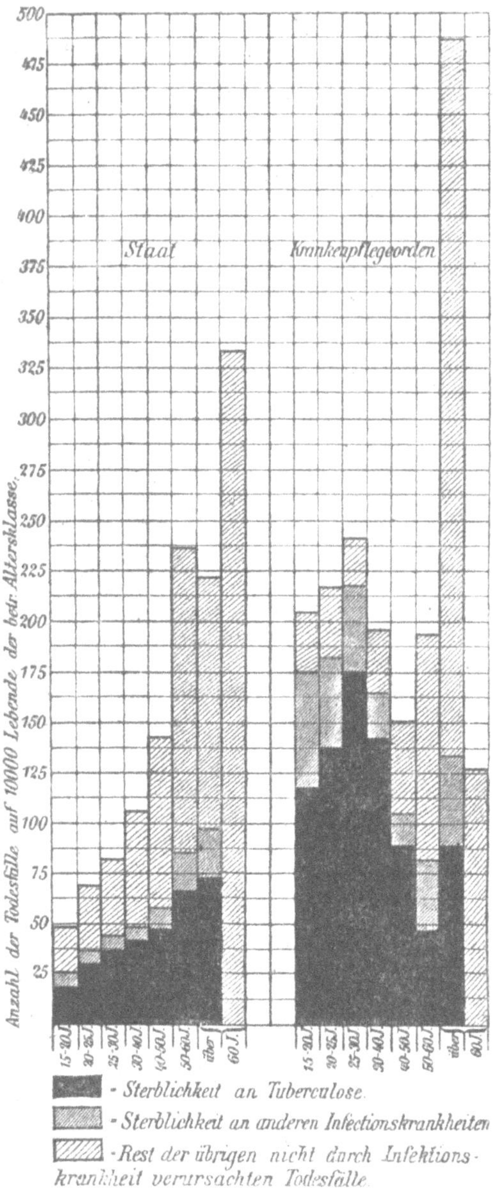

Schema I giebt uns dazu eine graphische Darstellung zur leichteren Uebersicht über das Verhalten der Tuberculose und der anderen Infectionskrankheiten in Kloster und Staat. Die Todesfälle sind auf je 10000 Lebende jeder Altersclasse berechnet. Sonst ist zur Erklärung des Schemas wohl nichts Weiteres beizufügen.

Tabelle V zeigt uns die Häufigkeit der einzelnen Todesursachen in jeder Altersclasse berechnet auf je 100 Gestorbene der gleichen Altersclasse. Zugleich zieht sie auch einen Vergleich mit den nämlichen Ver-

[1] Die Verbreitung d. Tuberkelbac. ausserhalb d. Körpers. *Zeitschr. f. Hyg.* Bd. V.

hältnissen in der Gesammtbevölkerung. Sie enthält nicht neue Thatsachen, sondern beleuchtet die oben bekannt gewordenen nur von einer anderen Seite.

Unter je 100 gestorbenen Krankenpflegerinnen sind 63 ein Opfer der Tuberculose gewesen, welche bis zum 50. Lebensjahre nie weniger als die Hälfte, meistens aber Drei Viertel, fast 75 Proc. der gesammten Todesursachen ausmacht. Also auch hier sehen wir wieder, dass die Jahre der intensivsten Krankenpflege von der Infection auch am allermeisten bedroht sind.

Schema II.

Die Bedeutung der Tuberculose als Todesursache in jeder Altersclasse im Procent-Verhältniss zu den übrigen Todesursachen.

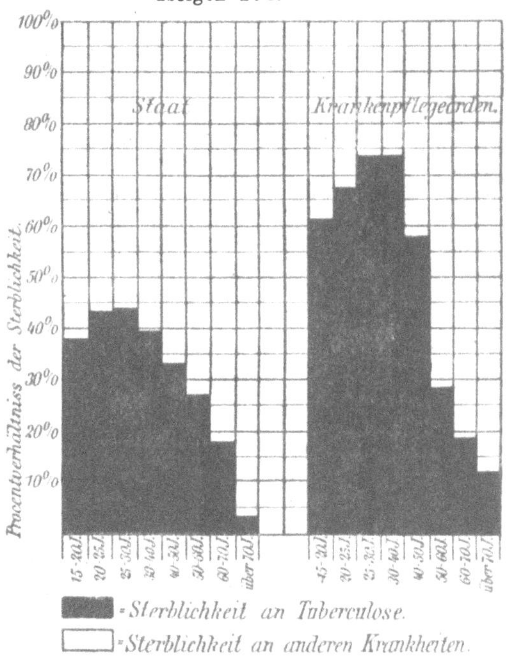

Sehr deutlich wird die Beziehung der Tuberculose zur Gesammtsterblichkeit (letztere auf 100 berechnet) auf der nebenstehenden Zeichnung Schema II veranschaulicht. Mit einem Blicke überschauen wir die zwischen den beiden Bevölkerungsgruppen bestehende Differenz.

Die zwei letzten Tabellen dienen besonders dazu, die Vergleichung der Zahlen unter einander und mit denen jeder anderen Bevölkerungsgruppe wesentlich zu erleichtern, da die lediglich Angabe der absoluten Zahlen zu häufigen Irrthümern und Fehlschlüssen Veranlassung giebt. — Da die Krankenschwestern nicht alle in dem nämlichen Lebensalter in das Kloster treten, sondern der Eintritt zwischen dem 18. und 30. Jahre meist schwankt, so lassen die vorhergehenden Tabellen, ein so klares Bild sie uns auch in grossen Zügen über das Walten der Tuberculose geben, doch diese Altersdifferenz beim Eintritte und die sich daran schliessenden Folgen nothwendig unberücksichtigt. Daher hielt ich es noch für wünschenswerth, eine Tabelle VI zu fertigen, in der die Gestorbenen nach der Anzahl der Jahre, die sie in der Krankenpflege thätig waren, geordnet sind.

Tabelle VI. Die Beziehung der Sterblichkeit zur Zeit des Aufenthaltes im Kloster resp. der Beschäftigung in der Krankenpflege.

Anzahl der Klosterjahre	Nach nebenstehender Aufenthaltsdauer im Kloster resp. Beschäftigung in der Krankenpflege sind gestorben Personen: überhaupt gestorben	in den einzelnen Quinquennien	an Tuberculose	an anderen Infectionskrankheiten	darunter an Krebs	an sonstigen Krankheiten	also in pro mille zur Gesammtsterblichkeit gestorben überhaupt
1.	2.	3.	4.	5.		6.	7.
½	11		2	9		—	5·25
1	120		69	33		18	57·28
2	176	709	111	38	1	27	84·01
3	140		104	18		18	66·83
4	140		110	19	1	11	66·83
5	122		98	10	2	14	58·23
6	114		93	7		14	54·42
7	104		81	8		15	49·64
8	106	505	72	9	3	25	50·60
9	96		67	10	1	19	45·82
10	85		61	7	1	17	40·57
11	59		43	5	2	11	28·16
12	57		41	3		13	27·21
13	70	300	49	6	3	15	33·40
14	63		38	6	3	19	30·07
15	51		39	3	1	9	24·34
16	51		33	5	2	13	24·34
17	32		24	5	4	3	15·27
18	40	197	29	3	1	8	19·09
19	47		32	5		10	22·43
20	27		15	3	2	9	12·89
21	34		20	2	1	12	16·23
22	23		9	2	2	12	10·98
23	21	134	5	3	2	13	10·02
24	26		10	6	2	10	12·40
25	30		9	5	3	16	14·32
26	19		5	3	2	11	9·07
27	14		4	1		9	6·68
28	14	94	6	2		6	6·68
29	21		7	2	1	12	10·02
30	26		5	3		18	12·41

Anzahl der Klosterjahre	Nach nebenstehender Aufenthaltsdauer im Kloster resp. Beschäftigung in der Krankenpflege sind gestorben Personen: überhaupt gestorben	in den einzelnen Quinquennien	an Tuberculose	an anderen Infectionskrankheiten	darunter an Krebs	an sonstigen Krankheiten	also in pro mille zur Gesammtsterblichkeit gestorben überhaupt
1.	2.	3.	4.	5.		6.	7.
31	14		3	2	1	9	6·68
32	12		2	2	1	8	5·73
33	8	49	2	1		5	3·82
34	7		—	1	1	6	3·34
35	8		—	3	3	5	3·82
36	9		2	—		7	4·30
37	8		1	1		6	3·82
38	6	31	1	—		5	2·87
39	5		1	2	2	2	2·39
40	3		—	—		3	1·43
41	5		—	1	1	4	2·39
42	10		3	—		7	4·77
43	5	35	1	—		4	2·39
44	8		3	—		5	3·82
45	7		1	1		5	3·34
46	4			—		4	1·91
47	2		1	—		1	0·96
48	3	16		—		3	1·43
49	3			—		3	1·43
50	4		1	1	1	2	1·91
51	4					4	1·91
52	4					4	1·91
53	5	14				5	2·39
54	—					—	—
55	1					1	0·48
56	1					1	0·48
57	—					—	—
58	1	6				1	0·48
59	2					2	0·96
60	2		1			1	0·96
über 60	5	5				5	2·39

Da zeigt sich nun in Rubrik 2, dass im ersten Halbjahre die Sterblichkeit noch eine geringe ist, dann aber rapid steigt, so dass sie bereits (s. Rubrik 3) im ersten Quinquenium der Thätigkeit über ein Drittel der Gesammtsterblichkeit ausmacht. In den ersten zehn

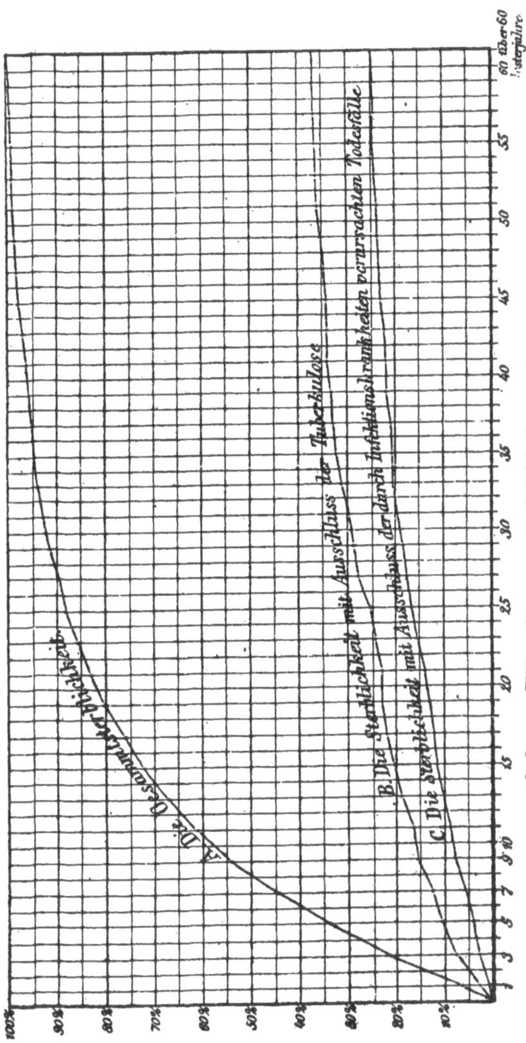

Schema III. Gesammtsterblichkeit = 100 gesetzt.
Die Sterblichkeit mit Rücksicht auf die Anzahl der Kloster- resp. Krankenpflegejahre.
Das allmähliche Ansteigen:
A. der Gesammtsterblichkeit; *B.* der Sterblichkeit mit Ausschluss der Tuberculose;
C. der Sterblichkeit mit Ausschluss aller durch Infectionskrankheiten verursachten Todesfälle mit Rücksicht der im Kloster resp. mit der Krankenpflege verbrachten Jahre.

Jahren sterben fast zweimal so viel als in der ganzen übrigen Zeit. Vom Anfange des dritten Jahres an (s. Rubrik 4) tritt die Tuberculose auf ihren Höhepunkt. Also nicht in der allerersten Zeit, etwa von aussen hereingeschleppt, vererbt und durch die schwere Arbeit

Tabelle VII. Absterbeordnung in den Krankenpflegeorden und im Staate.

Alter	Krankenpflegeorden			Staat	Von den das vorne stehende Alter Ueberlebenden lebt jeder noch durchschnittlich . . . Jahre		
	Zahl der Verstorbenen aus der nebenstehenden Altersclasse	Anzahl der Gestorbenen, welche das nebenstehende Alter zurückgelegt hatten	Durchschnittsalter der Gestorbenen, welche das nebenstehende Alter überschritten haben	Durchschnittsalter der Gestorbenen, welche das nebenstehende Alter überschritten haben	In den Krankenpflegeorden	Im ganzen Staate	d. h. er stirbt in den Krankenpflegeorden früher um . . . Jahre
1.	2.	3.	4.	5.	6.	7.	8.
17	2	2033	36·67	58·17	19·67	41·17	21·50
18	7	2031	36·68	58·40	18·68	40·40	21·72
19	10	2024	36·74	58·64	17·74	39·64	21·90
20	16	2014	36·83	58·90	16·83	38·90	22·07
21	27	1998	36·97	59·16	15·97	38·17	22·20
22	43	1971	37·19	59·45	15·19	37·45	22·26
23	64	1928	37·52	59·76	14·52	36·76	22·24
24	63	1864	38·00	60·06	14·00	36·06	22·06
25	88	1801	38·49	60·37	13·49	35·37	21·88
26	75	1713	39·24	60·66	13·24	34·66	21·42
27	87	1638	39·79	60·97	12·79	33·97	21·18
28	99	1551	40·52	61·26	12·52	33·27	20·75
29	88	1452	41.37	61·57	12·37	32·58	20·21
30	93	1364	42·17	61·88	12·17	31·88	19·71
31	96	1271	43·06	62·19	12·06	31·19	19·13
32	74	1175	44·05	63·50	12·05	31·50	19·45
33	86	1101	44·86	62·81	11·86	29·81	17·95
34	77	1015	45·87	63·13	11·87	29·13	17·26
35	79	938	46·84	63·45	11·84	28·45	16·61
36	61	859	47·93	63·78	11·93	27·78	15·85
37	59	798	48·84	64·09	11·84	27·09	15·25
38	42	739	50·06	64·43	12·06	26·43	14·37
39	52	697	50·79	64·76	11·79	25·76	13·97
40	48	645	51·74	65·09	11·74	25·09	13·35
41	52	597	52·68	65·42	11·68	24·42	12·74
42	41	545	53·80	65·76	11·80	23·76	11·96
43	40	504	54·75	66·09	11·75	23·09	11·34
44	36	464	55·77	66·44	11·77	22·44	10·67
45	31	428	56·76	66·79	11·76	21·79	10·03
46	35	397	57·68	67·13	11·68	21·13	9·45
47	26	362	58·81	67·49	11·81	20·49	8·68
48	17	336	59·72	67·84	11·72	19·84	8·12
49	21	319	60.35	68·20	11·35	19·20	7·85
50	15	298	61·15	68·56	11·15	18·56	7·41

Das Durchschnittsalter bezw. die Lebenserwartung für den ganzen Staat 1884, entnommen und stellt einen Mittelwerth aus den

(Fortsetzung.)

Alter	Krankenpflegeorden			Staat	Von den das vorne stehende Alter Ueberlebenden lebt jeder noch durchschnittlich . . . Jahre		
	Zahl der Verstorbenen aus der nebenstehenden Altersclasse	Anzahl der Gestorbenen, welche das nebenstehende Alter zurückgelegt hatten	Durchschnittsalter der Gestorbenen, welche das nebenstehende Alter überschritten haben	Durchschnittsalter der Gestorbeuen, welche das nebenstehende Alter überschritten haben	In den Krankenpflegeorden	Im ganzen Staate	d. h. er stirbt in den Krankenpflegeorden früher um . . . Jahre
1.	2.	3.	4.	5.	6.	7.	8.
51	15	283	61·74	68·93	10·74	17·93	7·19
52	28	268	62·34	69·30	10·34	17·29	6·95
53	14	240	63·55	69·68	10·55	16·68	6·13
54	12	226	64·20	70·06	10·20	16·06	5·86
55	18	214	64·77	70·44	9·77	15·44	5·67
56	9	196	65·67	70·84	9·67	14·84	5·17
57	14	187	66·13	71·25	9·13	14·25	5·12
58	11	173	66·87	71·67	8·87	13·67	4·80
59	12	162	67·48	72·11	8·48	13·11	4·63
60	19	150	68·16	72·55	8·16	12·55	4·39
61	7	131	69·34	73·01	8·34	12·01	3·67
62	9	124	69·81	73·48	7·81	11·48	3·67
63	10	115	70·42	73·95	7·42	10·95	3·53
64	11	105	71·13	74·45	7·13	10·45	3·32
65	7	94	71·96	74·95	6·96	9·95	2·99
66	12	87	72·52	75·48	6·52	9·48	2·96
67	8	75	73·57	76·02	6·57	9·02	2·45
68	6	67	74·35	76·58	6·35	8·58	2·23
69	8	61	74·98	77·15	5·98	8·15	2·17
70	7	53	75·88	77·74	5·88	7·74	1·86
71	4	46	76·78	78·55	5·78	7·55	1·77
72	5	42	77·33	78·97	5·33	6·98	1·65
73	4	37	78·05	79·15	5·05	6·62	1·57
74	3	33	78·66	80·28	4·66	6·28	1·62
75	4	30	79·13	80·95	4·13	5·95	1·82
76	8	26	79·76	81·64	3·76	5·64	1·88
77	3	18	81·44	82·34	4·44	5·34	0·90
78	1	15	82·33	83·06	4·33	5·06	0·73
79	4	14	82·64	83·80	3·64	4·79	1·15
80	2	10	84·10	84·55	4·10	4·55	0·45
81			84·61	85·37	3·61	4·37	0·76
82	1	8	85·12	86·12	3·12	4·12	1·00
83			85·34	86·94	2·34	3·94	0·64
über 84	7	7	85·57	87·78	2·21	3·78	1·57

wurde aus dem Statistischen Handbuch für den preussischen Staat, Bd. I, Jahren 1867, 1868, 1872, 1875, 1876 und 1877 dar.

zur Entwickelung gereift, erkürt sie sich die meisten Opfer, obwohl in vereinzelten Fällen und ausnahmsweise auch eine Einschleppung nicht ausgeschlossen ist, sondern sie wird in der Krankenpflege durch den innigen und steten Verkehr mit **unreinlichen** Phthisikern acquirirt und führt dann nach kürzerem oder längerem Verlaufe zum Tode. Die ersten Jahre der Krankenpflege sind es auch, in denen die übrigen Infectionskrankheiten (s. Rubrik 5) die höchsten Zahlen aufweisen.

In der obigen Zeichnung (Schema III) stellt die Curve *A* das Ansteigen der Gesammtsterblichkeit in den einzelnen Klosterjahren dar, die Curve *B* das Ansteigen der Sterblichkeit mit Ausschluss der durch Tuberculose, die Curve *C* mit Ausschluss der durch Infectionskrankheiten überhaupt verursachten Todesfälle. Es ergiebt sich also auch hier, dass lediglich die Infectionskrankheiten die Ursache der erhöhten Sterblichkeit sind, denn die ganze zwischen *A* und *B* bestehende Höhendifferenz wird durch diese ausgefüllt.

Nun noch einen Blick auf Tabelle VII, welche die Absterbeordnung in den Krankenpflegeorden darstellt, sowie das in jedem Lebensjahre zu erwartende Durchschnittsalter, also auch die Zeit, die ein in dem betreffenden Lebensjahre stehender noch durchschnittlich zu leben hoffen kann.

Das Durchschnittsalter für die in einem bestimmten Lebensalter Stehenden berechnete ich nach der, wenn ich nicht irre, von Engel angegebenen Methode, indem ich die Summe der bis zum Tode durchlebten Lebensjahre all' Derer, die das betreffende Jahr lebend überschritten hatten, durch die Anzahl der Personen dividirte.

Nach all' dem Vorhergesehenen werden wir über die Unterschiede der Lebenserwartung zwischen der Bevölkerung des ganzen Staates und der Klöster nicht mehr überrascht sein. In der vorstehenden Tabelle sind bei der Berechnung die Angaben des bayerischen Klosters des richtigeren Vergleiches mit dem Staate wegen nicht mit berücksichtigt, daher die Zahlen auch um einige Zehntel von den auf Tabelle II summarisch angegebenen differiren.

Nach Tabelle VII nun stirbt ein mit 17 Jahren der Krankenpflege sich widmendes gesundes Mädchen um $21^1/_2$ Jahre früher als die gleichaltrige übrige Bevölkerung. Eine Krankenpflegerin im 25. Lebensjahre steht mit Beziehung auf die Lebenserwartung auf der nämlichen Stufe mit den bereits 58jährigen Personen ausserhalb des Klosters, eine im 33. Jahre gleich den 62jährigen. Die Differenz der noch zu erwartenden Lebensjahre beider Bevölkerungsgruppen nimmt also Anfangs zu; sie steigt vom 17. bis 24. Lebensjahre auf 22 Jahre, welche die Krankenpfleger früher sterben, geht dann allmählich herunter und beträgt in den fünfziger Jahren nur mehr 6; im höheren Alter, wo die Abnahme der Kräfte, die zunehmende Gebrechlichkeit weit eher eigene Pflege erheischt, als sie Anderen zu bieten vermag, wo die Gefahren der Krankenpflege also von selbst aufhören, gleicht sich die Lebenserwartung beider Gruppen fast vollkommen aus.

Bei dieser Gelegenheit darf ich eines kritischen Einwandes Ollendorf's, den derselbe gelegentlich einer Besprechung vorliegender Arbeit machte,[1] nicht vergessen. Ollendorf, offenbar durch die enormen Unterschiede der Lebenserwartung zwischen Krankenpflegern und der übrigen Bevölkerung doch auch stutzig geworden, hilft sich darüber aber leicht hinweg, indem er meint, da müsse unverkennbar ein statistischer Irrthum zu Grunde liegen. „Die hier in Vergleich gestellten Ziffern, fährt er fort, sind keineswegs gleichwerthig, die einen sind lediglich aus Sterbefällen berechnete, sogenannte abgestufte Durchschnittsalter, die anderen hat Verfasser offenbar so gewonnen,[2] dass er nach der von Deparcieux exact berechneten mittleren Lebensdauer der einzelnen Altersclassen das bez. Alter hinzuaddirt hat. Die Vergleichung giebt daher ein ganz schiefes Bild und zwar zu Ungunsten der Krankenpflegeorden.“ Diesen Ausführungen Ollendorf's möchte ich nun entgegenhalten, dass allerdings in dem erwähnten Handbuche die von mir aufgeführten Zahlen nicht buchstäblich enthalten, sondern Männer und Frauen, die übrigens nur eine unwesentliche Differenz bilden, getrennt sind. Ich musste daher, da meine Aufstellungen eine Trennung beider Geschlechter nicht gut durchführen liessen, den Durchschnitt beider Zahlen nehmen. Dagegen hat hoffentlich das statistische Gewissen Ollendorf's nichts einzuwenden, und ebensowenig, wenn ich der leichteren Uebersichtlichkeit halber und um Missverständnissen vorzubeugen, vorziehe zu sagen: ein Mensch, der das 20. Lebensjahr überschritten hat, erreicht ein Durchschnittsalter von beispielsweise 58·90 Jahren, statt: er lebt noch durchschnittlich 38·90 Jahre.

Wenn Ollendorf sagt, beide Zahlen in den Krankenpflegeorden und im Staate seien nicht ganz nach der gleichen Methode berechnet, so hat er den Schein des Rechtes suf seiner Seite, thut aber sehr Unrecht, mit diesem Einwande bei dem in die Verhältnisse nicht eingeweihten Leser den Eindruck hervorzurufen, als ob damit das Verhältniss zwischen den Krankenpflegeorden und der ganzen Bevölkerung wesentlich verschoben sei. Denn sehe ich ganz davon ab, dass ich mit dem vorhandenen Materiale die Zahlen für das Durchschnittsalter nicht anders aufstellen konnte, so sind thatsächlich die Zahlen beider Kategorien vollkommen vergleichbar, da die etwaige Erhöhung einige Zehntel und höchstens ein oder zwei Einheiten betragen würde. Nun sind aber die Differenzen der Lebenserwartung beider Bevölkerungsclassen so erheblich, z. B. 36·8 Jahre und 58·8 Jahre, dass selbst eine Erhöhung oder Herabsetzung der letzteren Zahl das Gesammtbild in keiner Weise beeinträchtigt oder wesentlich verändert.

---

[1] *Berliner klinische Wochenschrift.* 1889. S. 803.

[2] In dem *Statistischen Handbuch für den preuss. Staat,* Bd. I, auf das Verfasser hinweist, sind obige Zahlen gar nicht enthalten, sondern eben erst vom Verfasser in der angegebenen Weise hergestellt. (Anm. Ollendorf's.)

Was übrigens dem ganzen Einwande Ollendorf's noch eine gewisse humoristische Seite abgewinnen lässt, ist der Umstand, dass er in seiner Zusammenstellung über die Arbeiter der Eisenwaarenindustrie sich zur Berechnung der Lebenserwartung genau derselben Methode bedient wie ich sie benützt habe, und dass er selbst kein Bedenken trägt, diese Zahlen mit den nach der exacten Methode berechneten zu vergleichen, dass er also das nämliche thut, was er mir vorwirft.

Aus dem vorliegenden statistischen Materiale geht also die Thatsache unwiderleglich hervor, dass die Krankenpflegeorden eine ganz ungeheuer erhöhte Gesammtsterblichkeit haben, dass die Ursache dieser Vermehrung in dem geradezu die Höhe aller Todesfälle bestimmenden Auftreten der Tuberculose zu erblicken ist, und dass auch die anderen Infectionskrankheiten, besonders der Typhus, eine das Normale weit übersteigende Frequenz haben. Die Ursache dieser auffallenden Thatsachen können wir nur in der Beschäftigung mit der Krankenpflege, beziehungsweise, was die Tuberculose anlangt, in dem steten engen Verkehr mit Phthisikern erblicken.

Denn die Annahme, dass die sich der Krankenpflege Widmenden schon von vornherein zu zwei Drittel tuberculös sind oder den Keim dazu in sich tragen, wäre ebenso absurd, als sie auch durch das zeitliche Auftreten der Tuberculose gerade nach dem zweiten Jahre der Beschäftigung in der Pflege widerlegt wird.

Sehe ich also von der Möglichkeit eines so vollständig aus der Luft gegriffenen Einwurfes ganz ab, so würde nur noch das Klosterleben an sich einer so grossen Gefahr für die Gesundheit und das Leben beschuldigt werden können.

Auch diese Annahme entbehrt jeder thatsächlichen Grundlage. Denn gerade die Momente, die wir im gewöhnlichen Leben als die Gesundheit untergrabend und vernichtend anzusehen gewohnt sind, fehlen in diesen Klöstern.

All' der Kummer und Gram, der sonst an den Menschen zehrt, der nagende Wurm der Unzufriedenheit mit dem beschiedenen Schicksale, die heftigen Gemüthsbewegungen fehlen oder sind auf das geringste Maass reducirt, die Leidenschaften, die die Gesundheit unterwühlen, finden hier kein Heim, keine Nahrungs- und Existenzsorgen bedrücken die Bewohner, aber auch das Unmaass in Speise und Trank, das oft im Leben draussen die Schuld an früh beginnendem Siechthum trägt, ist hier unstatthaft; denn, die sich hier zusammenfanden, von einem höheren, idealen Gesichtspunkte geleitet und von dem gemeinsamen Wunsche beseelt, auf Kosten des eigenen Wohlbehagens und sogar des eigenen Lebens ihrer Mitmenschen Elend und Wehe zu lindern, die haben mit dem Leben und seinen Genüssen abgeschlossen, innere Ruhe und Frieden, seelische Zufriedenheit haben sie erworben, ihr Leben ist genau durch ihre Pflichten geordnet, Speise und Trank darf nur in dem von der Natur erforderlichen Maasse genossen werden.

Das Fehlen zahlreicher socialer und moralischer Missstände in diesen der Krankenpflege sich widmenden Klöstern kommt übrigens auch in der vorliegenden Statistik insofern zum Ausdruck, als die Sterblichkeit an anderen ausser Infectionskrankheiten geradezu vermindert ist.

All' diesen oben angeführten Einflüssen, die nach der allgemeinen Anschauung ein langes Leben garantiren, steht im Kloster nur ein schädliches Moment gegenüber, das gedrängte Zusammenleben, das erwiesenermassen zwar nicht die Schwindsucht hervorruft, aber bei der gleichzeitigen Anwesenheit Schwindsüchtiger, vorzüglich wenn sie mit ihrem Auswurfe unvorsichtig sind, erheblich zur raschen Verbreitung der Tuberculose beiträgt, und es ist nicht zu bestreiten, dass dieses enge Zusammenwohnen, zumal bei der üblichen Gewohnheit, in's Taschentuch (oder gar auf den Boden) zu spucken, auch in den Klöstern das rasche Umsichgreifen der Tuberculose noch begünstigt. Der hauptsächlichste Grund für die enorm vermehrte Sterblichkeit unter den Krankenpflegern aber liegt ohne Zweifel in der Krankenpflege selbst und da wieder nicht in dem mit derselben verbundenen Uebermaass, die vorhandenen Kräfte übersteigender Anstrengung. Denn, wenn diese auch ihren Antheil haben mag an dem schnelleren Verlauf der einmal acquirirten Tuberculose, an der Tuberculose selbst ist sie aber nicht Schuld, so wenig als sie im Leben ausserhalb des Klosters bei Menschen, die über das ihnen von der Natur gesteckte Maass der Kräfte arbeiten, ohne gleichzeitige Infectionsgelegenheit je diese Krankheit hervorruft. Sind die Kräfte eben erschöpft, so versagt der Organismus seinen Dienst, aber er wird nicht tuberculös.

Man hat es versucht, diese hohe Sterblichkeit an Tuberculose auf Seiten der katholischen Krankenpflegerinnen damit zu erklären, dass dieselben ein ganz besonders strenges Leben, reich an selbstauferlegten Entbehrungen und Kasteiungen, führen und dass darin, nicht in der Pflege Schwindsüchtiger, der Grund für die excessive Sterblichkeit liege. Haupt sowohl als ein Referent der Deutschen Medicinal-Zeitung, der allerdings wohlweislich seinen Namen verschwieg, um dafür desto kühnere Behauptungen aufstellen zu können und desto weniger durch den in medicinisch-wissenschaftlichen Auseinandersetzungen üblichen Ton behindert zu sein, und der mich dadurch allerdings von selbst der Antwort überhebt — Haupt also hat behauptet, dass die evangelischen Krankenpflegerinnen, welche nicht diese Kasteiungen kennen, welche einer freieren Lebensauffassung huldigen, auch keine vermehrte Sterblichkeit an Tuberculose zeigen. Nur Schade, dass es bei dieser Behauptung blieb und dass Haupt sich nicht wenigstens die Mühe gegeben hat, auch Beweise dafür beizubringen. Immerhin aber war für mich wenigstens der Einwand Haupt's Veranlassung, an sämmtliche evangel. Diakonissenmutterhäuser hinauszuschreiben, und habe ich auch von einem Theile derselben bereits die ausgefüllten Fragebogen zurückerhalten. Im Nachfolgenden will ich in aller Kürze die Hauptfrage, um die es sich dreht, die vermehrte Sterblichkeit an Tuberculose bei den evangelischen Diakonissen, mittheilen, indem ich mir die näheren Details einer demnächstigen ausführlicheren Veröffentlichung in der *Zeitschrift für Hygiene* vorbehalte. Gleich hier aber muss ich hervorheben, wie sehr die eingelaufenen Berichte mein an früherer Stelle geäussertes Bedenken über die Zuziehung der evangelischen Diakonissen zur Sterblichkeitsstatistik der Krankenpflegerinnen rechtfertigen, insofern ein nicht unerheblicher Theil der Diakonissen durch Heirath, Krankheit, häusliche Verhältnisse, Pflege alter Eltern u. s. w. aus der Gemeinschaft austritt und ihr weiteres Schicksal also der statistischen Erhebung sich entzieht. Dieser Umstand fällt gerade, wenn es sich um die Feststellung der Verbreitung der Tuberculose handelt, besonders schwer in's Gewicht, insofern diese Krankheit lange Zeit nur durch allgemeines Uebelbefinden und körperliche Schwäche, die einen beschwerlichen Krankendienst von selbst verbietet, sich äussert und oft erst später ihrem Wesen nach erkannt wird. Es konnte sich also unsere Statistik nur auf die Sterbefälle beziehen, und diese ergeben folgendes Resultat:

Evangelisches Diakonissen-Mutterhaus	Gestorben überhaupt absol. Zahl	Davon gestorben an Tuberculose absol. Zahl	Also starben in Proc. zu den Gestorbenen überh. an Tuberculose relat. Zahl	Ausgetreten
Nr. 1	2	—	—	101
„ 2	32	17	53·14	110
„ 3	6	3	50·00	82
„ 4	9	3	33·33	16
„ 5	3	2	66·66	80
„ 6	7	7	100·00	80
„ 7	14	11	78·57	78
„ 8	4	—	—	167
„ 9	33	12	36·36	243
„ 10	8	3	37·50	?
„ 11	13	10	76·92	?
„ 12	30	19	63·33	?
	161	87	54·03	957 + ?

Trotzdem also die evangelischen Diakonissen, wie Haupt ausführt, nicht den selbstauferlegten Entbehrungen ausgesetzt sind, trotzdem ihre Lebensphilosophie keine auf ein schnelles Lebensende ausgehende ist, zeigen sie eine ganz ungeheure Sterblichkeit an Tuberculose. Auch unter ihnen ist in 54·03 Procent aller Todesfälle die Tuberculose die Ursache derselben. Diese Zahl würde wohl noch erhöht werden, wenn nicht einzelne gerade im Beginne ihres Leidens austräten und zu ihrer Familie sich zurückzögen, und man ist berechtigt, sie der Sterblichkeit der katholischen Pflegerinnen, die, wie wir oben gesehen haben, 63 Proc. beträgt, ziemlich gleichzustellen. Damit aber fällt der Einwand Haupt's in sich selbst zusammen.

Also im Verkehr mit den Phthisikern, in der reichlichsten Infectionsgelegenheit, die unter derzeit gegebenen Verhältnissen damit verbunden ist, haben wir den hauptsächlichsten, den überwiegendsten Grund zu erblicken, wodurch die Gesammtmortalität und insbesondere die Phthisismortalität der in der Krankenpflege thätigen Personen die der übrigen Bevölkerung in so hohem Grade übersteigt. Und können wir darüber erstaunt sein, wenn man sich erinnert, dass bei einer schon weiter oben erwähnten diesbezüglichen Untersuchung unter 21 (für innere Krankheiten bestimmten) Krankensälen in 15, also in mehr als zwei Drittel, im Staube an den Wänden und Bettgestellen virulente Tuberkelbacillen gefunden wurden?

Auf den etwaigen Einwand der Ubiquität der Tuberkelbacillen und der damit überall vorhandenen Gelegenheit zur Infection brauche ich wohl hier nicht einzugehen, denn die Hypothese von der Ubiquität dürfte sich nach all' den neuen Untersuchungen hinlänglich als absolut unhaltbar erwiesen haben.

Natürlich ist nun keineswegs gesagt, dass nur die Pflege der Phthisiker diese hohe Zahl der Ansteckungen hervorrufen könne, vielmehr ist es leicht denkbar, dass z. B. in den ärmeren Classen und bei engem Zusammenwohnen ein Schwindsüchtiger binnen relativ kurzer Zeit seine ganze zahlreiche Umgebung inficiren kann, zumal daselbst auf Beseitigung des Sputums noch weniger geachtet wird als in den Krankenhäusern. Wir werden also überall da, wo reichliches, vertrocknetes und verstäubtes, bacillenhaltiges Sputum vorhanden ist, eine vermehrte Ansteckung finden

Es steht somit fest, dass die Krankenpflegerinnen, wie wir hier an den Krankenpflegeorden gesehen haben, bei dauernder Ausübung der Pflege zu mehr als zwei Dritttheilen ein Opfer ihrer der leidenden Menschheit geleisteten Dienste werden, und eine Statistik ihrer Sterblichkeit gestaltet sich zu einem Denksteine ihrer erhabenen Pflichttreue, ihres edlen, segensreichen und anspruchslosen Wirkens.

Wo aber drei Viertel aller Pflegerinnen tuberculös wurden, wie viel mögen da mit anderen Krankheiten zugegangene Bettnachbarn der Phthisiker inficirt worden sein?

Man kann sich am Schlusse der Erörterung die Frage nicht versagen, ob diese abnorm hohe und frühe Sterblichkeit wirklich eine unabänderliche ist, oder ob wir die Mittel besitzen, sie herabzusetzen.

Wenn ich das bei anderer Gelegenheit Ausgeführte kurz resumire, so liegen die Verhältnisse etwa derart.

Die Tuberculose wird, wie allgemein anerkannt ist, durch die Tuberkelbacillen hervorgerufen und zwar zunächst durch deren Einathmung. In die Einathmungsluft kommen die Bacillen fast nur durch das vertrocknete Sputum der Phthisiker. Das feucht gehaltene Sputum ebenso wie die Ausathmungsluft der Schwindsüchtigen ist für diesen zunächst in Betracht kommenden Infectionsmodus ungefährlich. Können wir also die Vertrocknung des Auswurfes, welches besonders beim Spucken in Taschentücher und auf den Fussboden eintritt, hindern, so hindern wir auch geradezu die Infectionsmöglichkeit. Es genügt aber nicht, dem Phthisiker ein Spuckglas hinzustellen,[1] sondern man muss durch Controle der Taschentücher auf's Strengste überwachen und durch das Wartepersonal überwachen lassen, dass diese ebenso wenig wie der Fussboden bespuckt werden. Dasselbe gilt natürlich von dem Beschmutzen der Betttücher. Zum Abwischen des Mundes benützte Taschentücher sind vorsichtig zu handhaben und sofort der Reinigung zu überweisen. Anschläge in den Krankensälen haben auf die Gefahren, welche aus Nichtbeachtung dieser Vorschriften entstehen, hinzuweisen und gegen Zuwiderhandelnde ist unnachsichtlich einzuschreiten.

Auf diese Weise ist es möglich, wie eine ausgiebige Reihe diesbezüglicher Versuche ergeben hat, nicht nur Zimmer einzelner Phthisiker, sondern sogar grosse mit Phthisikern belegte Krankensäle frei von Tuberkelbacillen zu erhalten.

Die gemachten Vorschläge sind also nicht nur äusserst einfach und leicht durchführbar, sondern in ihrem praktischen Erfolge auch bereits hinlänglich gestützt und erwiesen.

Wir Aerzte dürfen uns nicht begnügen, ganz allgemein Vorsicht zu predigen, sondern müssen concrete Vorschriften geben und die Wartepersonen muss die Prophylaxis der Tuberculose ebenso gut kennen und ebenso gewissenhaft beobachten, als die Prophylaxis der Wundinfectionen. Das sind sie sich und ihren Kranken schuldig, für die sie sonst selbst zur Infectionsquelle werden können.

[1] Dass in den Krankenhäusern trotz der vorhandenen Spuckgläser vielfach in's Taschentuch gespuckt wird, konnte ich, wie schon an anderer Stelle erwähnt, einem dies bezweifelnden Herrn erst vor Kurzem beweisen, indem ich in seinem sonst musterhaft geleiteten Krankenhause ein total vollgespucktes Taschentuch unter dem Kissen eines Phthisikers vorzog.

Anhang.

Nachstehend folgen ihrer zeitlichen Reihenfolge nach die bisher auf Grund der vorliegenden Arbeiten erschienenen Verordnungen von Behörden u. s. w. soweit sie dem Verfasser bekannt geworden sind:

Desinfection des Auswurfs Schwindsüchtiger.

Bekanntmachung des Königl. Polizei-Präsidenten zu Berlin v. 12. April 1889.

Durch Dr. Georg Cornet's Untersuchungen über die Verbreitung der Tuberculose, unter Leitung des Geheimen Medicinalrathes Prof. Dr. Robert Koch, ist festgestellt worden, dass nur der getrocknete Auswurf der an der Lungenschwindsucht Erkrankten oder derselben Verdächtigen den Gesunden verderblich wird und zwar, sobald derselbe fein verstäubt der Athmungsluft beigemischt und so dem menschlichen Körper zugeführt wird. Um die auf solche Weise vermittelte Uebertragung von Tuberkelbacillen, welche bekanntlich die Tuberculose weiter verbreiten, thunlichst zu verhüten, sollen Tuberculöse (Schwindsüchtige) angehalten werden, niemals in ein Taschentuch, auf den Fussboden oder an die Wände, sondern lediglich in ein für diesen Zweck bestimmtes Gefäss, Speinapf oder Speiglas, auszuspeien; besonders sei ein Handspeinapf zu empfehlen, um jede Verunreinigung des Bodens u. s. w. zu verhüten.

Eine Desinfection des Auswurfes durch die früher üblichen Mittel hält Dr. Cornet für überflüssig, da das Sublimat z. B., wie längst bekannt ist, Tuberkelbacillen überhaupt nicht unschädlich mache, die Carbolsäure zu diesem Zwecke aber nur unter Beobachtung grösster Sorgfalt in der Anwendung zuverlässig wirksam sei. Die Speigefässe seien täglich nur mit kochendem Wasser zu reinigen, der Auswurf aber mit Waschwasser in die Aborte zu befördern; Sand oder Sägespäne zur Bestreuung des Bodens der Speinäpfe zu benutzen, sei nicht empfehlenswerth, da auf solche Weise dem Trocknen und der Verstäubung des Auswurfes Vorschub geleistet werde; eine geringe Menge Wasser in den Gefässen sei nicht zu verwerfen.[1]

Auf Grund der für das Gemeinwohl so wichtigen Ergebnisse der Cornet'schen Untersuchungen und mit Rücksicht darauf, dass Geisteskranke nicht selten an Tuberculose (Schwindsucht) erkranken, ersuche ich p. p. ergebenst, für die Zukunft folgende Vorschriften für Ihre Privat-Irrenanstalt im Interesse der übrigen, Ihrer Obhut anvertrauten Kranken beachten und gefälligst zur Ausführung bringen zu wollen:

1. Offenbar Tuberculöse sind, soweit thunlich, von anderen Kranken abzusondern.

---

[1] *Zeitschrift für Hygiene.* Bd. V. S. 191 ff.

2. Sämmtliche Kranke, welche an dieser Krankheit leiden oder derselben verdächtig sind, werden streng angehalten, lediglich in mit wenig Wasser am Boden bedeckte Speigefässe den Auswurf zu entleeren. Jene Gefässe sind täglich mindestens einmal mit siedendem Wasser zu reinigen, der Gesammtinhalt wird in die Aborte entleert. Etwaige Besudelungen des Fussbodens, der Lagerstellen, der Wände u. s. w. werden, soweit möglich, sofort mit siedendem Wasser oder in anderweit zweckentsprechender und zuverlässiger Weise entfernt; besudelte Gebrauchs- und Bettwäsche wird entfernt und ausgekocht.

3. Bettstücke, Matratzen, Decken u. s. w., sowie alle Gebrauchsgegenstände, welche Schwindsüchtige benutzt haben, sind nach Massgabe der diesseitigen Polizeiverordnung vom 7. Februar 1887, betreffend Desinfection bei ansteckenden Krankheiten zu behandeln, beziehungsweise den hiesigen städtischen Desinfectionsanstalten zu übergeben, soweit nicht etwa Auskochen angängig ist.

4. Auch die Desinfection derjenigen Zimmer, in welchen Schwindsuchtskranke gelegen haben, erfolgt nach dem Abgange der letzteren durch Entlassung oder Tod nach Massgabe der vorerwähnten Bestimmungen.

Preussen. Rund-Erlass, die Bekämpfung der Schwindsucht in den Straf-, Gefangenen- und Besserungsanstalten betreffend.

Berlin, den 15. April 1889.

Euer Hochwohlgeboren übersende ich anbei Abschrift eines Gutachtens der wissenschaftlichen Deputation für das Medicinalwesen vom 13. März d. J., betreffend die Bekämpfung der Verbreitung der Schwindsucht in öffentlichen Anstalten, mit dem ergebensten Ersuchen, das darin bezeichnete Verfahren in den Straf-, Gefangenen- und Besserungsanstalten des dortigen Bezirkes mit den durch die localen Verhältnisse bedingten Massgaben anwenden zu lassen.

Gleichzeitig füge ich eine Seitens des Königlichen Polizei-Präsidenten hierselbst unter dem 7. Februar 1887 erlassene Anweisung zum Desinfectionsverfahren bei Volkskrankheiten [1] bei, um die darin empfohlenen Sicherungsmassregeln, unter Berücksichtigung der localen Verhältnisse und nach Massgabe derselben, geeigneten Falles auch in den dortigen Anstalten zur Anwendung zu bringen.

Die erforderlichen Ueberdruck-Exemplare dieser Verfügung und ihrer Anlagen folgen anbei.

Der Minister des Innern.
Herrfurth.

An die Königlichen Regierungs-Präsidenten bezw. Regierungen, in deren Bezirken sich Strafanstalten befinden.

Abschrift erhalten Ew. Hochwohlgeboren unter Bezugnahme auf den gefälligen Bericht vom 24. Januar d. J. (I. D. 3734) zur Kenntnissnahme und geeigneten weiteren Veranlassungen.

Der Minister des Innern.
Herrfurth.

An den Königlichen Polizei-Präsidenten Herrn Freiherrn von Richthofen Hochwohlgeboren hierselbst.

---

[1] Genannte Anweisung s. *Veröffentl. d. R.-G.-A.* 1887. S. 110.

(W. D. 41.) Berlin, den 13. März 1889.

Gemäss dem hohen Erlass vom 15. Februar cr. verfehlt die unterzeichnete wissenschaftliche Deputation nicht, über die in dem Bericht des Polizei-Präsidenten vom 24. Januar cr. vorgetragenen Vorschläge zur Bekämpfung der Verbreitung von Schwindsucht in Gefängnissen nachstehend sich gutachtlich zu äussern.

Nach den bisher geltenden Anordnungen sollen die Spuckgläser der mit Schwindsucht behafteten Gefangenen mit einer Auflösung von Sublimat oder Carbolsäure gefüllt und die Spucknäpfe in den Krankenzimmern häufig mit reinem Sand versehen werden, dem Carbol beigemischt ist.

Der Bericht des Polizei-Präsidenten hebt mit vollem Recht hervor, dass diese Bestimmungen eine zeitgemässe Aenderung erheischen. Denn sowohl Sublimat wie Carbolsäure sind giftige Substanzen, deren Aufstellung gerade in Gefängnissen erheblichen Bedenken unterliegen muss. Ueberdies ist die Wirksamkeit beider Substanzen, um die Tuberkelbacillen unschädlich zu machen und damit deren Uebertragung auf gesunde Gefangene zu verhindern, eine unsichere. Endlich haben die im hygienischen Institut hierselbst unter Leitung von Geheimrath Koch angestellten Untersuchungen zu dem Ergebniss geführt, dass für die Uebertragung der Tuberkelbacillen auf Gesunde nur der getrocknete Auswurf gefährlich ist, indem derselbe, fein verstäubt, der Athmungsluft zugeführt und durch dieselbe in den gesunden Körper aufgenommen werden kann.

Hiernach erscheint die Desinfection des Auswurfes durch chemische Stoffe weder erforderlich noch räthlich. Vielmehr ist dafür Sorge zu tragen, dass der Auswurf sich nicht getrocknet der Luft beimischen kann. Zu diesem Zwecke ist zu verhindern, dass der Auswurf der Brustkranken auf Fussböden, Wände, Wäsche oder in Taschentücher entleert wird, er soll vielmehr in Spuckgläser gesammelt und diese häufig entleert und mit kochendem Wasser gereinigt werden.

Auf diese Thatsache und Deduction stützt sich der S. 6 des Berichtes formulirte Antrag: Die Verwendung des Sublimats für den in Rede stehenden Zweck ganz zu untersagen.

Wir schliessen uns diesem Antrage als vollkommen begründet an und haben zu den angeschlossenen Vorschlägen zur Verhütung der Verbreitung von Schwindsucht in Gefängnissen Folgendes zu bemerken:

1. Der Auswurf soll weder in die Taschentücher noch in den Aufenthaltsraum, sondern in die überall aufzustellenden Spucknäpfe entleert werden, welch' letztere etwas Wasser enthalten.

Wir stimmen dieser Vorschrift durchaus bei und halten es auch für sehr zweckmässig, wenn, wie es vorgeschlagen ist, alle Strafgefangene, welche husten, an diese Art des Auswerfens gewöhnt werden.

2. Alle Zellen, in welchen hustende Gefangene gebracht waren, sollen bei etwaigem Wechsel der Insassen sorgfältigst gereinigt und nach den bestehenden Vorschriften sorgfältigst desinficirt werden.

Diese Bestimmung dürfte auf die Zellen solcher Insassen zu beschränken sein, welche nach dem ärztlichen Urtheile an der Tuberculose erkrankt oder derselben verdächtig waren.

3. Die Anschaffung eines geeigneten Desinfections-Apparates für die Strafanstalten ergiebt sich als nothwendige Folge.

4. Gefangene, welche nach ärztlicher Feststellung tuberculös erkrankt sind, welche aber noch arbeiten können, sollen bei der Anfertigung von Gebrauchsgegenständen soweit thunlich nicht beschäftigt, und von den gesunden Gefangenen möglich fern gehalten werden.

Auch diesen Vorschlägen schliessen wir uns an.

Königl. wissenschaftl. Deputation für das Medicinalwesen.
(Unterschriften:)

An Seine Excellenz den Minister der geistlichen p.p. Angelegenheiten Herrn von Gossler.

Preussen. Reg.-Bez. Düsseldorf. Rund-Verfügung, betr. Uebertragung der Lungenschwindsucht auf Gesunde.
Vom 10. Juni 1889.

Nach den neuesten Forschungen wird die Lungenschwindsucht (Tuberculose) auf Gesunde hauptsächlich durch das Einathmen des getrockneten und fein zerstäubten Auswurfes der Tuberculösen übertragen.

Demgemäss erscheint die durch Nr. 3 der Circular-Verfügung vom 19. Jan. 1886 (I. II. A. 3519) für die Krankenhäuser angeordnete Desinfection des Auswurfes derartiger Kranker mittelst giftiger Stoffe, wie Sublimat und Carbolsäure, fernerhin weder erforderlich noch räthlich.

Vielmehr genügt es fortan, lediglich zu verhindern, dass dieser Auswurf dahin gelangt, wo er am leichtesten eintrocknet, also: in die Taschentücher und in die Bett- und Leibwäsche der Kranken wie auch auf Fussböden und Wände der Krankenzimmer.

Dies geschieht am zweckmässigsten durch ausschliessliche Benutzung der überall zur Aufnahme des Auswurfes aufzustellenden Speigläser und Speinäpfe, welche etwas Wasser enthalten und täglich mit kochendem Wasser zu reinigen sind.

Gleichwohl ist nicht minder dafür zu sorgen, dass die Kleidungs- und Wäschestücke der Kranken stets gründlich ausgekocht und, wie auch die Krankenzimmer, bei etwaigem Wechsel der Insassen, nach den bestehenden Vorschriften sorgfältig desinficirt werden.

Die Beschaffung eines geeigneten, wenn auch nur ganz einfachen Desinfectionsapparates gemäss Absatz 3, Nr. 4 der Desinfectionsanweisung vom 1. August 1887 (I. II. A. 3703),[1] Waschkessel und Holzfass für jede Krankenanstalt ergiebt sich auch hieraus als nothwendige Folge.

Unter Aufhebung der Nr. 3 der im Uebrigen unverändert bestehen bleibenden Circular-Verfügung vom 19. Januar 1886 [2] ersuche ich Ew. Hoch-

---

[1] Vergl. *Veröffentl. d. R.-G.-A.* 1887. S. 590.

[2] Die Hauptvorschriften der angeführten Verordnung v. 19. Januar 1886 lauten:
1. Die an Tuberculose Leidenden sind von den übrigen Kranken streng zu isoliren.
2. Die Bett- und Leibwäsche der Tuberculösen ist — wie auch die der an Syphilis und Krätze Leidenden — entsprechend (etwa mit T. bezw. S. und K.) deutlich und haltbar zu signiren und vor dem jedesmaligen Gebrauche mit Lauge zu kochen.
4. Die Befolgung dieser Vorschriften ist bei jeder Gelegenheit sorgfältig zu überwachen und insbesondere auch bei den alljährlichen Revisionen in den Befundprotokollen bei Nr. 12 ausdrücklich zu erwähnen.

wohlgeboren daher ergebenst, das hiernach Erforderliche baldgefälligst veranlassen zu wollen.

Abdrücke für die Herren Kreismedicinalbeamten und Bürgermeister werden beigefügt.

Der Regierungs-Präsident.
In Vertr.: Königs.

An sämmtliche Herren Landräthe und Oberbürgermeister des Bezirks.

Baden. Die Verhütung der Verbreitung der Tuberculose betreffend.[1]

Nr. 13091. Die Grossh. Bezirksärzte und Grossh. Bezirksassistenzärzte erhalten anbei eine Abschrift des von dem diesseitigen Medicinalreferenten erstatteten Vortrages zur Kenntnissnahme und mit dem Auftrage, der Bekämpfung der Ausbreitung der Tuberculose im Sinne der Schlussausführungen des Vortrages amtlich näher zu treten und dementsprechend auf die Durchführung der zu genanntem Zwecke in Anregung gebrachten Massnahmen angelegentlich Bedacht zu nehmen.

Ueber das Geschehene ist in dem Jahresberichte für 1888/89 näherer Aufschluss zu geben.

Karlsruhe, den 5. Juli 1889.

Grossherzogliches Ministerium des Innern.

Bericht der Medicinal-Referenten über generelle Massnahmen zur Verhütung der Verbreitung der Tuberculose.

Mit Rücksicht auf die Opfer, welche die Tuberculose und insbesondere die der Lungen, alljährlich unter der Bevölkerung und gerade unter dem leistungsfähigsten Theile derselben fordert, muss die Bekämpfung dieser Krankheit als eine der wichtigsten Aufgaben der öffentlichen Gesundheitspflege bezeichnet werden. Im Grossherzogthum Baden starben in Folge dieser Krankheit:

1882:	4836	Menschen	= 12·4	Proc.	der	Verstorb.	und	3·08	auf	1000	Einw.
1883:	4933	„	= 13·6	„	„	„	„	3·14	„	„	„
1884:	4746	„	= 12·8	„	„	„	„	3·02	„	„	„
1885:	5131	„	= 13·3	„	„	„	„	3·20	„	„	„
1886:	4890	„	= 12·9	„	„	„	„	3·05	„	„	„
1887:	4486	„	= 12·6	„	„	„	„	2·80	„	„	„

Die Frage nach der Verhütung der Verbreitung dieser Krankheit wird im engsten Zusammenhang betrachtet werden müssen mit, und der Umfang ihrer Beantwortung in erster Linie abhängen von dem Stand der Forschung nach den ursächlichen Momenten, in deren Gefolge die Krankheit auftritt. Während früher der Hauptwerth auf die Beseitigung der persönlichen, meist als hereditär betrachteten Disposition und die Kräftigung des Einzelorganismus gegenüber der in dieser Thatsache liegenden Bedrohung gelegt wurde, eröffnete sich mit der Entdeckung Rob. Koch's ein neues zukunftreiches Gebiet für die Bekämpfung des nunmehr als Seuche, als Infectionskrankheit erkannten Leidens. Nachdem ein Mikroorganismus in unzweifelhafter Weise als Grundursache der in dem menschlichen Körper im Verlaufe dieser

[1] S. *Aerztliche Mittheilungen von und für Baden.* 1889. Nr. 14.

Krankheit sich vollziehenden Veränderungen und Zerstörungen erkannt worden ist, darf die Hoffnung gehegt werden, dass mit der zunehmenden Kenntniss der Lebensbedingungen dieses Mikroorganismus es auch gelingen werde, erfolgreiche, dem menschlichen Körper nicht schädliche Zerstörungsmethoden zu construiren und diesen verderblichen Gast möglichst von dem Eindringen in den Körper abzuhalten. Die unmerklichen Anfänge der Krankheit, die weite Verbreitung derselben, die Vielseitigkeit des menschlichen Verkehrs, insbesondere in der Familie, sowie die bald constatirte Lebensfähigkeit des Tuberkelbacillus und seiner Dauerformen liessen von vornherein annehmen, dass dieser Kampf nur ein sehr allmählich und langsam zum Ziele führender sein, und es auch der Beachtung scheinbar unbedeutender Umstände bedürfen würde, um in kleinen Etappen vorwärts zu kommen. Einen solchen Schritt vorwärts, und zwar von recht erheblicher Weite, stellen die Untersuchungen von Dr. Cornet[1] unzweifelhaft dar und rechtfertigen deren Ergebniss die allgemeine Beachtung, welche dieselben von allen Seiten gefunden haben, durchaus.

Ausgehend von den zwei Thatsachen, dass die Tuberkelbacillen fast ausschliesslich in dem Auswurfe der von der Lungentuberculose Befallenen gefunden wurden und dass dieselben nur in die Luft gelangen können, wenn sie in Staubform verwandelt werden, verfolgt Dr. Cornet das Ziel, zu verhindern, dass die Sputa des Tuberculösen in Staub verwandelt werden und vielmehr zu erreichen, dass dieselben in Flüssigkeit aufgefangen und dann vernichtet werden. Von diesem Grundgedanken ausgehend empfiehlt derselbe in erster Linie die sorgfältige Benützung flüssigkeithaltiger Spucknäpfe durch die derart Kranken. In der nicht unberechtigten Annahme, dass die Durchführung dieser Massregel in vielen Fällen eine mangelhafte sein wird, empfiehlt er sodann, dem Staube der von Tuberculösen benützten Räume, Möbel, Kleider und sonstigen Gegenständen die grösste Aufmerksamkeit zuzuwenden und dagegen eine gründliche Desinfection eintreten zu lassen.

Es ist einleuchtend, dass es bei den Vielseitigkeiten des Lebens und da zahlreiche Tuberculöse bis kurz vor ihrem Ende sich noch in dem Leben bewegen und verkehren, mit sehr grossen Schwierigkeiten verbunden sein wird, diese Anschauungen, die durch zahlreiche Untersuchungen als zutreffend bestätigt werden, in die Privatpraxis einzuführen. Ausser der fortwährenden Belehrung und Aufklärung der Bevölkerung über die Natur der in Rede stehenden Krankheit wird auch die stete Hinweisung auf die Nothwendigkeit einer consequenten und eingehenden Desinfection ihre Wirkung nicht verfehlen, besonders, wenn damit noch die Beschaffung leichter und unentgeltlicher Gelegenheit zu diesem Verfahren durch Errichtung öffentlicher Desinfectionsanstalten Hand in Hand geht.

Die moderne Socialgesetzgebung bewirkt eine erheblich ausgedehntere Inanspruchnahme der Krankenhaus-Verpflegung von den vorzugsweise disponirten und auch befallenen Bevölkerungsclassen. In den Krankenhäusern sind die Tuberculösen stets massenhaft vertreten und daher auch hier prophylactische Massnahmen vorzugsweise am Platze und geboten. Dasselbe gilt von anderen staatlichen und Gemeinde-Instituten, in welchen

[1] Vergl. *Zeitschrift für Hygiene.* 1888. Bd. V.

eine grössere Anzahl Menschen in gegenseitigem Verkehr leben, wie Irren-Anstalten, Kreispflege-Anstalten, Waisen- und Pfründnerhäuser, Gefängnisse, aber auch Privatanlagen dieser Art wie Fabriken, Werkstätten, Büreaus u. s. w. werden in dieser Richtung alle Beachtung verdienen. Auf diese Verhältnisse einzuwirken, ist der öffentlichen Gesundheitspflege, d. h. der diese vollziehenden Staatsgewalt viel leichter möglich und kann es im Gegentheil als eine in dem Aufsichtsrechte enthaltene Pflicht des Staates betrachtet werden, auf entsprechende Massnahmen hinzuwirken.

Die Wichtigkeit dieser Massregeln würde es durchaus rechtfertigen, wenn die Bezirkssanitätsbeamten durch General-Erlass veranlasst würden, Massregeln im Sinne der Unschädlichmachung des Auswurfes von Tuberculösen, sowie der Desinfection der mit solchen Kranken in Berührung gekommenen Gegenstände und von solchen bewohnten oder bewohnt gewesenen Räume in den ihrer Leitung und Aufsicht unterstellten Anstalten zur Durchführung zu bringen, sowie auch anderwärts, wo die Möglichkeit der Uebertragung der Tuberculose nahe liegt, in Verbindung mit den Aerzten und Ortsgesundheitsräthen durch nachhaltige und dringende Empfehlung den bezeichneten Massnahmen Eingang zu verschaffen.

Es ist dies um so mehr angezeigt und thunlich, als die erwachsenden Kosten z. B. der Anschaffung von Spucknäpfen u. s. w. nicht erheblich sind und auch für grössere Gemeinwesen brauchbare und taugliche Dampfdesinfectionsapparate schon um verhältnissmässig billigen Preis (mit Dampfentwickelungsapparat 1000 bis 1200 Mk., ohne solchen 600 Mk.) zu beschaffen sind.

Preussen. Kriegsministerium. Medicinalabtheilung.

Berlin, 7. November 1889.

Nachdem durch neuere Untersuchungen festgestellt ist, dass besonders der Auswurf der an Lungenschwindsucht Erkrankten oder derselben verdächtigen Personen die Uebertragung von Tuberkelbacillen auf Gesunde vermittelt, ist, abgesehen von den für Infectionskrankheiten im Allgemeinen in Betracht kommenden Massregeln, in den Militärlazarethen strenge Fürsorge dahin zu treffen, dass der Auswurf der an dieser Krankheit leidenden Personen möglichst unschädlich gemacht werde. Zu diesem Zwecke wollen Ew. Hochwohlgeboren gefälligst dahin wirken:

1. Dass die Monturstücke, welche die Kranken in's Lazareth mitbringen, desinficirt werden.
2. Dass die Schwindsüchtigen möglichst abgesondert von den anderen Kranken gelagert werden.
3. Dass sie in den Lazarethen angehalten werden, niemals in ein Tuch, auf den Fussboden oder an die Wände, sondern immer nur in ein zweckentsprechendes Gefäss (Speiglas oder Spucknapf) zu spucken, welches stets mit etwas Wasser gefüllt ist und täglich mit kochendem Wasser oder 5 procent. Carbolwasser gereinigt wird.
4. Dass etwa durch Unvorsichtigkeit vorkommende Verunreinigungen des Bodens durch Scheuern mit kochendem Wasser oder mit 5 procent. Carbolwasser beseitigt werden.

5. Dass alle Bett- und Leibwäsche, sowie die Krankenkleider der Tuberculosen, abgesondert von den übrigen Stücken, beim Waschen ausgekocht und desinficirt werden.

6. Dass Matratzen, wollene Decken und sonstiges Bettzubehör desinficirt werden.

7. Dass die Bettstellen mit 5procent. Carbolwasser gewaschen werden.

8. Dass der Fussboden unter und neben der Bettstelle gründlich mit kochendem Wasser oder mit 5procent. Carbolwasser gereinigt wird.

9. Dass die Wand in der Nähe des Bettes mit 5procent. Carbolwasser abgewaschen wird.

10. Dass die wegen Tuberculose als dienstunbrauchbar bezw. Invalide zu entlassenden Mannschaften vor ihrem Ausscheiden nicht mehr in ihre Quartiere oder in Revierbehandlung übergehen, sondern unmittelbar aus dem Lazarethe zur Entlassung gelangen.

Indem die Abtheilung bezüglich der durch vorstehende Anordnung nothwendig gewordenen, anderweitigen Ausstattung der Garnisonlazarethe mit Speigläsern und Spucknäpfen auf die Verfügung vom 3. September 1889 (430/8. 89. M. A.) Bezug nimmt, wird hierzu ergänzend bestimmt, dass künftig für jeden Raum auch in der Dispensiranstalt, den Vorrathsräumen, den Geschäftsräumen, den Fluren u. s. w. ein Spucknapf aufgestellt wird. Diese Spucknäpfe sind aber nicht mit Sand oder Sägespähnen zu füllen, sondern mit einer geringen Menge Wasser, sodass der hinein gelangende Auswurf immer feucht erhalten wird.

Der Königlichen Indendantur wollen Ew. Hochwohlgeboren hiervon gefälligst Kenntniss geben, damit die Beschaffung und Vertheilung der Spucknäpfe in der vorangegebenen Weise vorgenommen werde.

(N. 432./10. 89. M. A.) v. Coler.

Amtl. Beiblatt zur deutsch. militärärztl. Zeitschrift. 1889. Nr. 12.

Diesen Mittheilungen über das Vorgehen der Behörden, das hoffentlich in Breite und Tiefe sich in der nächsten Zeit noch erweitern wird, möchte ich, soweit mir aus Kurorten prophylactische Massregeln mitgetheilt worden sind, dieselben hier anschliessen.

Sanremo. Rundschreiben.

I. Die in San Remo practicirenden Aerzte halten es für ihre Pflicht, nachdem — besonders durch die Untersuchungen von Cornet — zur Evidenz erwiesen ist, welche eminente Gefahr durch das Sputum tuberculöser Kranker, sobald dasselbe staubförmige Form annimmt, der Menschheit droht, ihrerseits Alles aufzubieten, um bei der grossen Zahl Tuberculöser am hiesigen Kurorte einer weiteren etwa möglichen Uebertragung auf andere Personen entgegenzutreten.

II. Die Aerzte glauben deshalb, dass ausser durch Belehrung der einzelnen Kranken von Seiten ihrer Aerzte, wie die Sputa unschädlich zu machen sind, besonders auch auf Hôtel — und Pensionsbesitzer, Inhaber von Villen und Wohnungen eingewirkt werden muss, damit die von Tuberculösen bewohnten Zimmer durch zweckmässige Desinfection für andere Personen, die sie später benutzen, nicht gefahrbringend werden.

III. Jeder Hôtel- oder Pensionsinhaber, Besitzer von Villen oder Miethswohnungen soll zunächst streng darauf halten, dass in den Corridoren, auf den Treppenabsätzen, in den Closets und in den Gesellschaftsräumen porcellanene, leicht sichtbare Spucknäpfe, deren Boden stets mit einer Schicht Wasser bedeckt ist, aufgestellt sind, und dass diese täglich gereinigt werden, ihr Inhalt in die Closetgrube entleert wird, damit kein Kranker gezwungen ist, in das Taschentuch oder, wie es leider öfter noch vorkommt, auf den Boden resp. den Teppich zu spucken.

Ebenso sollen in allen von Fremden bewohnten Zimmern solche Porcellan-Spucknäpfe, in den Schlafzimmern ausserdem noch je ein Handspucknapf von passender Construction, dessen Boden mit Wasser bedeckt ist, stehen, und es empfiehlt sich, durch Anschläge das Publikum darauf aufmerksam zu machen, dass es sich nur dieser Gefässe beim Ausspucken zu bedienen hat.

Desgleichen müssen auch in den Restaurants und Cafés Spucknäpfe in genügender Zahl aufgestellt werden.

Beim Reinigen sollen die Zimmer, Corridore, Treppen u. s. w. stets feucht aufgewischt werden, damit jede Staubentwickelung vermieden wird.

IV. Ist trotzdem ein Zimmer nach Ansicht des Arztes durch einen Kranken inficirt worden, so soll eine Desinfection desselben, ehe es neu belegt wird, in folgender Weise stattfinden.

1. die Bettwäsche, Bettvorhänge und waschbaren Gardinen sind einer sorgfältigen Wäsche zu unterziehen (siehe Art. V);

2. die wollenen Decken sind zu waschen, womöglich durch strömenden Wasserdampf zu desinficiren;

3. die Matratzen sind baldmöglichst zu waschen resp. in einem Desinfectionsapparat zu desinficiren;

4. Schubladen und Kleiderschränke u. s. w. sind innen sorgfältig mit Seifenlauge auszureiben;

5. die Bettstellen, sowie Kamine und Oefen sind mit Seife abzuwaschen, polirte Möbel mit warmem Wasser abzureiben;

6. Polstermöbel und Stoffvorhänge sind im Freien tüchtig auszuklopfen und zu bürsten;

7. besonders sind die Teppiche zu entfernen und im Freien, möglichst entfernt vom Hause, einer tüchtigen Reinigung zu unterwerfen, das darunter liegende Papier oder Stroh, womöglich im Zimmer selbst, zu verbrennen, der Fussboden mit Seife abzuwaschen;

8. endlich sind, aber nur eventuell auf Anordnung des Arztes, die Tapeten mit frischgebackenem Brod abzureiben.

V. Es ist anzustreben, dass alle Wäsche hierselbst, sowohl Tisch-, wie Bett- und Leibwäsche vor dem Waschen mit kochendem Wasser abgebrüht wird.

VI. Am Ende jeder Saison müssen sämmtliche Zimmer in der oben angegebenen Weise gereinigt, ausserdem alle Matratzen gewaschen werden.

Ebenso wie die Zimmer sind auch die Gesellschaftsräume in der oben angegebenen Weise zu reinigen.

VII. Bei Anlage neuer Hôtels, Pensionen, Villen und Wohnungen soll mit allen Kräften dahin gearbeitet werden, dass statt der Steinfussböden

Holzdielen gelegt werden, damit der Gebrauch der stets bedenklichen Zimmerteppiche in der jetzt gebräuchlichen Form in Wegfall kommen könnte. Höchstens sollen kleine, leicht zu entfernende und ohne Schwierigkeit zu reinigende Teppiche Verwendung finden.

VIII. Die Aerzte hoffen, dass der Vorstand des in San Remo zu gründenden deutschen Krankenhauses dafür Sorge tragen wird, dass bei der Einrichtung desselben bald ein Desinfectionsofen mit strömendem Wasserdampf angelegt wird, in welchem grössere Gegenstände, zum mindesten Teppiche, Matratzen u. s. w. desinficirt werden können.

IX. Die Behörden sind zu veranlassen, dass die Strassen regelmässig gesprengt werden, weil dadurch wesentlich zur Vermeidung der Weiterverbreitung der Bacillen beigetragen wird.

X. Selbstverständlich findet Art. IV. auch auf alle anderen Fälle von Infectionskrankheiten sinngemässe Anwendung.

Meran. Mittheilung.

Im Sommer d. J. erschien eine wissenschaftliche Arbeit Dr. Cornet's aus Berlin, in welcher durch unanfechtbare Versuche in überzeugender Art nachgewiesen wurde, dass die dem Auswurfe Lungenkranker beigemengten Tuberkelbacillen in trockenem Zustande viele Wochen infectiös bleiben. Aus dieser Thatsache ergeben sich für alle Kurorte, welche von Lungenkranken besucht werden, gebieterisch gewisse Folgerungen, deren praktische Verwerthung schon deshalb dringend angezeigt ist, weil in Zukunft die Aerzte ihre Kranken nur in solche Kurorte senden werden, in welchen die entsprechenden, zweckdienlichen Massregeln gegen eine etwaige Ansteckung mit Tuberculose getroffen wurden.

Die Ansteckung mit Tuberculose erfolgt erwiesenermassen hauptsächlich durch Einathmung des vertrockneten und verstaubten Auswurfes der an Tuberculose leidenden Kranken.

Wird die Eintrocknung und Verstaubung verhindert, so ist die Gefahr einer Ansteckung beseitigt. Es empfiehlt sich daher zunächst die Aufstellung von mit Wasser gefüllten Spucknäpfen in den Gängen, Stiegenhäusern und Krankenzimmern der für Kurgäste bestimmten Häuser. Es empfiehlt sich ferner die Desinfection der Betten, Bettwäsche, Kleider der an Tuberculose Verstorbenen im Desinfectionsapparate; da ferner die Inficirung der von Kranken benützten Bettwäsche u. s. w. nicht durch den Tod bedingt wird, sondern vielmehr bei Lebzeiten erfolgt, die Desinfection der Betten, der Bettwäsche, Teppiche u. s. w. aus jedem Zimmer, welches längere Zeit von einem Tuberculosen bewohnt war. Insbesondere die Stoff- und Wolltepiche, auf welche die Kranken so häufig ausspucken, bedürfen dringend periodischer Desinfection, welche in rationeller und zweckdienender Weise nur durch einen Desinfectionsapparat möglich ist.

Das Ausklopfen nicht desinficirter Teppiche aus Krankenzimmern soll überdies aus den Fenstern und in den Hofräumen unterlassen und nur an Orten vorgenommen werden, welche abseits von begangenen Wegen und Wohnräumen liegen.

Die durch diese Vorkehrungen entstehenden Auslagen sind keine bedeutenden und können überdies in der Regel den betreffenden Kranken in Anrechnung gebracht werden.

Wenn es den behandelnden Aerzten überlassen ist, darüber zu entscheiden, ob nach dem Tode oder der Abreise eines Kranken ein Zimmer oder die Einrichtung desselben desinficirt werden muss, so wird dies nicht nur den Kurgästen zur Beruhigung dienen, es wird auch hierdurch eine Gleichheit der Einrichtungen im ganzen Kurorte herbeigeführt werden. Es liegt nahe, dass unsere Aerzte die Kranken dann nur in solchen Pensionen und Villen wohnen lassen werden, in welchen diese Massnahmen zur Durchführung gelangt sind und dass zweitens die Kurgäste diejenigen Häuser bevorzugen werden, welche verlässlich gereinigt sind.

Ich bringe Vorstehendes im Auftrage der Kurvorstehung zu Ihrer Kenntniss.

Meran, im November 1889. Der Kurvorsteher:
v. Pernwerth.

Meran. Kundmachung.

Nach Beschluss des Gemeinde-Ausschusses vom 21. October d. J., Nr. 186, treten vom 1. December 1889 ab folgende sanitätspolizeiliche Vorschriften im Gebiete der Stadt Meran in Wirksamkeit:

I.

1. Der Desinfection im Desinfections-Apparate des städtischen Krankenhauses sind zu unterziehen:

a) Die Betten, d. i. Kopfkissen, Bettdecken, Federbetten, Matratzen, Keilkissen, Bettvorlagen aller an einer acuten oder chronischen Infectionskrankheit verstorbenen Personen, sowie auch deren während der Krankheit benutzten Kleider, Leib- und Bettwäsche.

b) Die Betten, welche von Personen benutzt werden, die von einer acuten oder chronischen Infectionskrankheit befallen waren, gleichviel, ob die Person, welche das Bett gebraucht, genesen ist oder ob sie dasselbe wegen Abreise oder Wohnungswechsel verlassen hat.

2. Auf Verlangen der Sanitätsbehörde oder des behandelnden Arztes müssen auch andere im Kranken- oder Sterbezimmer befindliche Gegenstände als: Vorhänge, Teppiche, Möbel, der Fussboden, die Zimmerwände unter Aufsicht der städtischen Sanitätsorgane der entsprechenden Desinfection unterzogen werden.

3. Die Desinfection der sub 1 und 2 bezeichneten Gegenstände ist innerhalb 10 Stunden nach erfolgtem Tode oder der vom Arzte constatirten Genesung und innerhalb fünf Stunden nach erfolgter Abreise, bezw. Wohnungswechsel, anzumelden.

4. Die Anmeldung zur Desinfection hat mündlich oder schriftlich in der Wachstube der städtischen Sicherheitswache oder in der Magistratskanzlei zu erfolgen.

5. Die Vornahme der Desinfection, sowie das Abholen der zu desinficirenden und das Zurückstellen der desinficirten Gegenstände geschieht durch städtische Organe.

6. Die Desinfectionskosten werden nach dem vom Gemeindeausschusse festgesetzten Tarife von der Partei bestritten, welche zur Vornahme der Desinfection verpflichtet ist.

II.

1. Vom 1. December d. J. ab ist in allen Gasthöfen und Restaurationen, sowie in allen öffentlichen Localitäten, als Speisesälen, Lesezimmern, Sitzhallen u. s. w., ferner in Pensionen und in allen von Curgästen bewohnten Häusern, bezw. Zimmern, die Verwendung anderer als aus Porzellan, Steingut oder emaillirtem Metall verfertigter Spucknäpfe verboten.

2. Die Spucknäpfe dürfen nur mit reinem Wasser gefüllt, und müssen täglich gereinigt, bezw. mit frischem Wasser versehen werden. Die Benützung von Sägespänen, Sand, Torf u. dgl. als Einlage in die Spucknäpfe ist verboten.

3. In Gasthöfen, Pensionen und Fremdenhäusern, sowie im Kurhause müssen auch in den Gängen (Corridoren) und auf den Treppen Spucknäpfe in hinreichender Anzahl aufgestellt sein.

4. Die Nichtbeachtung vorstehender sanitätspolizeilicher Verordnungen zieht eine Strafe von 3 bis 10 fl. nach sich.

III.

Provisorischer Gebühren-Tarif für Desinfectionen.

Für	1 Matratze	fl.	—. 60
„	1 Keilkisssen	„	—. 30
„	1 Federbett	„	—. 40
„	1 Kopfkissen	„	—. 30
„	1 Bettdecke	„	—. 40
„	1 Leintuch	„	—. 10
„	1 Bett- oder Kissen-Ueberzug	„	—. 10
„	Vorhänge, per Fenster	„	—. 10
„	1 Bettvorlage	„	—. 30
„	1 Sophateppich, klein	„	—. 30
„	1 Sophateppich, mittleren	„	—. 40
„	1 Sophateppich, grösseren	„	—. 50
„	1 Zimmerboden-Teppich	„	1 50
„	kleinere Gegenstände als: Schlummerrollen, Rückenkissen, Handtücher, Möbelschützer u. s. w. per Stück	„	—. 05
„	Kleidungsstücke, per Stück	„	—. 15
„	Kleidungstücke, grössere, als: Pelze, Winterüberzieher, Damen- u. Herren-Mäntel u. s. w., per Stück	„	—. 30
„	Abholen der Effecten aus der Wohnung	„	—. 20
„	Zustellen dersellen	„	—. 20

Wenn der Gesammtbetrag für die einzelnen zur Desinficirung übergebenen Gegenstände, einschliesslich der Abholung und Zustellungsgebühr, den Betrag von 2 fl. nicht erreicht, so ist er auf 2 fl. zu erhöhen.

Stadtmagistrat Meran, am 2. November 1889.

Der Bürgermeister:

Kaiserl. Rath Dr. Pircher.

FSC
www.fsc.org
MIX
Papier | Fördert
gute Waldnutzung
FSC® C083411

Zeitfracht Medien GmbH
Ferdinand-Jühlke-Straße 7
99095 Erfurt, Deutschland
produktsicherheit@kolibri360.de